U0277251

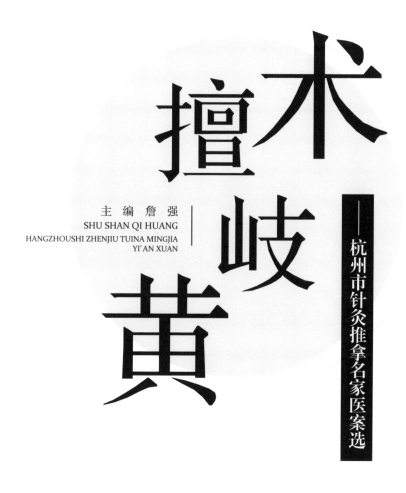

术擅岐黄

主编 詹强

SHU SHAN QI HUANG

HANGZHOUSHI ZHENJIU TUINA MINGJIA
YI'AN XUAN

——杭州市针灸推拿名家医案选

ZHEJIANG UNIVERSITY PRESS
浙江大学出版社

图书在版编目（CIP）数据

术擅岐黄：杭州市针灸推拿名家医案选 / 詹强主编.
— 杭州：浙江大学出版社，2019.11
ISBN 978-7-308-18683-4

Ⅰ.①术… Ⅱ.①詹… Ⅲ.①针灸疗法－医案－汇编
－中国－现代 ②推拿－医案－汇编－中国－现代 Ⅳ.
①R24

中国版本图书馆CIP数据核字（2018）第228289号

术擅岐黄

——杭州市针灸推拿名家医案选

詹　强　主编

责任编辑	冯其华（zupfqh@zju.edu.cn）
责任校对	沈国明
封面设计	项梦怡
出版发行	浙江大学出版社
	（杭州市天目山路148号　邮政编码310007）
	（网址：http://www.zjupress.com）
排　　版	杭州兴邦电子印务有限公司
印　　刷	浙江省邮电印刷股份有限公司
开　　本	710mm×1000mm　1/16
印　　张	28.25
插　　页	2
字　　数	447千
版 印 次	2019年11月第1版　2019年11月第1次印刷
书　　号	ISBN 978-7-308-18683-4
定　　价	108.00元

《术擅岐黄——杭州市针灸推拿名家医案选》
编 委 会

序

2018年是杭州市针灸推拿学会成立30周年。值此三十华诞之际，欣闻《术擅岐黄——杭州市针灸推拿名家医案选》一书即将付梓。詹强会长嘱我作序，欣然允之，赘述几句。

杭州人杰地灵，名医辈出。古有稽清、朱丹溪、王孟英等名家，今有何任国医大师等名医。浙江针灸推拿大家则有著《针灸大成》之杨继洲、著《针灸聚英发挥》之高武、著《针灸大全》之徐凤，以及曾徙居于浙江、著有《十四经发挥》的元代著名医家滑寿等。中华人民共和国成立后，在各级领导的关心、重视下，古老的中医针灸推拿事业蓬勃发展，一代又一代针灸推拿医家投身于振兴中医事业，用古老的中医治疗方法疗疾救人。

杭州市针灸推拿学会成立于1988年，在李栋森、罗诗荣等几任会长的带领下，学会工作蓬勃兴盛，杭州的针灸推拿事业取得了长足的发展。此次杭州针推界同仁群策群力，历时3年，花费了无数心血，搜集、整理了自1949年中华人民共和国成立以来，在杭州市辖区医疗卫生单位工作的针灸推拿专家的学术思想和医论医案，厘清了杭州市针灸推拿学会的发展简史。这项工作繁杂琐碎，需细细考证、一一校勘，容不得半点差错，我本人有类似编书亲身经历，深感其中不易。我相信本书中名医们收效明显的个案，深入浅出的思想、经验阐述，必将给读者带来极大的收获，给针推界的后人更多的启迪。

放眼未来，发展针灸推拿事业虽任重道远，然针灸推拿事业必大有可为。吾辈当继续努力前行，为这份事业增添新的华彩乐章！

浙江省针灸学会会长

2018年11月于杭州

前　言

中医药文化源远流长，传承千年而不衰。几千年来，在中华民族与大自然和疾病作斗争的过程中，中医药积累了丰富的经验，以其独特的理论、深邃的思想和卓绝的功效，为中华民族的繁衍生息、身体健康作出了重要的贡献，而其丰富的内涵和治病的优势也越来越受到人们的关注与青睐。

针灸推拿作为我国传统中医学的重要组成部分，在临床治疗中具有极为广泛的应用范围。随着生活水平的不断提高，人们对自身健康的关注度也越来越高，针灸推拿以其温和的治疗手法和独特的治疗方式，在疾病的治疗、预防以及保健领域都发挥着很重要的作用，其有效地适应了社会的需要，满足了人们的需求。

杭州中医药历史久远，历代名医辈出，医药技术发达，医著宏丰，在浙江甚至全国的中医药发展史上都占有重要的地位。杭州的医家名流最早见于南北朝的南齐，曾有"武林为医薮，大作推钱塘"的兴旺景象。自南齐至中华民国，杭州籍著名医药家有200余人，医著200余部，这些名医和著作在当时都有着相当大的影响力。而杭州针灸推拿的历史最早可追溯至南北朝时期的徐氏医学世家，迄今已有1500余年，且针灸推拿技术日臻完善，名家辈出。

1988年，为推动杭州针灸医学事业的发展，在杭州市各级领导的支持下，杭州市针灸学会正式成立。2002年，因学科发展的需要，杭州市针灸学会更名为"杭州市针灸推拿学会"。在学会成立至今的30年征程中，在李栋森、罗诗荣、吴和平、朱月伟等几届学会领导的带领下，学会工作蓬勃开展，其学术地位逐步得到提高。目前，杭州市针灸推拿学会下属有针灸临床分会、推拿临床分会、民营民间分会、社区分会、中医护理适宜技术分会和治未病分会，拥有个人会员2020余人，团体会员单位20余家，学会的规模和学术活动的影响力在全国同级学会中名列前茅。

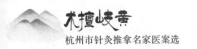
为了挖掘、整理、总结杭州针灸推拿名家的学术思想和临床经验，丰富中医药文化宝库，展示杭州针灸推拿学术发展的脉络，反映当代杭州针灸推拿专业最具代表性的学术成就和医理医案，并流传后人、启迪后人，我们认真搜集、整理诸位名家的相关资料，出版了《术擅岐黄——杭州市针灸推拿名家医案选》，以此书祝贺学会三十年诞辰。本书厘清了杭州市针灸推拿学会的发展简史，收录了自1949年中华人民共和国成立以来，在杭州市辖区医疗卫生单位工作的针灸推拿专家的学术思想和医论医案，这些专家的学术思想和临床经验将是我们传承和发扬的宝贵财富。

30年历程，弹指一挥间；2000多年的中医药文化，璀璨永恒。为了针灸推拿事业的发展，吾辈当需努力。

杭州市针灸推拿学会会长

2018年8月8日

杭州市针灸推拿学会简史

1988年1月12日，杭州市针灸学会成立。选举产生第一届理事会，李栋森任理事长，李尚明、孙木兰任副理事长，陈松泉任秘书长，共有会员131人。

1992年，选举产生第二届理事会，由李栋森任理事长，李尚明、孙木兰任副理事长，陈松泉任秘书长，共有会员165人。

1996年，选举产生第三届理事会，由罗诗荣任理事长，李尚明、陈松泉任副理事长，共有会员213人。

1996年，杭州市针灸学会组织会员参加第三届全国针灸临床经验研讨会。

1999年3月26日，在杭州市红十字会医院召开第四届代表大会，选举产生第四届理事会，由罗诗荣任理事长，朱月伟任常务副理事长、法人，秦赐洲任秘书长，凌日昱、杨亚萍任副秘书长，下设三组（组织财务组、学术交流组、外事组）一室（办公室），分别由朱月伟、陈松泉、冯伟民具体负责，共有会员276人。会上杭州市卫生局陈卫强副局长、杭州市科学技术协会吴茜部长对学会工作做了指示，陈松泉副理事长作工作报告及新章程修改说明。会上交流论文9篇。

2000年3月10日，在余杭市第一人民医院召开以"21世纪针灸医学"为主题的学术年会，共有76人参加会议。杭州市科学技术协会、杭州市卫生局和浙江省针灸学会的有关领导与会并讲话。针灸名家马士林作"21世纪针灸医学"专题讲座，骨伤科专家毕大卫作"颈椎病的诊断、分型、治疗、进展"专题讲座。会上交流论文22篇。年会邀请浙江省中医药研究院杨楣良教授、孔饶其主任向会员作国外针灸动态学术报告，并讨论组织会员赴河南开封参加中国针灸学会七大古都学术年会事宜。

2000年7月4日，增补吴和平同志为杭州市针灸学会副理事长。

2000年9月23日，参加杭州市科学技术协会科普宣传周活动，罗诗荣主任医师带队前往吴山广场进行针灸、推拿科普宣传和医疗保健义诊及医学咨

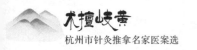

询活动，义诊80余人次。

2000年10月12日，杭州市针灸学会联合杭州市中医院举办针灸临床学术交流会，邀请中国工程院院士石学敏教授作"醒脑开窍针刺法理论与中风病的临床"学术讲座，共有170余位针灸、推拿专业人员参加。

2000年12月21日，增补杭州市中医院詹强副主任中医师为第四届理事会理事。

2001年1月13日，在富阳市中医骨伤科医院召开学术年会暨"中医针灸在纳米比亚"专题讲座，共有82位会员参加。

2001年，杭州市针灸学会足穴推拿专业委员会成立，詹强副主任中医师担任主任委员，共有会员56人。

2001年10月，在萧山区召开杭州市针灸学会2001年年会，共有67位会员参加。全国名老中医罗诗荣主任中医师学术经验继承人朱月伟介绍了罗老的中医针灸学术特长与临床经验；杭州市中医院杨亚萍介绍了作为杭州市针灸人才外援远赴马里开展对外交流的先进经验；余杭区第一人民医院马士林主任中医师作了"针刺补泻法与扬州名医朱复林针法特点"专题讲座。会上交流论文13篇。

2001年，杭州市针灸学会"针灸学术报告会及研讨活动"获杭州市第十五届科普宣传周优秀项目三等奖。

2002年，经杭州市科学技术协会批准，"杭州市针灸学会"更名为"杭州市针灸推拿学会"。

2002年9月，杭州市针灸推拿学会组织针灸推拿专家参加杭州市第十六届科普宣传周百名医药专家义诊活动，罗诗荣主任中医师在武林广场进行针灸、推拿科普宣传及义诊，并邀请杭州市中医院杨亚萍副主任中医师作"在非洲马里针灸治疗中风"专题讲座。

2002年12月6日，杭州市针灸推拿学会与杭州市中医院联合在桐庐县召开杭州市针灸推拿学会年会暨杭州市针灸推拿新进展学习班，邀请余杭区第一人民医院马士林主任中医师作"脑中风针灸治法举要"专题讲座；杭州市红十字会医院金亚蓓副主任中医师、杭州市中医院詹强副主任中医师、民间医师朱法分享了各自的临床经验。浙江省针灸学会、杭州市科学技术协会、杭州市卫生局、杭州市民政局民间组织管理局的相关领导和会员代表共69人出席会议。会议强调，学会与杭州市社会科学培训交流中心合作建立了足浴按摩师培训基地，由学会负责全市足浴按摩行业业务指导工作，开展足浴按摩师岗位职业技能培训，并颁发职业技能合格证书；当年共开展两期培训，培训学员70名。

2002年，杭州市针灸推拿学会的"国内外针灸研讨现状学术报告会"被评为杭州市2002年科技活动周暨第十六届科普宣传周优秀项目三等奖。

2003年，理事长罗诗荣同志去世。增补詹强同志任学会副理事长，朱国祥、金亚蓓、郭春媛、周志华四位同志为理事。

2003年1月，筹备杭州市针灸推拿学会针刀专业委员会，由周志华同志任主任委员。

2003年12月6日，在杭州市余杭区双溪镇径山召开2003年年会暨学术研讨会，邀请浙江中医学院针推系主任方剑乔教授作"国内外针灸新进展"专题讲座，余杭区第一人民医院马士林主任中医师，杭州市中医院詹强副主任中医师、冯伟民副主任中医师，余杭区第一人民医院周志华等专家分别作了专题讲座。浙江省针灸学会、杭州市科学技术协会、杭州市卫生局的相关领导和会员代表共85人出席会议。会上交流论文9篇。

2004年9月7—13日，杭州市针灸推拿学会和新加坡针灸与自然疗法学会、美国TCM针灸器械有限公司、上海泰成科技发展有限公司在新加坡联合举办了"国际针灸医学及激光血疗研讨会"，来自新加坡、美国及东南亚各国的代表20余人及学会4位代表出席会议。会上交流论文17篇。

2004年，学会举办"耳穴医学知识专题讲座学习班暨学术研讨会"，该项目获杭州市第十八届科普宣传周优秀活动项目三等奖。

2004年9月，增补金亚蓓副主任中医师为常务理事，增补蒋婉婉执业中医师为理事。

2004年12月18日，在临安市召开2004年度杭州市针灸推拿学会年会暨"针灸新进展继教学习班"，特邀浙江中医学院针推系主任、浙江针灸推拿医院院长方剑乔教授作专题讲座；杭州市中医院朱国祥主任中医师、詹强副主任中医师、楚佳梅副主任中医师和杭州红十字会医院金亚蓓副主任中医师等

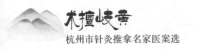
专家分别作了专题讲座。浙江省针灸学会、杭州市科学技术协会、杭州市卫生局的相关领导和会员代表共72人出席。

2005年，杭州市针灸推拿学会成立了脑血管病、脊柱病、美容减肥、面瘫病、针刀、妇科病6个专业委员会。朱国祥任脑血管病专业委员会主任委员，宋双临、臧明、魏海英任副主任委员，会员35人；詹强任脊柱病专业委员会主任委员，曹小弟、杨亚萍、郭春媛任副主任委员，会员79人；冯伟民任美容减肥专业委员会主任委员，王健、蒋婉婉任副主任委员，会员31人；马士林任面瘫病专业委员会主任委员，梁金根、沈贤德任副主任委员，会员20人；周志华任针刀专业委员会主任委员，吴小明、任高松任副主任委员，会员49人；金亚蓓任妇科病专业委员会主任委员，张雯任副主任委员，会员11人。

2005年5月24日，参加"杭州市第十九届科普宣传周暨第十九届科普宣传医疗咨询活动"，同时在下城区妇幼保健院举办"中风病的预防、治疗与康复"科普讲座。100余位会员及群众参会。该项目获"杭州市第十九届科普宣传周优秀活动项目三等奖"。

2005年12月24日，在淳安县召开杭州市针灸推拿学会2005年年会暨省级中医针灸继续教育学习班，共有113位会员参加。邀请杭州市中医院朱国祥主任中医师、萧山区中医院针灸科郭春媛副主任中医师、余杭区第一人民医院周志华、富阳市中医院夏粉仙等专家作专题讲座。会上交流论文17篇。

2006年，选举吴和平同志为第四届理事会理事长。

2006年5月27、28日，杭州市针灸推拿学会针刀专业委员会与余杭区第一人民医院、余杭区医学会联合举办了国家级继续教育项目"颈肩腰腿痛诊疗新进展讲习班"，95人参加培训并通过考核。学会特邀浙江中医药大学方剑乔教授作"经皮穴位电刺激治疗瘀滞型肩关节周围炎"专题讲座；浙江省针灸学会针刀专业委员会主任委员杨米雄副主任中医师、杭州市中医院詹强副主任中医师、武警浙江总队杭州医院放射科主任张联合教授等专家分别作了专题讲座。该项目获"杭州市科技活动周暨第二十届科普宣传周优秀活动项目二等奖"。

2006年11月17—19日，学会联合台湾传统民族疗法协会在杭州玉古山庄举办了"海峡两岸自然疗法（针灸推拿）学术论坛"，特邀台湾传统民族疗法协会何俊德会长作"传统辅灸疗法临床应用"专题讲座；台湾中华养生美容协会梁雅婷会长，台湾中华国际经贸促进会理事、台湾中华养生美容协会理事、台湾达健国际企业有限公司负责人刘佳琪，成都中医药大学附属医院胡玲香教授，浙江中医药大学方剑乔教授，杭州市中医院詹强主任中医师和朱国祥主任中医师等专家分别作了专题讲座。来自瑞士、加拿大的多名自然疗法工作者及我国70多位中医针灸推拿专业人员参加，会上交流论文52篇。浙江省中医药管理局、浙江省针灸学会、浙江中医药大学针灸推拿学院、杭州市科学技术协会、杭州市卫生局、杭州市侨联等的相关领导到会指导。该项目获"杭州市科学技术协会2006年度重点学术活动项目二等奖"。

2007年，杭州市针灸推拿学会民间医学专业委员会成立，共有个人会员124人，团体会员单位20家。

2007年6月26日，在萧山区中医院举办杭州市科学技术协会2007年度重点学术项目"针灸推拿特种疗法新进展学术报告会""杭州市针灸推拿科研成果推广会"，共有82位会员参加。学会邀请浙江省中医院宣丽华教授作"督脉粗针疗法及临床应用"专题讲座；浙江中医药大学陈华德教授、杭州市红十字会医院刘喜德主任中医师、杭州市中医院朱国祥主任中医师、萧山区中医院郭春媛副主任中医师和周东辉副主任中医师等专家分别作了专题讲座。会上交流论文8篇。

2007年12月14—16日，在萧山区中医院召开2007年年会暨省级中医继续教育班，共有132位会员参加。学会邀请浙江省立同德医院诸晓英主任中医师作"临床针灸治疗失眠经验介绍"专题讲座；杭州市中医院詹强主任中医师和罗华送副主任中医师、萧山区中医院郭春媛副主任中医师、余杭区第一人民医院周志华副主任中医师等专家分别作了专题讲座。会上交流论文18篇。

2008年，举办杭州市科学技术协会2008年度重点学术项目"慢性疼痛中西医结合诊疗学习班"、2008年省级中医继续教育项目"围绝经期疾病的针灸治疗学习班"，同时举办中医中药中国行科普宣传系列活动4项。

2008年，举办"罗诗荣老中医灸法临床经验研讨会"。

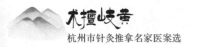
2008年5月25日，参加杭州市科技活动周暨第二十二届科普宣传周活动，在萧山区举办"民间传统医学专业委员会学术交流会"。参会人员有杭州市科学技术协会吴茜部长、杭州市卫生局李自民处长、萧山区卫生局医政处楼友福，以及吴和平会长、朱月伟副会长等。本次会议有50余位会员代表参加。

2008年11月14—16日，在余杭区第一人民医院召开2008年年会暨国家级中医药继续教育项目"慢性疼痛规范诊疗技术学习班"，共有180余人参加。学会邀请浙江省中医院张舒雁主任中医师作"针灸治疗围绝经期失眠"专题讲座；中华针刀医师学会会长田纪钧教授作"针刀治疗坐骨神经痛"专题讲座；杭州市红十字会医院金亚蓓主任中医师等专家分别作了专题讲座。会上交流论文24篇。

2009年，举办杭州市科学技术协会2009年度重点学术项目"针灸治疗临床常见病新进展学习班"。

2009年5月21日，参加杭州市科技活动周暨第二十三届科普宣传周活动，在下城区妇幼保健院举办"妇女绝经期健康教育学习班"，杭州市红十字会医院金亚蓓主任中医师进行现场义诊及健康宣教，义诊50余人。

2009年，在建德市举行2009学术年会暨"顽固性疼痛规范诊疗讲习班"，共有116位会员参加。学会邀请浙江中医药大学林咸民教授主讲"头穴邻点透刺加缠针震颤法治疗偏头痛"专题讲座；杭州市中医院包烨华主任医师、楚佳梅副主任医师、王翀敏等专家分别作了专题讲座。

2010年5月22—24日，杭州市针灸推拿学会民间传统医学专业委员会在余杭区瓶窑镇举办杭州市科学技术协会2010年重点学术项目"传统针灸推拿一技之长交流论坛会"，约有50位会员参加。学会邀请多位知名专家举办学术讲座，并采用演讲、现场示范操作等形式传授经验、交流心得。

2010年12月4日，召开会员代表大会并换届选举产生第五届理事会，共有152位会员代表参加。会议选举吴和平任名誉会长，詹强任会长，朱月伟任法人兼常务副会长，冯伟民、金亚蓓、周志华任副会长，王健任秘书长，倪克锋、孙占玲任副秘书长。同时举办杭州市针灸推拿学会2010年年会暨国家级继续教育学习班"脊椎及膝关节疾病特色疗法讲座"与"围绝经期疾病的针推治疗及保健学习班"，大会邀请中华中医药学会针刀医学分会主任委员田纪钧教授作"坐骨神经痛治疗误区及临床修正"专题讲座，杭州市名中医金亚蓓主任中医师、杭州市名中医詹强主任中医师及杭州市中医院放射科邓国辉等专家分别作了专题讲座。会上交流论文37篇。

2010年，杭州市针灸推拿学会获杭州市科学技术协会先进工作进步奖。

2011年3月3—6日，举办"慢性软组织损伤的针刀治疗与研究新进展讲习班"，共有135人参加培训并现场通过考核。

2011年9月，学会与杭州市中医院联合主办"远离疾病和亚健康，你我一起行动"主题健康宣教活动，分别在南都德伽社区、西溪社区、文晖街道社区开展"运动处方""如何预防"三高""中风的三级预防"等讲座，有500多名市民参加活动。

2011年10月，承担杭州市卫生局主编的《杭州市卫生志》社会团体篇的部分编写工作。

2011年11月4—6日，举办2011年年会暨国家级继续教育项目"成人与小儿脊柱疾病的诊疗新进展"及省级继续教育项目"针灸特色针法学习班"，特邀浙江大学医学院附属邵逸夫医院康复医学科寿依群作"脑卒中的康复治疗"专题讲座；杭州市中医院放射科邓国辉、临安市中医院针灸康复理疗科周波、杭州市中医院倪克锋副主任医师等专家分别作了专题讲座。杭州市科学技术协会、杭州市卫生局中医处等单位的相关领导，国际友人及会员代表共113人参加会议。会上论文交流12篇。

2012年，杭州市卫生局同意将杭州市针灸推拿学会列为杭州市中医药适宜技术培训考核基地，考核合格者由学会颁发证书，作为中医药适宜技术的培训依据。

2012年8月17、18日，与杭州市卫生局在临安市联合举办"杭州市第1期中医药适宜技术推广应用师资培训班"，学会专家作了"中医基础理论""经络腧穴""中药熏洗疗法""颈椎病治疗进展"等专题讲座，共有82人参加培训并现场通过考核。

2012年8月30日—9月3日，在余杭区举办"水针刀技术临床应用学习班"，共有47人参加培训并现场通过考核。

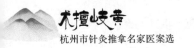
2012年10月，举办杭州市针灸推拿学会2012年年会暨国家级继续教育项目"围绝经期疾病的针灸治疗学习班"，邀请杭州市红十字会医院金亚蓓主任中医师作"围绝经期疾病的针灸治疗"专题讲座；杭州市中医院詹强主任中医师作"中医基础理论"专题讲座。杭州市科学技术协会、杭州市卫生局中医处等单位的相关领导及会员代表共115人参加会议。会上交流论文12篇。

2013年5月，学会组织专家编写出版了《社区中医药适宜技术推广应用手册》，主编詹强、袁北方。该手册作为培训教材被推广使用。

2013年8月28—30日，举办"杭州市第2期中医药适宜技术推广应用师资培训班"，共有49人参加培训并现场通过考核。

2013年11月29日—12月1日，举办杭州市针灸推拿学会2013年年会暨国家级、省级继续教育项目学习班，特邀浮针创始人、南京中医药大学符仲华教授作"浮针疗法"专题讲座；杭州市中医院针灸科包烨华、朱敏、陈顺喜，富阳市中医院夏粉仙等专家分别作专题讲座。富阳市卫计局、富阳市中医院等单位的相关领导及会员代表共129人出席会议。会上交流论文17篇。

2014年7月4—7日，在拱墅区举办"杭州市第3期中医药适宜技术推广应用培训班"，共有41人参加培训并现场通过考核。

2014年8月28日，在下城区举办"杭州市第4期中医药适宜技术推广应用培训班"，共有46人参加培训并现场通过考核。

2014年9月，举办"绝经相关疾病的针灸治疗与保健"学术讲座，共有42位针灸推拿工作者参加。

2014年10月24、25日，举办"杭州市针灸推拿学会义诊活动"，现场义诊100余人次。

2014年10月24—26日，举办杭州市针灸推拿学会2014年年会暨国家级、省级继续教育项目学习班，特邀北京平衡针灸研究院平衡针研究室主任王晓辉作"平衡针疗法"专题讲座；浙江省中山医院范炳华教授、吕立江教授，杭州市中医院詹强主任中医师、罗华送主任中医师等专家分别作了专题讲座。杭州市卫生计生委中医处、建德市卫计局、杭州市中医院建德分院等单位的相关领导出席活动。

2014年11月，在萧山区举办"杭州市第5期中医药适宜技术推广应用培训班"，共有72人参加培训并现场通过考核。

2014年11月，在滨江区举办"杭州市第6期中医药适宜技术推广应用培训班"，共有67人参加培训并现场通过考核。

2014年12月，在下城区举办"杭州市第7期中医药适宜技术推广应用培训班"，共有54人参加培训并现场通过考核。

2015年5月31日，杭州市针灸推拿学会专家组对杭州市西湖区中医药适宜技术推广项目进行考核，共有81人参加培训并现场通过考核。

2015年6月3日，在富阳区中医院举办"杭州市第8期中医药适宜技术推广应用培训班"，共有59人参加培训并现场通过考核。

2015年7月，筹建杭州市针灸推拿学会中医护理适宜技术专业委员会，杭州市中医院冯莺主任护师任主任委员。

2015年10月，获杭州市委办公厅立项资助，同意整理出版《杭州针灸推拿发展史暨近代名家经验集》一书，项目负责人为詹强会长。

2015年10月，举办科普项目"小儿推拿手法及成人脊柱相关疾病治疗新进展学习班"，共有72位会员参加。

2015年11月19—21日，杭州市针灸推拿学会与杭州市卫生计生委、杭州市科学技术协会联合举办"2015年世界针灸周暨杭州市中医适宜技术推广系列论坛"，同时召开2015年度杭州市针灸推拿学会年会暨国家级继续教育项目学习班，邀请中华中医药学会针刀医学分会常务委员、首都医科大学附属北京康复医院中医诊疗康复科主任宁煜作"结构列车——经筋"专题讲座；杭州市中医院詹强主任中医师、康复科朱敏，临安市中医院吴小明副主任中医师，余杭区第一人民医院周志华主任中医师，淳安县中医院洪艳等专家分别作了专题报告。杭州市卫生计生委、杭州市科学技术协会、淳安县卫生计生委、淳安县中医院等单位的相关领导及会员代表共146人参加会议。会上交流论文52篇。

2016年5月7—9日，举办"绝经相关问题的医学基础与针灸治疗进展"学术讲座，共有62位会员参加。

2016年5月7日，举办"杭州市第9期中医药适宜技术培训班暨在妇幼疾病治疗中的应用专题培训班"，共有68人参加培训并现场通过考核。

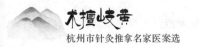
2016 年 5 月 19 日，杭州市卫生计生委、杭州市针灸推拿学会联合举办"喜迎 G20 提升服务能力我先行"——杭州市首届基层中医药适宜技术推广应用标兵评比活动。

2016 年 7 月，举办"杭州市第 10 期中医药适宜技术推广应用培训班"，共有 76 人参加培训并现场通过考核。

2016 年 10 月，筹建杭州市针灸推拿学会社区分会，杭州市米市巷社区卫生服务中心主任杨佳琦主任中医师担任主任委员。

2016 年 11 月，筹建杭州市针灸推拿学会治未病专业委员会，淳安县中医院王斌副主任中医师担任主任委员。

2016 年 11 月 18 日，召开第六届会员大会并进行换届选举。会议选举詹强任会长，金亚蓓、包烨华、罗华送、王健任副会长，王健兼任秘书长。改选后学会下设六个分会，包烨华任针灸分会主任委员，罗华送任推拿分会主任委员，王斌任治未病分会主任委员，冯莺任中医护理适宜技术分会主任委员，杨佳琦任社区分会主任委员，周志华任民营民间分会主任委员。共有会员 1736 人，团体单位 20 家。

2016 年 11 月 18—20 日，召开"2016 年度杭州市针灸推拿学会年会暨国家级继续教育项目学习班"，共有 147 位会员代表参加。会议特邀南京中医药大学孙亦农教授作"针灸疗法在中医美容中的应用"专题讲座；腹针疗法创始者薄智云学术经验继承人王丽萍、杭州市中医院詹强主任中医师、杭州市红十字会医院金亚蓓主任中医师、杭州市中医院冯莺主任护师等专家分别作了专题讲座。会上交流论文 31 篇。

2017 年 5 月 20、21 日，召开杭州市针灸推拿学会民营民间分会学术会议暨省级继续教育项目"特色针刺配合推拿手法治疗慢性疼痛症学习班"，共有 96 位会员参加。

2017 年 7 月 7 日，举办"杭州市第 11 期中医药适宜技术推广应用培训班"，共有 112 人参加培训并通过考核。浙江省中医药科技成果交流推广中心主任桑杲、杭州市卫生计生委中医处处长袁北方、余杭区卫计局副局长杭建飞、余杭区中医院院长施志杰等单位的相关领导出席会议。

2017 年 7 月 19 日，在萧山区举办"杭州市第 12 期中医药适宜技术推广应用培训班"，共有102人参加培训并现场通过考核。浙江省中医药科技成果交流推广中心主任桑杲、萧山区卫计局医政科科长徐忠明、萧山区中医院院长全仁夫和副院长裴静波等单位的相关领导出席会议。

2017年9月15—17日，在杭州市中医院举办国家级继续教育项目"颈椎病的特色针灸疗法及康复治疗新进展学习班"，共有82位会员参加。

2017年10月20日，在建德市举办"杭州市第13期中医药适宜技术推广应用培训班"，共有146人参加培训并现场通过考核。建德市卫计局副局长俞早荣、建德市中西医结合医院院长汪建军等单位的相关领导出席会议。

2017年11月9—11日，杭州市针灸推拿学会与中国民族医药学会推拿分会、浙江省中医药科技成果推广交流中心联合举办杭州市针灸推拿学会2017年年会暨国家级继续教育项目学习班、全国推拿学术研讨会，共有339位会员及针推专业人员参加。浙江省中医药管理局局长徐伟伟、中国民族医药学会推拿分会会长丛德毓、浙江省中山医院院长高祥福等单位的相关领导出席会议。会议特邀安徽中医药大学第三附属医院、全国首位推拿学科国医大师李业甫教授作"中医推拿学术思想研究"专题讲座；中国民族医药学会推拿分会会长丛德毓、浙江中医药大学校长方剑乔及应航教授、浙江省中医院骨伤科主任童培建、中国民族医药学会推拿分会副会长吕立江、天津中医药大学针推学院副院长王金贵及其他国内知名中医专家分别作了专题报告。同时举办"杭州市第14期中医药适宜技术推广应用培训班"，共有156人参加培训并现场通过考核。

2017年11月15日，在萧山区中医院举办"杭州市第15期中医药适宜技术推广应用培训班"，共有123人参加培训并现场通过考核。萧山区卫计局医政科科长徐忠明、萧山区中医院院长全仁夫和副院长裴静波等单位的相关领导出席会议。

2017年11月15日，杭州市针灸推拿学会中医护理适宜技术分会在杭州市中医院举办"杭州市第16期中医适宜技术（拔罐、艾灸）临床推广应用学习班"，共有124人参加培训并通过考核。杭州市卫生计生委中医处副处长罗燕斐、杭州市中医院副院长詹强、杭州市中医院护理部主任冯莺等单位的相关领导出席会议。

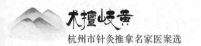

2018年4月27日—5月5日，在富阳区中医院举办"杭州市第17期中医药适宜技术推广应用培训班"，共有70余位学员参加并现场通过考核。

2018年5月15日，在桐庐县举办"一把草药，一根银针"学术交流大会，共有100余位基层医务人员及普通市民参加。杭州市卫生计生委中医处处长周侃、杭州市针灸推拿学会会长詹强、杭州市针灸推拿学会民营民间专业委员会主任委员周志华等单位的相关领导在大会开幕式上发表了讲话。大会邀请了省内10余位针灸、推拿专家和民间资深中草药专家为会员授课。

2018年8月31日—9月7日，在富阳区中医院举办"杭州市第18期中医药适宜技术推广应用培训班"，共有60余位学员参加并现场通过考核。

2018年9月8—15日，在桐庐县举办"杭州市第19期中医药适宜技术推广应用培训班"，共有45余位学员参加并现场通过考核。

2018年9月15、16日，在余杭区召开省级继续教育项目"针刺配合正骨疗法治疗慢性疼痛症学习班"，共有70人参加。本次学习班邀请了杭州市针灸推拿学会民营民间专业委员会主任委员周志华作"小针刀治疗狭窄性腱鞘炎的体会"专题讲座；临安骨伤医院吴小明副主任中医师作"骨盆紊乱症的治疗"专题讲座；浙江大学医学院附属第二医院朱永坚主任医师作"脊髓重要区域的针灸注意事项"专题讲座。在学习班上，会员们进行了热烈的交流讨论：任高松副主任中医师汇报了自己近年来用针灸治疗神经性疾病、医疗美容方面的新探索；许文龙医师汇报了草灸堂的建设情况；具有传奇色彩的民间行医者温万庭介绍了温家50多年来用草药为患者治疗肩颈腰腿痛的情况。

2018年10月18—20日，在杭州市中医院举办"杭州市第20期中医适宜技术推广应用培训班暨护理临床应用新进展学习班"，共有150位会员参加。

2018年11月23—25日，在建德市举办"杭州市针灸推拿学会2018年度学术年会"。在年会开幕式上，杭州市卫生计生委中医处处长周侃，建德市卫计局局长郑泽挥，杭州市中医药学会会长、杭州市中医院院长张永华，杭州市针灸推拿学会会长詹强等单位的相关领导发表了开场致辞。大会回顾了学会建会30周年的历程，授予李栋森、李尚明、孙木兰、吴和平、朱月伟、冯伟民、陈松泉等同志学会"终身荣誉会员"称号，并为学会编撰的《术擅岐黄——杭州针灸推拿名家医案选》一书举办了新书发布仪式。大会邀请上海中医药大学附属岳阳中西医结合医院龚利教授作"坐位调膝关节的临床研究"专题讲座；南京中医药大学符仲华教授作"从浮针治疗膝关节退行性改变"专题讲座；东南大学附属中大医院高建芸教授作"放血疗法与膝关节痛"专题讲座；陈振华作"双刃针刀骨膜唤醒疗法治疗颈腰椎病及疼痛的重新认识"专题讲座；詹强教授作"中国近代牌匾的中医药元素"专题讲座；金亚蓓教授作"绝经期月经失调的针灸特色手法操作"专题讲座；罗华送教授作"膝关节退行性骨性关节炎的推拿手法治疗"专题讲座；王健副主任中医师作"膝关节退行性骨性关节炎的推拿手法治疗"专题讲座。本次年会共有230位学员参加。

2018年11月24日，在建德市举办"杭州市第21期中医药适宜技术推广应用培训班"，共有80余位会员参加。

目　录

民间荟萃篇

青年才俊篇

名医名家篇

罗诗荣
医师临证经验总结

　　罗诗荣，男，生于1932年，卒于2014年，安徽合肥人。主任中医师。生前为杭州市名中医、浙江省名中医、第二批全国老中医药专家学术经验继承工作指导老师；曾兼任浙江省针灸学会理事、杭州市针灸学会理事长等。16岁矢志岐黄，师从伯父罗茂洲。20岁悬壶行医，在杭州开展针灸工作。1958年参加联合诊所（杭州针灸专科医院），从事针灸临床工作60多年。多次获"浙江省劳动模范""杭州市劳动模范"称号，1989年被国务院授予"全国先进工作者"称号。1992年始享受国务院政府特殊津贴。

　　发表《铺灸治疗寒湿痹症》《铺灸治疗类风湿性关节炎65例临床观察》等论文10多篇。"铺灸治疗类风湿性关节炎临床研究"课题获浙江省医药卫生科学技术成果进步奖三等奖。

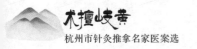

学术思想及经验

类风湿从督肾论证——擅用铺灸疗法

灸法作为中医临床治疗学的重要组成部分，是历经数千年实践总结出来的结晶，在临床上经常显示出针所不及、药所难能的疗效。罗老对灸法推崇备至，其从事针灸临床工作60多年，运用各种艾灸疗法治疗疑难杂症均取得了较好的效果，尤其是他独特地使用铺灸疗法，更是享誉海内外。在几十年的针灸临床工作中，罗老一方面潜心钻研中医经典记载之灸法，另一方面又敢于突破传统灸法的临床思维定式，创新传统灸法，倡导"铺灸督脉可疗痼疾"之思想，以其独特的理论指导临床，并取得了很好的疗效。"铺灸"又称长蛇灸，是一种传统灸法，多用于强壮补虚以治疗虚劳顽痹之证。《灵枢·官能篇》云："针所不为，灸之所宜。"罗老在60多年临床工作中，运用"铺灸"疗法治疗类风湿性关节炎及某些疑难杂症，常收到满意效果。

1. 治疗方法

时间：暑夏三伏天，以白天为宜。

取穴：督脉（大椎至腰俞）。

灸料：斑麝粉（斑麝粉由麝香、斑蝥粉、丁香粉、肉桂粉等组成）1.0～1.8g，去皮大蒜捣烂成泥500g，陈艾绒200g。

操作：患者俯卧于床上，裸露背部。对督脉（脊柱）进行常规消毒后，涂以蒜汁，再在灸大椎至腰俞时（脊柱正中线）敷上斑麝粉。斑麝粉上铺敷一条5cm宽、2.5cm高的蒜泥，蒜泥条上再铺以3cm宽、2.5cm高的似"等腰三角形"的乌梢蛇脊背样长蛇形艾炷。点燃艾炷头、身、尾三点，使其自然烧灼施灸，待艾炷燃尽后，再铺上艾炷灸治（灸二壮至三壮）。灸毕移去蒜泥，用湿热纱布轻轻揩干。灸后皮肤潮红，让其自然出水泡（在此期间严防感染）。至第3天用消毒针引流水泡液，揩干后，搽以聚维酮碘溶液（隔日一次），以防发生感染，直至灸疤结痂脱落，皮肤愈合。灸后1个月内饮食忌生冷辛辣、肥甘厚味及鱼腥发食等。慎洗冷水（可用温水），避风寒，忌房事，全休1个月。

适应证：本法适用于虚寒性的慢性疾病，如慢性支气管炎、支气管哮喘、类风湿性关节炎、风湿性关节炎、强直性脊柱炎、慢性肝炎、慢性胃炎、慢性肠炎、慢性腹泻、慢性腰肌劳伤、增生性脊柱炎、神经衰弱等。

禁忌证：妊娠妇女及年幼老弱或阴虚火旺之体不适宜用本法治疗。

2. 注意事项

（1）由于大蒜的刺激和艾火的烧灼，铺灸时会有一定的灼热疼痛，因此施灸时可在背部两侧按顺序轻轻按摩，以减轻疼痛。

（2）由于灸后皮肤易起水泡，因此需在灸疤处予以局部防护，避免发生局部感染，并且注意灸后调养，以利于提高疗效。

（3）对于兼有明显阴亏的患者，灸后可适当调服养阴之品（如增液汤、鲜石斛等），以减艾灸伤阴之弊，利于机体康复。

（4）由于灸疤需2周左右逐渐结痂愈合，因此在此期间禁洗淋浴，慎吹冷风，以防发生感染。

罗老认为，脊柱是奇经督脉循行之所在。督脉乃阳脉之海，阳脉之都纲，统摄人体一身之阳气，维系人体元气，具有涵蓄人体精血、调节阴阳真气的功能，实为人体阴阳之枢纽；且督脉通于肾，肾为元气之根，元气导源于"肾间动气"，为人体生命之原动力，又是脏腑元气留止之处。久病顽疾，迁延日久，每必及肾，损伤真元，元气不足，则五脏柔弱，功能低下，易被虚邪贼风所伤，进一步损伤人体五脏六腑、气血阴阳，如此则恶性循环，致使病情迁延日久，缠绵难愈。例如，类风湿性关节炎常由素体阳虚、卫外不固、复感风寒湿邪、迁延日久、内舍肝肾、邪留肢节、脉络痹阻所致。又如，哮喘一证多指先天禀赋不足而外感伤及肺气，后天失于调养，肺气受损，病久不愈，累及脾胃，痰浊内生，内伏于肺，致使哮喘反复发作，久之则肺脾肾俱虚，更易外感，而致咳喘频作，缠绵难愈。凡此等顽疾患者在临证时病情难以以某脏、某腑、某经之单纯虚证或实证概括，往往是虚实寒热

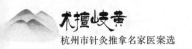

错杂，单用针刺或药物难以达到治疗目的。此时，当遵"凡药之不及，针之不到，必须灸之"（《医学入门》），但是一般灸法又量小力微，"起沉疴"之力尚显不足，依"凡灸诸病，火足气到，始能求愈"（《医宗金鉴·刺灸心法要诀》）而选用铺灸。

铺灸面广，艾炷大，火气足，温通力强，非一般灸法所能及，并以其独特的选位、选时、选药而为治疗重症痼疾开辟了一条新的途径。常取督脉施灸，能疏风散寒，温补督脉，强壮真元，调和阴阳，宣通气血，使逆者得顺，滞者得行。选取特定的时间，三伏天乃天气最为炎热之时，地气出于表，人气、病气亦在肌表，此时大补人体正气，逼邪外出。取艾之辛香作炷，能通十二经，入三阴，理气血以治百病，加之火性热而至速，体柔而用刚，能消阴翳，走而不守，善入脏腑。而铺灸所用之大蒜乃辛香之物，穿透力极强，可解毒散寒，得热后，则穿透力更强。麝香芳香走窜，透骨通络散结为引路，通过艾灸火气的逐步渗透，经脊柱督脉经络的传导，激发经气，振奋督脉，从而内达脏腑，外通肢节，发挥其从外治内、直达病所之效用。罗老在临床上常用以治疗虚寒顽痹等疑难之症，每获佳效。

综上所述，罗老之学源于《内经》《难经》，旁参诸家，可见他既宗经旨，又善拾散金碎玉，熔铸己身且勇于推陈致新而有所建树，在继承前人成果的基础上，创立了铺灸疗法，提高了灸法治疗疑难病症的效果，且对灸法学的发展作出了不可低估的贡献。

临证治疗——妙用"五输""原"穴

"五输"穴是十二经分布在肘膝关节以下的五个重要经穴。"原"穴是脏腑原气经过和留止的部位。十二经脉在腕踝关节附近各有一个重要的经穴，古有"十二原"。两者皆是临床常用要穴，为古今医家所推崇和重视。罗老自随师学习针灸起就熟背"五输""原"穴，领悟"五输""原"穴之要义，其临证60多年，善用"五输""原"穴治疗临床常见病，且深有体会。他认为，无论是初学针灸者，还是对针灸有一定造诣者，均应领悟"五输"穴之"井、荥、输、经、合"的含义并有所启迪。这是古代针灸学家将经气运行过程用自然界的水流从小到大、由浅入深的变化描述来加以形容，按井、荥、输、经、合的顺序，经气从小到大、由浅入深，从四肢末端向肘、膝不同依次排列。《灵枢·九针十二原》"以上下所出为井，所溜为荥，所注为输，所行为经，所入为合"非常形象地描述了经气运行的顺序和到达的部位。

罗老根据《难经·六十八难》所说"井主心下满，荥主身热，输主体重节痛，经主喘咳寒热，合主逆气而泄"，临床常运用井穴（如少商、商阳、少冲、少泽、中冲、关冲等）浅刺出血治疗神志昏迷、热病痉厥；取荥穴（如鱼际、劳宫、液门、前谷等）浅刺疾出治疗高热、惊风；取输穴后溪、中渚治疗头颈强痛及腰脊痛；取输穴足临泣、陷谷、束骨、大陵直刺治疗腕踝关节疼痛和脚跟痛；取经穴经渠、阳溪治疗咳喘诸疾，取合穴足三里、阳陵泉、曲池治疗胃脘、胆腑疾病；取委中、阴陵泉、阴谷治疗少腹和妇科疾病。十二经脉在腕踝关节附近各有一个"原"穴，与"五输"穴同在肘膝关节以下部位。五脏"原"穴有肺原出于太渊，心原出于神门，肝原出于太冲，脾原出于太白，肾原出于太溪，心包经原穴为大陵。以上五脏"原"穴又是"五输"穴中的输穴，所谓"阴经之输并于原""以输为原"。加上大肠原穴合谷，膀胱原穴京骨，胆经原穴丘墟，小肠原穴腕骨，胃经原穴冲阳，三焦原穴阳池，合为十二原。由于原气导源于肾间动气，因此是人体生命之原动力，又是脏腑原气留止之处。故《灵枢·九针十二原》曰："五脏有疾也，当取之十二原。"临床上罗老常运用肺经原穴太渊治疗咳喘、咯血；用心经原穴神门治疗心悸怔忡、失眠；用肝经原穴太冲治疗胁痛、腹胀及肝阳上亢；用脾经原穴太白治疗胃痛、泄泻、痢疾、食积不化等脾胃疾患；用肾经原穴太溪治疗耳聋、耳鸣、腰脊痛及遗精、阳痿。罗老认为，针灸取穴若能妥善运用肘、膝以下的"五输"穴及"原"穴，则既方便安全，又确实有效。如能深谙其"五输""原"穴之原理，辨证配伍运用得当，则能达到取穴少而精、经气激发运行快、气至病所的目的，可达到事半功倍之效。

不断创新，创制"棒香无烟灸"

罗老在长期的针灸临床工作中，创制出"棒香无烟灸"（简称无烟灸）。

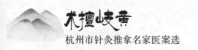
该灸法基于辛温芳香、功专窜透、无味无烟、镇痛力强等特点，治疗某些风寒湿痹，常能收到比较满意的效果。对于网球肘等局部痛点病症，灸之常能立竿见影。

无烟灸制法：取檀香、沉香各2份，乳香、没药各1份，研为细末，加少许糊汁搅匀，制成一根长15cm、直径0.3cm的圆柱，晒干，即为沉檀炷香。将沉檀炷香装于铁锅内，上扣小铁锅，或装于罐内，上盖小碗，两锅结合处用盐泥或黄泥封固，待盐泥稍干，扣锅上压一重物，用武火煅烧至透为度（全部炭化），一般煅烧20分钟，待冷却后，取出，截成长1cm的乌黑小圆柱，此即成"棒香无烟灸"。

操作：在患者压痛点明显处找出阿是穴（即灸点），用无烟灸一头稍蘸一点糊汁，然后放在灸点上。点燃炷头，使其自然烧灼，一灸毕，再上一炷，如此连续2炷，要求以局部潮红、不起泡为度。灸后勿下水，注意休息。

此法活血镇痛，芳香走窜力较强。

临证医案

1.痹症（类风湿性关节炎）

【案例1】

患者资料　郭××，女，26岁。1989年7月23日初诊。

主　诉　四肢关节肿痛，活动受限半年，加重1个月。

病　史　患者于半年前因接触冷水，不注意保暖，引起四肢关节疼痛、肿胀，活动受限，且以双手第3、4指关节为著，并逐渐加重。曾在当地医院住院治疗，诊断为"类风湿性关节炎"。经激素和氨苄西林等多种药物治疗，疗效欠佳。近1个月来病情加重，低热、关节疼痛肿胀，夜不能寐，晨起关节僵硬，不能活动。由宁夏赶赴杭州要求行铺灸治疗，门诊拟"类风湿性关节炎"收治入院。

检　　查　神志清楚，痛苦面容，脸色潮红。体温38.3℃，心率88次/分，呼吸20次/分。双肩、肘、腕、指及踝关节肿胀，压痛（＋），双手第3、4指关节轻度棱状变形，关节屈伸不利。舌淡红，苔薄白腻，脉弦细。红细胞沉降率（erythrocyte sedimentation rate, ESR）67mm/h，抗"O"833U/ml，类风湿因子（＋）。

西医诊断　类风湿性关节炎。

中医诊断　痹症，着痹型。

治　　则　温阳扶正，温经散寒。

治　　法　铺灸疗法。于7月30日施以铺灸，次日查房时患者即诉关节疼痛骤然减轻。四肢活动自如，体温降至37℃。8月9日，复查ESR 40mm/h，抗"O"在正常范围内，类风湿因子（－）。中药调理2周，于8月14日出院。半年后随访，回宁夏后一直工作至今，活动如常。

按　　语　督脉铺灸属"大灸"之法，集热疗、光疗、药物刺激及特定部位刺激等多种作用于一体，具有施灸面广、艾炷大、火力足、温通力强的特点。艾叶辛温性燥，能通行十二经，振奋元阳，祛寒逐冷，除风燥湿，调理气血。铺灸中大量使用艾绒，可使其功效更强。《本草纲目》谓："灸之则透诸经而治百种病邪，起沉疴之人为康泰，其功亦大矣。"艾炷燃烧时其中心温度可达数百摄氏度，产生包括红外线在内的特殊热信号。红外线有较高的穿透能力，一则通过人体穴位对热信号进行传递，温煦激发阳气，活跃脏腑功能；二则通过经络对脏腑发挥特殊的调节作用。以上医案一般多由素体阳虚，卫外不固，风寒湿邪乘虚内袭，使督肾虚衰，病邪痹阻经络关节所致。采用铺灸疗法，主要取其大蒜解毒、散寒、消肿，麝香、丁香走窜、透骨、通络、散结的功能，通过艾灸温和火力的逐步渗透，经脊柱督脉经络的传导，激发经气，内达脏腑，外通肢节，调整人体内部脏器的功能，达到强壮真元、调和阴阳、温通气血的效用，并提高了机体的抗病能力。

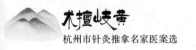

2. 中风（脑出血）

【案例2】

患者资料　宗××，男，49岁。1988年12月20日初诊。

主　诉　右侧肢体瘫痪1个多月。

病　史　患者于1988年11月1日参加工作会议时突然失语，面部肌肉抽动并随之瘫坐在椅子上，当时无意识障碍，无四肢抽搐，无恶心、呕吐，无大小便失禁。体检时发现右侧上下肢瘫痪，即以"高血压和脑出血"急送当地医院抢救，采取降颅压、降血压及抗感染治疗，遗有右侧肢体不完全瘫痪伴语言不清、排尿困难症状，须依赖导尿或注射利尿剂方能解出。经介绍来院行针灸治疗。

检　查　神志清楚，面色少华，形体较丰，语言蹇涩。右上肢肌力为Ⅱ级，右下肢肌力为Ⅱ—Ⅲ级，肌张力下降，左侧肢体活动正常。二便有便意，但排不畅。舌淡红，苔白腻，脉弦。血压17.3/12.0kPa（130/90mmHg）。颅脑CT示左基底节（豆状核）出血，血肿大小7.0cm×2.3cm。心电图示ST-T呈劳损型改变，电轴左偏。血脂检验示总胆固醇5.46mmol/L，甘油三酯1.36mmol/L。

西医诊断　脑出血恢复期，高血压3级。

中医诊断　中风，阴虚阳亢型。

治　则　滋阴潜阳。

治　法　主穴：风府。配穴：肩髃、曲池、手三里、外关、合谷、八邪、中渚、环跳、秩边、阳陵泉、足三里、绝骨、三阴交、解溪、丘墟、太冲。先针风府，嘱患者卧床静养。次日小便能自行解出。入院第3天，以配穴为主，每次交替选用7～8穴，留针30分钟。治疗1周后已能自行扶物步行，半个月后步行自如，可以在家属陪同下步行1km以上；配合服用华佗再造丸，言语清楚，思维敏捷，可写短信。颅脑CT复查显示，血肿已全部吸收。调理2个月后，痊愈出院。

按　语 《行针指要歌》曰："或针风，先向风府百会中。"风府为督脉经穴，针此处可使脑内出血立止，起到稳定和减轻病情的效果。但此穴深处邻近延髓，浅刺无效，深刺则有一定风险，故须绝对掌握针刺方向及手法。风府穴见效后再取手足阳明经，调和气血，引血下行，兼而吸收脑内血肿，大脑功能恢复则肢体功能必愈矣。

（撰稿人：朱月伟　王　健）

马士林
医师临证经验总结

马士林，男，生于1941年，卒于2007年，浙江温州人。主任中医师。1965年毕业于浙江中医学院（现浙江中医药大学）中医医疗系（六年制），毕业实习师承扬州名医朱复林先生。1979—1981年，参加中国援贝宁医疗队；1990—1991年，赴波兰华沙针灸中心工作，培养针灸医师100多名，为针灸学走向世界作出了贡献。曾担任余杭区第一人民医院副院长、针灸推拿科主任。曾兼任中国针灸学会针灸器材委员会委员、浙江省针灸学会理事、杭州市针灸学会常务理事。

从事针灸临床工作40多年，基础理论扎实，临床经验丰富，擅长应用针、灸、药、理、贴综合诊疗，尤其在针取穴和手法操作方面有很深的造诣。

发表论文数十篇，参编《宋明浙江针灸》。

学术思想及经验

潜心钻研，秉承院校及名医之精华

1965年7月，马老以优异的成绩从浙江中医学院（现浙江中医药大学）本科毕业。1965年12月有幸赴扬州实习，师承名医朱复林先生，学习掌握了朱老先生独特的进针法、巧妙的运气针法，以及一步到位的烧山火、透天凉复式补泻手法。具体说来，朱老先生的主要针刺手法学术特点是大幅度正反两方向捻转，简化提插程序（天、人、地，地、人、天综合为一体），一步到位（指九阳数、六阴数），秉承杨继洲之衣钵，对运气针法进行了持针指式的改进，丰富了运气针法的内涵，形成上下前后的独特风格。经过系统的理论学习和名师指点，马老对传统中医针灸的认识更加全面和深入，为今后的临床工作打下了坚实的基础。在近半个世纪的针灸临床工作中，马老形成了自己独特的针灸学术理论。马老在临床中不仅仅采用针灸治疗疾病，还擅长应用针、灸、药、理、贴综合诊疗，尤其在针取穴和手法操作方面有较深的造诣。马老在为患者治病时，主张取穴少而精。穴位定位准确，操作时除采用传统针法，切指力量均匀外，还采用蜻蜓点水的虚拟动作，似触非触患者体表皮肤。刺手拇食二指夹持针柄，中指贴着针身，然后将针尖轻轻接触皮肤，当针身保持垂直时，运用手指、腕、臂、肘之力快速将针压进穴位一定深度。进针后捻转的幅度由小渐大（以90°至360°为限），持针的压力由轻渐重。如需加强针感，配合提插法，随机调整切指压力。针下气至是运气针法的开始，此时切指宜保持一定的压力。如继续将针沿一方向捻转（即大拇指向前推或后收），必使感觉由小到大、由近到远，这样就能产生不同方向的针刺传导感应。另外，出针采用鱼吞钩后的沉浮动作，具体操作是右手轻捏针柄做虚拟式下按状，随即瞬间上提出针。出针后，再在病变局部施予拔罐、

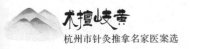
推拿，使筋肉更加放松，经络更加通畅。当治疗结束患者准备离开时，马老还擅长给患者进行望、闻、问、切，开处中药汤剂并告知患者自我调护之法，以扶正祛邪、益气养生。马老的这些治疗方法环环相扣，造诣颇深，每获良效，故其深受患者的喜爱。

重视灸法，辨证运用

马老在临床上十分重视艾灸的运用，在治疗疾病时往往是针灸并用。灸法通过刺激体表而起作用，对机体原来的功能状态起到双向调节作用。灸法的取材主要是艾叶。艾叶性苦辛温，苦能泻下，辛可宣散，故其既具有泻下之功，又具有温补之力。因此，以艾叶为基本材料的灸法具有温补和泻实的双重调节作用。马老认为影响灸法补泻的因素有：①腧穴特性。腧穴的作用主要表现在反映病证、协助诊断和接受刺激、预防疾病两方面，其治疗作用有相对特异性。在应用灸法时可根据腧穴的特性合理选穴施灸。部分穴位（如气海、关元、足三里等）适宜于补虚，灸百会可升阳举陷，灸神阙可回阳固脱；部分穴位（如涌泉、大椎等）适合泻实，如用蒜泥敷灸或雀啄灸涌泉穴治疗咯血、鼻衄等，能起到滋阴泻火的作用。②药物选择。艾条中的药物组成不同，或施灸的衬隔物不同，也能起到或补或泻的作用。③机体的功能状态。艾灸在不同的人体功能状态下，可产生不同的作用而出现或补或泻的不同效果。如机体处于虚弱状态，则艾灸可以补虚；机体处于邪实状态，艾灸可起到泻实、清热的作用。灸法使有和无趋于平衡，这与针刺补泻的双向调节作用相似。④施灸方法。马老认为，灸法既能温补，又能泻实，"灸无泻法"是不成立的。灸法的作用机制均与其温热刺激有关，并且施用药物对补泻也有影响。在临床应用中，某些隔药物灸更能体现扶助正气的补法，各种药物的敷灸也可以达到祛除邪气的目的。临床运用灸法应遵循辨证施灸的原则，灵活应用，方能达到预期的目的。

孜孜不倦，弘扬中医

马老从事针灸临床工作40多年，退休后仍然坚持为患者服务，直至去世的前一天还在为患者诊治。马老理论基础扎实，临床经验丰富，有较强诊治复杂、疑难病症的能力。此外，他还擅长科研、带教工作。马老工作兢兢业业，呕心沥血，始终怀有一颗救死扶伤的仁爱之心，以减除患者的病痛为己任。同时，马老一直坚持活到老、学到老，不断组织开展新技术、新项目，多次参加国内、国际学术会议，并作专题报告及学术交流；发表论文数十篇，内容涉猎广泛，有针灸名家著作探析、针灸学术理论探讨、针灸器械的临床应用、临床治疗经验介绍及医院针灸科管理，等等。马老在临床中突出运用针、灸、药、理、贴综合诊疗，细小的银针在马老的手中就像庖丁解牛之刀，近乎出神入化，中医针灸的精髓已深深印在他的脑海中，针和人、思想完全融为一体。马老将毕生的精力都奉献给了医学，他一生都在倡导中医，弘扬中医。

善用经典，针药结合

马老在临床中除了应用针灸治疗疾病外，还善用经典方药、针药结合治疗各种疾病。例如，对老年性增生性脊柱炎，他就有独到的治疗方法——临床运用针灸配合加味附子汤治疗，疗效肯定。

（1）针灸取穴及操作　患者取俯卧位，取肾俞（双侧）、腰阳关、腰俞、命门、大肠俞（双侧）、关元俞（双侧）、腰夹脊、环跳、委中，并随证加减。在取穴定位后，用28号1.5寸不锈钢毫针，采用马老独特的进针手法，运针行气，得气后接通C6805型电针仪，采用疏密波，频率以患者能耐受为度，留针30分钟。起针时先慢后快，起完针后在病变局部施以拍打手法2～3分钟。针灸治疗10天为一个疗程。

（2）加味附子汤组成　制附子10g（文火先煎30分钟），党参15g，白芍30g，白术15g，茯苓15g，当归10g，丹参15g，三七10g，杜仲15g，牛膝

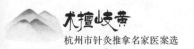
15g。文火水煎2次，早晚分服。加减：腰痛甚，尺脉小紧者，加细辛3g、威灵仙10g；腰部有冷感者，加干姜10g、炙甘草10g；腰部重坠，舌苔厚腻者，加防己15g、薏苡仁30g；病程长，舌有瘀斑者，加乌梢蛇15g、土鳖虫10g。10天为一个疗程，视病情连服1～3个疗程。舌红苔少脉数，口干苦，阴虚有火者禁服。

临证医案

腰痛病（增生性脊柱炎）

【案例】

患者资料 何××，女，59岁。2000年4月15日初诊。

主　诉 反复腰痛10个多月。

病　史 5个月前经X线摄片诊断为"腰椎骨质增生"。近半个月疼痛加剧，夜间尤甚，坐卧不安。服抗炎镇痛类药无效，遂来就诊。

检　查 神疲形瘦，面色不华。腰部疼痛，活动受限，双侧腰肌紧张，腰4、5棘突有明显压痛。舌质淡红、边有瘀点，少苔，脉沉涩。

西医诊断 增生性脊柱炎。

中医诊断 腰痛病，肾虚腰痹证。

治　则 温阳益阴，活络通痹。

治　法 针灸治疗后予加味附子汤加土鳖虫10g、乌梢蛇10g。3天后疼痛大减，精神好转，夜能安寐。治疗10天后，不适症状、体征消失，腰部活动自如。因患者就诊不便，停止针灸治疗。马老嘱其继续服中药10剂以巩固疗效，将原方中附子、白芍减半，去土鳖虫、三七，加入枸杞、山茱萸益精气。

（撰稿人：吴洲红　周志华）

马石铭
医师临证经验总结

马石铭，男，生于1918年，卒于1989年，浙江杭州人。主任中医师。12岁随父马叔平习医，14岁考入浙江省中医专门学校。2年后转学于上海中国医学院，毕业后即在沪应诊。1935年年底，考入日本东京针灸学校，留学2年回国，后在无锡、上海、杭州开业行医。1953年到杭州市中心门诊部工作，1956年转入杭州市广兴联合中医院（杭州市中医院前身）。曾任杭州市中医院针灸科主任。曾兼任杭州市针灸学会副会长。

从事针灸临床工作50多年，继承和倡导马氏浅刺多捻针法并对其独具心得，自成一派。该法运用于临床，对脑炎后遗症、面神经炎、哮喘、小儿麻痹、遗尿、疳积、腹泻、痛经等疾病疗效显著。

发表《论浅刺多捻针手法》等多篇学术论文。

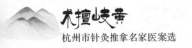
学术思想及经验

浅刺多捻针法新　海纳百川贯西中

　　马氏继承祖传浅刺多捻针法且临床运用多年，颇为得心应手。浅刺多捻针法选用32号1.0～1.5寸毫针，在爪押手法下捻转进针至皮下，进针深度2～3cm，迅速捻转10多次，要求捻转频率较快，幅度适中，局部应有得气感，遵《素问·宝命全形论》"经气已至，值守勿失"之旨，在此基础上按实则泻之、虚则补之的原则，加以适当的补泻手法，经过疏通经络、调和气血的行气手法，即可出针。因进针只有2～3cm，故不止面部甚至双目周围也可使用此法。马氏认为关于针刺的手法，历来各派见解不一。20世纪60年代推行的所谓"新针疗法"，将"重刺激"作为打破旧框架、求取速效的关键，但事与愿违，发生不少机体损伤事件甚至医疗事故。《素问·刺要论》早就指出"病有浅深，各至其理，无过其道……浅深不得，反为大贼"，即"过其道"反而有害，临床所见危害者，多数是刺得过深所致。例如，背、腰、腹部针刺过深易伤内脏，四肢过度深刺也可造成血管和神经肌肉损伤。《素问·刺禁论》指出"刺头中脑户，入脑立死""刺背间中髓为伛""刺少腹中膀胱，溺出，令人少腹满""刺郄中大脉，令人仆，脱色""刺关节中液出，不得屈伸"，等等。

　　至于如何"各至其理"，马氏根据《素问·调经论》提出了"病在脉，调之血（出血），病在血；调之络（浅刺），病在气，调之卫（浅刺），病在肉，调之分肉（较深）"的原则。当然，对于内脏疾病，则不能以病变部位的深浅作为针刺深浅的标准，这是因为针刺疗法毕竟是通过得气、行气和调神来达到治疗目的的，不能以针尖到达的深度作为治疗所及的标准。明代杨继洲认为："百病所起，皆起于荣卫，然后淫于皮肉筋脉，是以刺法中但举荣卫，盖取荣卫逆顺，则皮骨筋肉之治在其中矣。以此思之，至于部分有深浅之不同，却要针下无过不及为妙。"马氏在浅刺手法中注重的也是得气、行气和调神，而不是蜻蜓点水，一针辄止。浅刺后得气是基础，还需施加必要的手法。不少患者看似刺得很浅，但行气、调神之功仍很显著。例如，哮喘患者发作时，息难不得平卧，胸背针刺有所不便。马氏取素髎一穴，浅刺1~2cm，经快速捻转后头部、肩背均有酸胀针感扩散，患者微微出汗，肺气得以宣肃，喘息立可缓解。又如，对胸背部穴位，针刺针尖仅达表皮，而将注意力高度集中在针尖上达数分钟，患者也能感觉得气，此可谓"意气功"，这是针法与气功的结合。经曰"凡刺之真，必先治神""刺之要，气至而有效"。杨继洲曰："浅深在至，远近如一，如临深渊，手如握虎，神无营于众。静志观病人，无视左右，自制其神，会气易行也。"马氏浅刺多捻针法正是体现了上述精神。

马氏的浅刺多捻针法是在先人的基础上创建的，浅刺法在古代早有记载。《灵枢·官针》篇内所述的毛刺、半刺、直针刺、浮刺等刺法均是在不同情况下运用的浅刺法。各地报道证明，这些刺法的适应范围较《内经》所载已有很大的扩展。而现代常用的皮肤针、腕踝针、头针等实为浅刺法的发展，刺络放血法（及《内经》所载的络刺、赞刺、弱刺等）也是浅刺体表血络的一种方法。此外，还有陶针、指针及激光针等，许多古今针法所治的范围实可内达脏腑经脉，外至四肢百骸，不胜枚举。马氏正是在这些理论基础上独创了浅刺多捻针法。界内有人担心"针刺较浅，针感不强效果就不大"。其实这种担心是不必要的，因为十二经脉的功能活动反映于机体浅表的相应部位，必是经络之气散布的区域，关键在于针刺要得气、行气、调神。浅刺法需与多捻结合在一起，要掌握这一刺法，需熟练捻转手法，以达轻巧均匀、频率较快而幅度不大的目的。马氏针环跳穴也只用1.5寸毫针，但通过多捻手法，仍能使针感传至足部，其疗效往往比长针深刺引起下肢触电样针感更为满意。

当然，马氏的针刺手法并非一成不变的。辨证论治是中医理法方药的精髓，也是针刺手法的关键，运用针法，贵在通常达变。《内经》强调因病治宜，也强调因人治宜，如对瘦弱者、婴幼儿要浅刺疾出，对阳热病证者也要

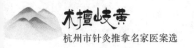
浅刺疾出；反之，对体壮及寒证者等相对可深些、重些。临证必须分虚实，实证宜泻，虚证宜补，这主要从进针后的捻转手法上来体现。古代以左转角度大为补，右转角度大为泻，这是根据"左转从子，能外行诸阳；右转从午，能内行诸阴"而立法的。近年来，针灸手法流派认为以捻转重、角度较大为泻法；反之，捻转较轻、角度较小为补法。明代高武所著《针灸聚英》述"捻针左右，已非《素问》意矣，而人身之左右不同，谬之甚也""其泻有凤凰展翅，如飞腾之象""其补有饿马摇铃，如饿马无力之状"。马氏认为这两者是可以结合的，因为左转为主即食指推前为主，角度可以比较大而手法较重；反之，右转为主，拇指推前，角度也可以较小而手法较轻。马氏在临床上对凡疼痛痒痉挛属邪盛体实者，多捻转，频率快，左转重，用力与角度大，以泻其邪；而对小儿、久病虚弱及敏感者，如麻痹、痿躄等症，应捻转角度小而轻，以补其正；而对一时性气血失调、虚实不明显者，则可均匀捻针导气，以求祛邪扶正之功，即可谓之"平补平泻"。总之，浅刺多捻针法的关键在于浅刺结合多捻，以多种捻转方法来达到调阴阳、活气血的目的，从而获得预期的疗效。

临证医案

马氏独树一帜的浅刺多捻针法临床疗效奇特，特别对小儿麻痹、腹泻、疳积、遗尿等小儿疾病，通过调气运神，可以迅速促进相应部位的血液循环，改善肌力，调节脏腑气机，平衡水液代谢，恢复阴阳平衡，清除疾患。

1. 痿症（小儿麻痹后遗症）

【案例1】

患者资料 金××，男，4岁。

主　　诉 右下肢麻痹瘫痪2个多月。

病　　史 患者2个月前无明显诱因出现畏寒、发热、头痛、恶心、呕吐、烦躁不安等症状，1周后出现右下肢麻痹瘫痪，不能站立及行走。曾在某儿童保健医院就诊，诊断为"小儿麻痹后遗症"。后在其他医院行针刺治疗，但无明显好转，遂来我院进行针灸治疗。

检　　查 见右下肢肌张力降低，腱反射消失，右下肢感觉消失。肌肉萎缩，皮肤温觉较左侧下降，右足明显下垂，坐位时腰部无力而歪斜。

西医诊断 小儿麻痹后遗症。

中医诊断 痿证，脾胃虚弱证。

治　　则 益气健脾。

治　　法 取穴：肾俞、秩边、膏肓、环跳、承扶、风市、伏兔、解溪、丘墟、中封、太冲、内庭、八风、涌泉、里内庭、足三里。每次取以上穴位6～7穴，采用浅刺多捻手法，每日针1次。1周后肌肉渐有针感。坚持针刺并配合按摩治疗2个月，患肢开始出现屈伸等自主运动，但步履仍不稳健。又经过4个月治疗，症状全部消失，基本治愈。

按　　语 马氏治疗脊髓灰质炎后遗症，均采用浅刺多捻手法，以调气活血，润筋通络，多能获效。唯需注意早期治疗，且在治疗期间配合适当的功能锻炼，如按摩患肢和患肢做屈伸、外展等被动运动。同时，适当增加患儿营养，如喂食猪骨头汤、鱼肝、牛奶等，以扶正祛邪。

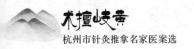
2. 面瘫（面神经麻痹）

【案例2】

患者资料 李××，男性，59岁。

主　　诉 口角歪斜1周。

病　　史 患者在1周前晨起时突然发现右侧面部麻木，口角流涎，饮水时外流，伴有患侧耳后部疼痛，性情暴躁，口臭，大便干结。后至我院门诊就诊。

检　　查 右侧额纹消失，不能皱眉，言语不济，嘴角向左歪斜，鼻唇沟变浅，舌体偏向健侧，舌质淡，苔白，脉弦数。

西医诊断 面神经麻痹。

中医诊断 面瘫，风热袭络证。

治　　则 祛风清热，活血通络。

治　　法 取穴：患侧阳白、太阳、头维、印堂、攒竹、鱼腰、丝竹空、睛明、四白、下关、颊车、大迎、口禾髎、地仓、承浆、夹承浆、金津、玉液、风池、翳风、百会、人中、健侧合谷。

每次选7～8穴，均采用浅刺多捻法，中等刺激，平补平泻，每日1次，每次必针合谷。经7天针刺后，诸症趋向好转，但尚不能闭眼及皱额。继续治疗15次后症状基本消失，共针25次后痊愈。

按　　语 周围性面瘫针刺疗效显著，如临床针刺半个月后不显著，则可配合内服牵正散加减（白附子、全蝎、地龙、胆南星）。在治疗期间禁食辣、酒等刺激性食物，并做到多睡、少说话、少看书及避风寒。如遇冷天出门，则应戴口罩。此病要尽早治疗，一旦遗留后遗症，针刺效果往往较差，甚至留下终身疾患。

3. 痔（混合痔）

【案例3】

患者资料　徐××，男，47岁。

主　　诉　肛门疼痛2天。

病　　史　患者患痔疮11年，2天前食辛辣食物后再发肛门部疼痛，坐卧不安，大便出血，色鲜红。肛肠科诊断为"混合痔"，前来寻求针灸治疗。

检　　查　舌红，苔黄腻，脉滑数。

西医诊断　混合痔。

中医诊断　痔，湿热下注。

治　　则　清热利湿止血。

治　　法　在患者腰骶部表皮找到灰白丘疹一粒，经75%乙醇消毒后，用30号1寸毫针刺入丘疹部皮下0.2～0.3寸，行捻转手法后，挑破丘疹，拔出少许皮下组织。出针后用消毒干棉球按压局部数分钟，隔2天治疗1次。经过2次治疗，患者肛周病症消失，便血自止。

按　　语　马氏针灸临床上重视皮部，根据"病在经络、内脏者，可取皮部"的道理，常在病变相应经脉的皮部寻找相关的病理反应，如结节、血痣、灰白丘疹、变形、变色、压痛点等，用1寸毫针浅刺、挑拨出血的方法来治疗一些内、外、妇、儿科顽疾，方法奇特，疗效显著。浅表挑刺治疗一般隔2天1次，治疗1～3次即可。治疗后局部应进行消毒，并忌食油腻、辛辣等发散之品，防止发生感染。

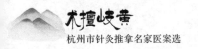
4. 肺风粉刺（痤疮）

【案例4】

患者资料 谢××，女，21岁。

主　诉 反复发作痤疮3年，加重1周。

病　史 患者面部反复发作痤疮3年，自服药物和使用各种面部护肤用品效果不佳。近1周再发加重，面部油腻，各处见大小不等的红色丘疹，以额部和两颊为主。

检　查 舌红，苔黄腻，脉弦滑。

西医诊断 痤疮。

中医诊断 肺风粉刺（或面疮），脾胃湿热型。

治　则 清热化湿通腑。

治　法 取双侧耳穴肺、脾、内分泌行浅刺多捻手法，隔日1次，5次为一个疗程。一个疗程后，面部痤疮大部分变淡、消失，半个月后基本痊愈。

按　语 耳部皮肤薄，血供较差，感染后不易愈合，故在行耳穴浅刺多捻治疗时应严格消毒，防止发生感染。两次治疗需隔1～3天，治疗期间饮食宜清淡，忌食油腻、荤腥和辛辣之品，以防误助脾胃湿热之气；日常多饮水，保持大便通畅，以助邪外出。

此外，马氏善于浅刺一些特殊穴位以治疗急症、痛症及部分疑难杂症。例如，浅刺素髎、肺俞治疗哮喘急性发作，迅速缓解呼吸困难、口唇发绀等症状；浅刺阴陵泉、三阴交、中极治疗痛经；浅刺血海治疗阴疮、湿疹瘙痒；浅刺虎眼（髌骨内外上缘1寸处）治疗膝关节骨性关节炎所引起的关节酸痛、屈伸不利；浅刺人中、足三里、太冲治疗呃逆证；浅刺风池、上睛明治疗眼疾；浅刺耳穴内分泌、肺、脾治疗面部痤疮、粉刺等。取穴精简，疗效显著。

（撰稿人：马伟国　陈松泉　程子刚）

摘自《浙江针灸》

张治寰
医师临证经验总结

张治寰，男，生于1893年，卒于1975年，浙江长兴人。自幼随外祖父朱小庄学医，业成以内、外科扬名，并赴苏、皖、浙北等地求师深造，颇多接触民间针灸医家（如马雨荪、陆德中等），遂潜心于针灸之道，抗日战争胜利后定居杭州开业。中华人民共和国成立后，与金文华等共组杭州市中医门诊部针灸科；先后受聘于杭州针灸门诊部、杭州市广兴中医院，1955年调入杭州市第一人民医院主持针灸科工作直至退休，期间兼任浙江省中医进修学校针灸教师。入室弟子有盛燮荪、吴庆葵、陈松泉等，其孙张大同继承其业。在杭州市第一人民医院工作期间，多次获"杭州市先进工作者"等荣誉称号。

从事中医针灸临床工作50多年，倡导长针透穴多种方法且自成一体，提出了浅刺针尖指向可有效刺激动气的气至用法，其改阳燧灸为"火力集中钻透力强"的隔姜硫黄灸，实施了多种择病施灸的灸法，并在临床中对俞募配穴、八会穴、五输穴等的运用及随证加减颇有见地。擅长哮喘、风湿痹症、胃脘痛、腹泻等疾病的治疗，用正经走气法治愈多例聋哑病。

学术思想及经验

长针透穴，针尖动气，择病施灸

张氏喜用长针透穴，早年受王国瑞《玉龙歌》学术经验的影响，从《内经》中的有关刺法，如恢刺、浮刺、直针刺、合谷刺等刺法中探求手法操作之变化；此外，他还搜罗文献记载中的透穴成方，对常用的透穴从穴法、经脉络属表里关系、透刺方向以及深浅之法等进行分析研究，寻找其间的应用规律，同时反复应用于临床，分析提高，去粗取精，并总结归纳集成86透穴刺法（如头面部18透穴刺法、上肢27透穴刺法、胸腹部11透穴刺法、背腰部10透穴刺法、下肢20透穴刺法）以及8种基本手法［撚（捻）、提、按、弩、盘、摇、弹、刮手法已由其弟子盛燮荪收录于《浙江近代针灸学术经验集成》中］。张氏通过大量实践运用（一般采用1.5～4.0寸毫针）发现，透穴针法有取穴少、针感强、易于扩大针感、刺激面大等优点，在邻近穴、经之间一针贯通数穴、数经，有增强调整气血运行、疏通经脉的作用，但每一透刺法均应根据中医脏腑经络表里学说辨证而施。例如，合谷为手阳明大肠经原穴，又为四总穴之一，其主治范围甚广，但不同透刺可发挥不同的治疗特点。如本经的病症牙痛、喉痛、肩臂前侧酸痛，属阳明实火，用合谷透三间，并经透刺以泻之；又如肩臂前侧酸痛而冷、鼻衄、头昏系风寒所袭，郁而化热，可用合谷透阳溪，顺经透刺以调气血；再如感冒头痛、发热、咳嗽属肺经病，用合谷透鱼际，即是表里经穴位间透刺；呕吐、恶心、胸闷，则用合谷透劳宫，兼收心包经的协同作用；手指麻木、屈伸不利，用合谷透后溪，则属邻近相关穴位间一针多穴透刺。

张氏在晚年对某些腧穴难以直刺深透，以及某些穴位在浅刺得气后针感可远传者，特别是对害怕针刺酸胀痛者，不再强求针尖透达，而常用短针浅

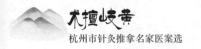

刺。其刺法注重押手配合，在针刺前先在行针经穴上略加按摩，进针时押手在针尖所指方向的后方，并随针刺入深而加强押手之力，当进针至应刺深度后，施行幅度小而频率稍快的捻转手法，可令针感远传，取效亦佳。张氏认为"气至病所"的含义，既是要求针刺得气后传导至病灶所在部位，也可理解为针尖指向病所，通过刺激手法，使病灶邻近或其经脉部分产生汗、肌肉跳动、疼痛缓解等良性反应，亦是动气气至的表现。此外。张氏还认为，《灵枢·九针十二原》"刺之要，气至而有效"中气至、得气的判别关键应该要看是否有效，而不是酸胀痛等感觉。因而其在晚年开展了采用揿针针尖指向病所（无酸胀痛等针感）的躯体穴位埋针治疗，并收到了令人振奋的效果。张氏反复叮嘱传人要继续深入研究，并在实践中不断总结、提高，力求将此（无酸胀痛等针感的穴位埋针治疗）惠及广大民众。

张氏认为单用一法确能治好不少患者，但所有来求诊的患者毕竟有各自不同的患病特点，故其主张"十八般武艺各显神通"。他说："各种方法各有擅长，可以取长补短；温针宜于寒痹，热病则宜浅刺少留。"他设法将《理瀹骈文》中的阳燧灸改进为隔姜硫黄灸，该灸法火力更集中、钻透力强，并成功治疗了上千例肌腱劳伤。张氏常用中草药外敷外擦刺激穴位，称之为"天灸法"，如将肉桂、花椒、白信石等研末，淬凤仙花汁、姜汁外擦肺俞、定喘等穴治疗寒喘；采用麝香敷脐眼（神阙）治疗小儿腹泻；采用阿魏、乳香、芒硝研末外敷脾俞、章门加灸治疗脾大；采用白芥子、蛇床子、附子以及硫黄末外贴命门加灸治疗阳痿；采用寒水石、乳香、没药、雄黄、密陀僧共同研末调敷天应穴治疗痈毒等。其所主张的因病而异的辨证择病施治的"天灸法"（灸与药互补共同作用于穴位）治法简便、临床疗效好，并且进一步推动了冬病夏治（治未病）的普及应用。

张氏对《内经》中俞募配穴、《难经》中八会穴运用及随证加减颇有见地。他临证四诊并施，重视按脉，常根据王叔和《脉经》中关于"平三关病候并治宜"的原则，将不同脉象和不同脏腑的病因病机与相关俞穴、募穴相联系。张氏认为，气盛者宜从募穴散之，气虚者宜从俞穴输注之。因此，他在临床多补俞穴而泻募穴。例如，慢性咳喘多取肺俞、风门，正虚者加大椎、膏肓，而邪实为主者宜祛风，则配中府、风池，甚则加天突或膻中。又如，脾胃虚者多配脾俞、胃俞，加胃经合穴足三里；而胃有实邪，则取中脘、章门，配内关。张氏在经穴配伍方面着眼于各经的特定穴，并对肘、膝以下的穴位有较多应用，且擅用远道穴以治内脏疾病。对于马丹阳天星十二穴歌诀，张氏认为这十二穴中有四对（八穴）属于同一经脉的二穴同取加强法（足三里、内庭，曲池、合谷，委中、承山，环跳、阳陵泉），另两对（四穴）含有相关经脉的配合关系（昆仑、太冲，通里、列缺），他从中分析了同经用二穴的协同关系。单用、交叉用与异经络穴、经穴的协同作用为表里沟通关系，他对十二穴的探讨理解，使他对原歌诀中或截或担的应用更为灵活。在十二经脉的五输穴中，张氏特别重视合穴与井穴，如针治小儿泄泻取足三里、阴陵泉、公孙；治尿潴留取阴谷、阴陵泉，配中极；胎位不正灸至阴，乳少配少泽，阴虚阳亢配涌泉，咽喉肿痛配少商，等等。

临证医案

张氏倡导长针透穴多种方法，他对浅刺针尖动气、择病施灸以及特定穴随证加减都独具心得、颇有见地，故在临床运用中疗效奇特，特别是对哮喘、风湿痹症、胃脘痛、腹泻等疾病的治疗。

1. 胃痛（慢性胃炎）

【案例1】

患者资料 叶××，男，51岁。1971年7月22日首诊。

主　　诉 上腹部胃脘处隐痛、气逆2个月。

病　　史 患者上腹部胃脘处隐痛、气逆2个月前来就诊。

检　　查 胃痛隐隐，脘腹胀满气逆，食后尤甚，喜暖喜按，食少便溏，面色萎黄，形体消瘦，神疲乏力，倦怠音微。舌淡，苔薄白，有齿痕，

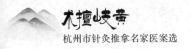
脉虚弱。

西医诊断 慢性胃炎。

中医诊断 胃痛，脾胃虚弱证。

治　则 健脾养胃化湿。

治　法 取穴：上脘、中脘、脾俞、胃俞、内关、公孙，均为双侧。上脘、中脘、脾俞、胃俞均采用长针透穴法（施以撚、按手法为主的中等刺激），内关、公孙（八会穴）平补平泻；上述均每日1次。经5天针刺后，胃痛、脘腹胀满气逆、便溏诸症趋向好转；其后再隔天1次、继续治疗10次后症状基本消失，共计15次后痊愈。

按　语 张氏治疗胃脘痛，均采用长针透穴法并选配八会穴或五输穴，用以健脾理气养胃。在治疗期间，患者要注意饮食合理，忌暴饮暴食，忌食生冷食物。

2. 漏肩风（肩周炎）

【案例2】

患者资料 王××，女，47岁。1973年9月7日初诊。

主　诉 右肩关节疼痛2个多月，加重近10天。

病　史 右肩关节疼痛2个多月，近10天来因活动受限、夜间痛甚前来就诊。

检　查 肱二头肌长头肌腱沟处、肩峰下滑囊处压痛明显，上举、外展、外旋活动受限，特别是梳头、穿衣、洗脸等动作均难以完成。舌淡，苔白腻，脉滑。

西医诊断 肩周炎。

中医诊断 漏肩风，风寒湿痹。

治　则 镇痛活血祛邪。

治　法 取穴：肩俞、肩髎、肩前、阿是穴，均为右侧。肩俞、肩髎、肩前均撒针埋针，埋针当即就让患者作上举、外展、外旋活动；同时让患者寻找（疼痛点）阿是穴，在阿是穴处补埋针，然后让患者一边活动，一边感觉其他阿是穴（此时患者的活动幅度已有明显增大），再在阿是穴处补埋针。这样"活动、感觉、补埋针"反复5次，患者受限肩关节的上举、外展、外旋活动当即恢复了很多；其后隔日1次治疗（寻找新的阿是穴换埋撤针）。治疗当日疼痛开始大幅度减轻，经3次治疗疼痛消失，肩关节活动恢复正常。

按　语　张氏晚年不以酸胀痛感觉而以疗效来判别是否得气，故其喜用此法治疗疼痛，并取得了可观的疗效。

3. 肘劳（肱骨外上髁炎）

【案例3】

患者资料　娄××，男，26岁。1974年8月8日初诊。

主　诉　左肘关节外上方活动疼痛1个多月。

病　史　患者左肘关节外上方活动疼痛，手不能用力握物、拧毛巾1个多月，前来就诊。

检　查　肱骨外上髁处有局限性压痛点，前臂旋转活动时疼痛。舌红，苔白，脉弱滑。

西医诊断　肱骨外上髁炎。

中医诊断　肘劳，湿阻经络。

治　则　镇痛活血祛湿。

治　法　取穴：左肘关节阿是穴。将1mm厚姜片放于阿是穴上，然后将制成绿豆大小的硫黄颗粒放置在姜片中心，点燃硫黄颗粒使其燃烧，当患者感觉有点烫时，立即用老姜头部覆盖并按压熄灭燃烧中的硫黄1分钟，使其所产生的热力集中钻透至组织的深部。每日1次，经3次治疗而愈。

按　语　张氏将《理瀹骈文》中的阳燧灸改良为隔姜硫黄灸，火力更集中，钻透力强，疗效佳。

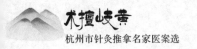
代表作

《张治寰与〈玉龙歌〉透穴针法》（收入于《浙江近代针灸学术经验集成》）

（撰稿人：张大同　宋双临）

詹 强
医师临证经验总结

詹强，男，生于1968年，浙江温岭人。主任中医师，教授，硕士生导师，浙江省名中医。毕业于南京中医药大学，硕士学位。现任杭州市儿童医院党委书记。曾任杭州市中医院（浙江中医药大学附属广兴医院）副院长。兼任中华中医药学会推拿分会常委，浙江省中医药学会推拿专业委员会、整脊专业委员会、科普专业委员会副主任委员，杭州市针灸推拿学会会长。国家中医药管理局重点专科、浙江省中医药重点专科、杭州市医学重点学科带头人。

从事中医针灸推拿工作30多年，对各种脊柱疾病、骨关节疾病等运动系统疾病有较深的研究，熟练运用推拿手法、正骨手法、超微针刀、浮针等中医治疗手段治疗脊髓型颈椎病、腰椎管狭窄、肩袖损伤、踝关节陈旧性损伤等各种疑难杂症。在传统针法基础上，结合民间挑刺疗法，推出新针法——"探穴针"，其对各种急慢性筋膜、肌肉损伤有奇特疗效。

除了疾病治疗以外，在中医"治未病"方面也有独特建树。善于运用中药调理各种脏腑功能性失调，并结合药膳疗法进行保健调养。精于开展学术研究并善于总结经验，创新性提出了"平秘论"总体思维体系，以及"分层分部"治疗原则、"经痹点"精准位置等理论，对临床实践有较大的实际指导意义。

自参加工作以来，以第一作者发表论文30多篇，负责省市级各类课题近20项，其中以第一成果人获奖的课题"足部反射区推拿疗法对去卵巢大鼠骨生物力学的影响"等获浙江省教育厅科技成果奖、浙江省中医药科技创新奖、杭州市科技进步奖。获国家发明专利3项，实用新型专利2项。主编《中国近代牌匾的中医药元素》《中药做的家常菜》《詹氏医论》《詹医生体质养生课》《社区中医药推广手册》等著作15部。

学术思想及经验

"平秘论"总体思维体系

　　詹强教授的"平秘论"思想和"三部三层"分层理论经过多年的临床实践，对疾病的诊疗和预后起到了重要的指导作用。"平秘论"思想是受《黄帝内经》"阴平阳秘，精神乃至"的启发而提出的，"阴平阳秘"中的"平""秘"是一个意思，即平衡。"阴平"即阴气平顺，"阳秘"即阳气固守，是阴阳相互调节而维持的相对平衡。对于疾病而言，疾病的发生是机体对内外环境发生改变后自身未能适应新的状态而产生的不适感。"平秘论"思想指通过采用适合的治疗方法，帮助患者消除变化带来的不适，使患者重新建立起一种新的平衡状态。其主旨是重新建立机体变化后的新的平衡，消除失衡状态给机体带来的不适症状，而不是单纯地消灭疾病本身。"三部三层"分层理论是根据《黄帝内经》中"天—人—地""三才"理论思想提出的。该理论以中医传统解剖知识为基础，根据各部位的解剖特点、生理作用及病变性质，将人体分为"三部三层"，即天部、人部和地部三部，而人部又分为天层、人层和地层三层，分别对应人体各个部位。各部位都有其独特的生理、病理特点，对疾病的诊断和治疗有指导作用。"平秘论"思想和"三部三层"分层理论总结了疾病的病因、病位及预后，对疾病的诊疗和转归给予指导，并为治病手段的选择提供依据。

　　受《黄帝内经》"阴平阳秘，精神乃至"的启迪，"平秘论"思想认为在阴阳达到平衡状态后，精神才能正常。而这之间缺少一个传递媒介，就是人体自身。当人阴阳达到平衡时，身体内外处于一个平衡状态，自身就没有不适，从而才会精力充沛、神清气爽，否则一个病痛缠身之人怎么会有一个好的精神呢？"平秘论"思想就是指当人的身体受到某些因素的影响，改变了原

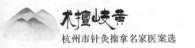

来的平衡状态，产生了不适症状，此时通过调和患者身体的功能状态，使其在不改变疾病本身的情况下消除痛苦，达到新的平衡稳态，使患者处于一种带病生活，并与疾病和谐共存的平衡状态。"平秘论"思想作为治病所要达到的目标，是医务工作者在治疗疾病时的标杆和向导。在目前的医疗行为中，有很大一部分治疗过程呈现出"以构论病，唯构治病"的错误现象，其原因就是现代科技（如CT、MRI等）给医疗带来了极大的便利，提高了人们认识人体结构和疾病诊断的水平，但同时也弱化了医生的诊断能力，使部分医生简单地以异常的解剖结构为诊断依据，而忽视了疾病本身带来的痛苦。例如，腰肌劳损患者，CT/MRI提示腰椎间盘突出，如果不做体格检查，不详细询问病史，只一味地相信检查报告的结论，就很可能诊断为腰椎间盘突出，那么就可能发生误诊。虽然腰椎间盘突出是客观存在的，但是并没有给患者带来任何相关不适，就没有必要针对腰椎间盘突出进行治疗。又如，腰椎间盘突出症患者通过治疗后改变了突出物对神经的压迫，腰痛及下肢痛症状消失，但通过CT/MRI观察可发现腰椎间盘突出仍然存在。因此，我们在治疗疾病时更应该查明患者不适症状的相关原因，而不只是关注哪个解剖结构出现异常。"平秘论"思想就是以调和理论代替单纯的复原理论，以医者适度的治疗来为患者机体提供一个较为稳定的内外环境并作为治病的出发点和归宿。其治病的过程即是调和患者机体达到新的平衡的过程，无论采用何种疗法，都是在帮助患者调节阴阳、气血以及力学结构等诸多方面的失衡，使机体重新适应病理状态下的平衡，而不仅仅一味治疗疾病。人体的退化是无法逆转的，很多情况下单纯采取手术疗法（如关节置换、椎体融合等），常因打破机体在病理状态下代偿构建的平衡，从而使患者承受远远超出疾病本身的痛苦。

"分层分部"治疗原则

"三部三层"分层理论深受中医"三才"理论的影响。《黄帝内经》记载"夫生于地，悬命于天，天地合气，命之曰人"，称为"三才"。"三才"是构成宇宙的三大要素，是一个不可分离的统一整体，是在自然环境和社会环境背景下观察生命的运动规律，三者融为一体。这一理论贯穿于整个中医学理论体系，在现代社会生活和疾病治疗实践中指导着人们认识人体的生理、病理及疾病诊治，并在预防保健中起着举足轻重的作用。若要将"天—人—地"理论运用于人体分层治疗，则首先需要了解中医理论解剖分层。《素问·皮部论》曰"皮有分部，脉有经纪，筋有结络，骨有度量"，故皮脉肉筋骨的层次划分是古代中医基本的解剖层次划分。《难经正义》五十八难曰："人身皮内之肌，俗名肥肉，肥肉内夹缝中有纹理，名曰腠理，又内为瘦肉，瘦肉两头生筋，筋与瘦肉为一体，皆附骨之物也，故邪犯瘦肉，则入筋而骨节疼痛。"《灵枢·海论》曰"夫十二经脉者，内属于腑脏，外络于肢节"，这既概括了十二经脉总的特点，又说明了十二经脉的重要功能是沟通脏腑与体表肢节的联系。"三部三层"分层理论根据各部位的解剖特点、生理作用及病变性质，在经络系统相互维系的基础上，将人体分为"三部三层"，即天部、人部和地部三部，而人部又分为天层、人层和地层三层；对应关系为天部为皮肤；人部分为三层，筋为天层，肉为人层，骨为地层；地部为脏腑。分层理论的意义在于根据各部各层的生理、病理特点，在疾病发生时可以根据临床症状准确地找出病变部位，并根据该部位的特点选择合适的治疗方法，从而对疾病的诊断定位及治疗起指导作用。那么，为什么需要进行分层呢？临床上我们经常会遇到这样一种现象，有些医生往往只用一种方法治疗各种病症，这样或许对一些疾病是有效的，但对另一些疾病则可能是无效的。众所周知，古代针刺尚有九针论治，更何况当今仅用一种方法治病，其效果可想而知。因此，"三部三层"分层理论解决了目前治疗方法单一的尴尬局面，其在临床上的应用十分广泛。以腰痛为例：腰肌劳损患者，因长期腰背肌肉损伤，多表现为背部脊柱两侧肌肉紧张，且局部点压痛明显，此为肉层病变，据此可以选择治疗肌层的手段。而腰椎小关节紊乱者，多以腰部突然闪扭、弯腰前屈和旋转运动时，小关节间隙张开，关节内负压增大，滑膜即可进入关节间隙中。如果伸屈时关节滑膜被夹于关节间隙，就会造成小关节的滑膜嵌顿或小关节半脱位，此属于骨层病变，那么就可以选择调整骨层治疗的正骨手法。因此，针对不同的疾病，根据"三部三层"分层理论可以快速定位，准确选择治疗方法。这就解决了临床治疗一些疾病无从下手的问题，为治疗不同疾病提供合适的手段。

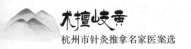

"平秘论"思想和"三部三层"分层理论两者在临床运用中相辅相成、相得益彰。"平秘论"思想作为一个总的纲领，可以指导临床医生，使其对治病所要达到的目标做到心中有数，既不会盲目夸大预后结果，也不会在治疗时缩手缩脚。有了目标就需要选用合适的治疗手段，"三部三层"分层理论提供了一种快速、准确的诊疗思维。首先是根据症状诊断疾病，根据疾病性质确定病位层次，再根据分层定位选择合适的治疗手段，从而形成一个完整的诊疗思路。综上所述，提出"平秘论"思想和"三部三层"分层理论的意义在于治疗疾病时以"平秘论"思想为出发点和归宿点，以"三部三层"分层理论为手段，以消除患者痛苦为原则，以为患者建立新的平衡状态为目标，形成一个良性循环的诊疗思路，为临床医师提供一种新的治疗方法。

"经痹点"靶点论述

"经痹点"，又称"经络痹阻点"。它与阿是穴、压痛点、激痛点的区别在于：阿是穴泛指一切压痛部位，以患者主诉痛点为主，对于平时表现不明显的痛点，患者并不易察觉，治疗时也多靠医者的经验。阿是穴以无归经、无定位、分布无规律可循为特点，从古至今其并没有准确的定义。压痛点多分布于肌肉起止点，激痛点主要分布于肌腹，此两点均以现代医学解剖定位为主，相比阿是穴的分布更有规律，这也使疾病治疗变得模式化和固定化。同时，因压痛点和激痛点与运动系统关系密切，因此治疗以运动系统疾病为主，这就造成了治病的局限性。有研究显示，激痛点与压痛点两者有着本质上的差异。综上所述，"经痹点"的定位是依赖医者主动循经寻找和患者口述为主，根据患者所述患病部位，按照经络循行路线，在患病部位上下沿着经络循行，用指腹逐渐推寻，当指下感觉到突起、结节、条索等异样感，同时患者表现出异常痛苦时，此即为"经痹点"。"经痹点"具有定位方便及更能反映疾病特点的优势，完善了阿是穴的理论缺陷，并且弥补了压痛点及激痛点治病范围不足的弊端，使治病靶点理论获得了统一。

临证医案

1. 膝痹（膝关节副韧带损伤）

【案例1】

患者资料 钱××，女，47岁。2016年8月25日初诊。

主　诉 左膝关节疼痛伴活动不利2天。

病　史 患者2天前不慎扭伤左膝部，出现左膝关节疼痛，活动不利，行走及上楼梯时疼痛加剧，休息后缓解不佳。自贴云南白药膏后症状未减轻。左膝关节X线正侧位片示：未见病理性骨折。

检　查 左膝关节活动度：伸5°，屈110°。左膝关节外侧可见皮下瘀血，左腓骨小头轻度肿胀，肤温不高，压痛明显，髌骨下缘有压痛，左膝关节内翻应力试验（＋），膝关节活动时未闻及摩擦音，浮髌试验（－）。视觉模拟评分法（visual analogue scale, VAS）评分7分。舌淡，苔薄白，脉弦涩。

西医诊断 左膝关节外侧副韧带损伤。

中医诊断 膝痹，气滞血瘀型。

治　则 行气散瘀，缓急镇痛。

治　法 患者取仰卧位，施以㨰法作用于大腿前侧、外侧和内侧及髌韧带，来回往返数次，以放松股四头肌，髂胫束，内收肌，髌韧带和内、外侧副韧带。大拇指分别按揉上述诸肌，并点按风市、血海、伏兔、阳陵泉、阴陵泉、足三里、梁丘、双膝眼等穴，以酸胀为度。根据推拿手感，确定左腓骨小头（阳陵泉）及左髌骨下缘为经痹点，再循足三阳经，在委中、丰隆、血海处触及经痹点。对经痹点处进行探穴针治疗，再行拔罐5分钟。治疗后嘱其行走，患者自诉左膝疼痛明显好转。VAS评分4分。嘱其避免负重，

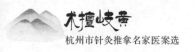
4 天后门诊复诊。

2016 年 8 月 29 日二诊：患者症状明显好转，正常行走时左膝关节疼痛基本消失，行走时间过长时稍有疼痛。VAS 评分 2 分。功能恢复，患者满意。继续予探穴针罐灌注疗法治疗，治疗后疼痛明显缓解，随访至今未复发。

按　语　本案属中医学"膝痹"范畴。膝关节为人体重要的负重关节，易受外伤。临床上膝关节急性损伤发生率高，但大多由于失治误治，使急性筋伤转为慢性劳损，致使疾病迁延难愈。对于急性膝骨性关节炎，现代医学多采用非甾体类抗炎药、激素类药物关节腔注射等治疗，严重者甚至采用膝关节置换术，但是不良反应较多且患者不易接受。中医治疗本病优势明显。患者左膝外伤病史明确，外伤致病，损伤血络，血溢脉外，积而化滞，故见左膝肿痛；疼痛致肝失疏泄，气滞血瘀，经脉阻滞，故循经可及经痹点；舌淡，苔薄白，脉弦涩，均为气滞血瘀之象。故以探穴针罐灌注法作用于经痹点，空心针具可外泄废气，针刺可疏经通络，复以气罐拔除瘀血，共奏逐瘀生新之功。探穴针罐灌注疗法对韧带损伤疗效显著。治疗期间嘱患者多休息、制动。

2. 肩痹（肩关节周围炎）

【案例2】

患者资料　张××，男，53 岁。2017 年 3 月 16 日初诊。

主　诉　反复左肩酸痛伴活动受限 2 个多月。

病　史　患者于 2 个多月前左肩酸痛伴活动受限，夜间痛剧，严重时不能左侧卧位，遇风寒痛增，得温及活动后痛缓，左手不能穿衣、梳头、摸背。伴腰膝酸软，失眠多梦，四肢乏力。

检　查　左肩外侧三角肌下部及肱二头肌长头肌腱处压痛明显，冈上肌中点处压痛明显。左肩关节活动度：前屈 75°，后伸 10°，内旋 45°，外旋 30°，内收 30°，外展 60°。左肩关节旋转试验（＋），摸耳试验（＋），摸背试验（＋）。左肩及上肢肌肉无明显萎缩及肿胀。VAS 评分 5 分。左肩关节 X 线片示：未见明显异常。舌质淡，苔薄白，脉沉细。

西医诊断　肩关节周围炎（粘连期）。

中医诊断　肩痹，肝肾亏虚型。

治　　则　解痉镇痛，调补肝肾。

治　　法　先对左侧肩关节进行推拿治疗，施以滚法、揉法作用于左肩局部，来回往返数次，以放松冈上肌、三角肌及肱二头肌长头腱、喙肩韧带、喙肱韧带等。循经弹拨肩贞、臑俞、肩井、天宗、肩外俞、臂臑、肩髃、巨骨、臑会、肩髎、天髎、曲池等穴，以酸胀为度。确定三角肌止点及肱二头肌长头肌腱处为经痹点，再循手三阴、阳经，在肩井、肩贞、肘髎触及经痹点。对经痹点处进行探穴针治疗，再行拔罐5分钟。治疗后对其进行肩关节前屈、后伸、侧平举、内收等抗阻力锻炼。配合中药桑寄生20g，杜仲20g，怀牛膝20g，羌活15g，当归12g，白芍9g，熟地黄15g，伸筋草15g，鸡血藤15g，络石藤15g，路路通10g，甘草6g。7剂，水煎服，每日1剂。

2017年3月23日三诊：患者左肩酸痛较前减轻，肩关节活动度稍改善。VAS评分3分。继续予推拿配合探穴针罐灌注疗法治疗，中药继服前方，7剂。

2017年3月30日五诊：患者左肩基本无疼痛，肩关节活动度明显改善。VAS评分2分。基本可完成穿衣、梳头动作。予推拿配合拔罐治疗，未予探穴针治疗。中药加山药、山茱萸、枸杞子各15g，去伸筋草、络石藤，7剂。

推拿配合探穴针罐灌注疗法治疗7次，配合中药21剂后，患肩基本无酸痛，活动度明显改善，基本不影响正常生活。VAS评分1分。探穴针法治疗，每次所寻经痹点并不完全相同，主要依靠医者手感选择。

按　　语　肩周炎是指肩关节内外软组织出现的慢性损伤性非特异性炎症，是一种可引起疼痛和活动障碍的病症。其病因目前尚未明确，通常认为是在肩关节周围软组织发生退行性病变基础上发病的。肩周炎在祖国医学中属于痹症，中医学认为肩周炎与体虚、外感密切相关，肾主骨，肝主筋，肝肾不足，肩部筋骨失于濡养，复加外感风寒湿邪，经络痹阻而发病。同时，临床资料表明，中医药治疗可以减轻肩周炎患者疼痛，缓解肌肉痉挛，加速炎症吸收，解除关节周围粘连，恢复肩关节活动功能，提高患者生活质量。

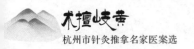
患者证属肝肾亏虚，筋骨失养。肝肾亏虚，气血不足，筋骨失于濡养，故见酸痛；膝为筋之府，腰为肾之府，肝肾不足，故见腰膝酸软；四肢乏力，面色无华，以及舌质淡，苔薄白，脉沉细均为肝肾亏虚之象。故治疗之关键在于滋补肝肾，强筋健骨，养血活血通络。治疗上用探穴针罐灌注疗法松解局部粘连，解痉镇痛，重建肩关节周围平衡，同时配合中药补养肝肾。方中桑寄生、杜仲、怀牛膝滋补肝肾，强健筋骨；当归、白芍、熟地黄养血活血；羌活、伸筋草、鸡血藤、络石藤、路路通舒筋通络镇痛。此法攻补兼施，标本同治。后期患肩粘连明显解除，停用探穴针，主要依靠推拿手法调和局部气血，增强循环，同时加强中药补肝肾之功效。在治疗期间，嘱患者注意患肩保暖，不可贪凉当风，同时避免提重物及剧烈活动。

代表作

《足部反射区推拿疗法抗骨质疏松作用及其机制研究》
《硬膜外胶原酶注射结合推拿正骨手法治疗腰椎间盘突出症疗效观察》
《三联外治疗法分期治疗膝痹的临床研究》
《夹胫推肘牵膝法对实验兔膝骨关节炎胫股角的影响》

（撰稿人：詹　强　寇智君　崔太松）

金亚蓓
医师临证经验总结

　　金亚蓓，女，生于1957年，浙江杭州人。主任中医师，硕士生导师，浙江省名中医，杭州市名中医。1983年毕业于浙江中医学院（现浙江中医药大学）。国家"十二五"重点专科、杭州市重点专科学科带头人，浙江中医药大学兼职教授。已故国家级名老中医妇科专家裘笑梅学术经验继承人。兼任中国针灸学会腹针专业委员会常务理事、中国民族医药学会针灸分会常务理事、中国整形美容协会中医美容分会常务理事、中国整形美容协会中医美容分会养生延衰专业委员会副主任委员、浙江省中医药学会外治分会副主任委员、浙江省针灸学会常务理事、浙江省针灸学会经络腧穴委员会副主任委员、杭州市针灸推拿学会副会长。

　　从事中医临床工作30余年，对针药结合治疗各种妇产科内分泌疾病，如围绝经期综合征、月经失调、子宫内膜异位症、女性不孕，以及神经系统和骨关节疾病等有较深的认识。

作为项目第一负责人主持省、厅、市级课题10余项，课题成果获浙江省中医药科学技术创新奖二等奖2项、三等奖3项（排名第一）。主编《〈黄帝内经〉五体针法诠新》，参编《裘笑梅妇科临床经验选》《裘氏妇科临证医案精萃》《中医妇科临床手册》等。发表论文20余篇，其中SCI收录2篇，且多次获杭州市自然科学优秀学术成果奖（优秀论文类）二等奖和三等奖。

学术思想及经验

金师善于应用中药结合针刺、灸法、头皮针、耳针、腹针等治疗多种妇科疾病（如围绝经期综合征、子宫内膜异位症、子宫肌瘤、月经失调、产后病），以及神经系统、运动系统、消化系统相关疾病等。

金师提出"女子以肝为先天，治在脾胃"。她强调治疗围绝经期综合征必须把治肝放在首位，并在此基础上，根据不同的病症提出了治肝八法，即甘缓和肝法、甘酸养肝法、柔肝熄风法、镇肝扶胃法、固摄敛肝法、平肝熄风法、疏肝解郁法和肝脾同治法。

金师重视脉诊及针法，强调辨病、辨证与辨经。"凡先用针，必先察脉"，强调临证首先必须按脉察舌，细心审查，再行辨证，而后施针。她一贯主张辨病、辨证与辨经结合，认为三者相互渗透，融会贯通，才能达到针灸治病之效。金师善于运用腹针等针刺手法，重视脏腑辨证，以运用五体针法为特色。五体针法，即根据疾病的脏腑辨证结果，选择与相应脏腑对应的深浅不同的组织结构部位（皮、脉、肉、筋、骨），并直接以刺某一组织为目的的一种针刺方法。此外，她还总结提出刺皮部法、刺脉边法、刺分肉法、刺筋法、骨边刺法等相关理论，以供临床针灸医生参阅。

金师善用灸法，提倡针灸并重以提高疗效。她善于应用隔姜灸、隔药饼灸等灸法治疗各类妇科疾病，如围绝经期综合征、月经病、不孕症、盆腔炎以及骨关节疾病等，应用直接灸治疗呼吸系统疾患疗效亦显著。金师认为，灸法具有调和阴阳、温经通络、行气活血、补中益气等功效，既可治未病，又对多种病证有着显著的疗效。

金师提倡针药结合，灵活运用。她广泛地将针药结合用于治疗妇科内分泌疾病，如围绝经期综合征、月经失调、子宫内膜异位症、女性不孕、盆腔炎等疾病，疗效显著。

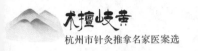

临证医案

不孕症（原发性不孕）

【案例】

患者资料 张××，女，36岁，已婚。2014年8月2日初诊。

主　诉 婚后8年未孕。

病　史 先后于2012年10月、2014年2月于某医院行试管婴儿治疗均失败，来诊要求针灸调理后行第3次试管婴儿治疗，现已无冻胚。患者近2年月经周期一般在30~50天，月经量少，8~9天净，色暗且有血块，无痛经，伴腰酸乏力，四肢不温。舌质淡，苔白润，脉弦细。2014年7月（月经第3天）检查：促黄体生成素4.85U/L，促卵泡生成素25U/L，雌二醇22.01nmol/L，黄体酮1.99nmol/L，睾酮0.8nmol/L，催乳素15.4ng/ml，考虑卵巢功能减退。月经史：16岁，6天/30~50天，量少，色红，痛经（－），腰酸乏力，带下质清。末次月经2014年7月10日，8天净，量少，色偏暗。无生育史。

检　查 外阴已婚式，阴道畅，带下量多、透明、质清，宫颈尚光，子宫后位，举痛（－），压痛（－），双附件（－）。

西医诊断 原发性不孕。

中医诊断 不孕症，肾阳亏虚证。

治　则 温肾助阳。

治　法 针灸处方：引气归元（中脘、下脘、气海、关元）、关元下（关元穴下0.5寸）、气穴、水道、归来、足三里、三阴交，引气归元应深刺至地部，其他穴位刺至人部，加隔姜灸神阙30分钟，每次留针30分钟，隔日1次。10次为一个疗程，2个疗程后，患者月经有明显改善，周期30天，量较前增多，少量血块，色红，8～9天净。

2014年9月24日二诊：患者诉2014年9月18日查妇产科B超，提示"子宫内膜息肉"，行宫腔镜下息肉摘除手术，后感神疲乏力，腰酸畏寒，情绪欠佳。查舌苔脉象，舌质红，苔薄黄，脉弦滑。治法：疏肝理气，健脾补肾。针灸处方：引气归元、腹四关（双侧滑肉门、外陵）、上风湿点（滑肉门外5分、上5分）、调脾气（双侧大横穴）、归来、气海下、下风湿点（外陵外5分、下5分）、三阴交、合谷、太冲，平补平泻，留针30分钟，隔日1次。

2014年10月14日三诊：患者自觉腰酸乏力明显改善，末次月经10月11日，未净，量色可，无血块。舌质红，苔薄白，脉细。于月经第3天复查血清性激素：促黄体生成素1.7U/L，促卵泡生成素13.7U/L，雌二醇35.0nmol/L，黄体酮0.6nmol/L，睾酮0.2nmol/L，催乳素24.6ng/ml。继续针灸治疗同上，并嘱患者可安排试管婴儿治疗。

2014年11月1日四诊：患者诉于10月27日在某医院生殖科实施改良自然周期方法，促排剂量：人类绝经期促性腺激素（human menopausal gonadotropin，HMG）375U，于月经第16天注射加尼瑞克（0.25mg/3d），肌肉注射3天后，在B超监测下取卵，成功获得1枚优质卵子，行体外受精，收获3天龄新鲜胚胎1个。继续进行针灸治疗，治法：疏肝行气，补精养血。选穴：引气归元、开四关、上风湿点、调脾气、归来、中极、三阴交、合谷、太冲等，平补平泻，留针30分钟，隔日1次。

2014年12月19日五诊：本周期患者在生殖内分泌科采用了微刺激方案促排，氯米芬（50mg/d，口服），HMG（751U/d，肌肉注射）。B超监测卵泡，发现有2枚卵泡发育达到18mm，注射人绒毛膜促性腺激素5000U，B超监测并穿刺取卵。此次未能取到优质卵子。医生建议，由于患者的卵巢功能较差，因此后续的取卵倾向于自然周期方案。此次就诊，患者情绪低落，神疲倦怠，嘱患者调畅情志，放松心情。行针灸治疗，治法：疏肝健脾，补精养血，改善卵巢功能，促进优质卵泡生成。针灸治疗同前。

2015年4月2日六诊：患者分别于2015年1月和3月实施自然周期方案取卵，均已成功配对，收获胚胎2枚，等待移植。此时针灸处方以补精养血为主，为后续的移植做准备。针灸处方：引气归元、开四关、调脾气、血海、

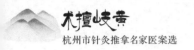
三阴交等穴，操作手法以补法为主，留针30分钟，加隔姜灸神阙30分钟，隔日1次，10次为一疗程，治疗2个疗程。

根据患者的月经周期变化及体外受精胚胎移植治疗方案的不同阶段，针灸处方随证加减。经过针灸治疗后，患者月经量明显增多，色红，无血块，无明显腰酸乏力。2015年5月22日顺利进入移植周期，移植2枚新鲜胚胎。2015年6月30日查血人绒毛膜促性腺激素及宫内B超，确诊为"临床妊娠"。现已正常分娩。

按　语　本案属中医学"不孕""月经先后不定期""经断前后诸证"等范畴。月经来潮或闭绝，有子或无子，与肾气充盛和衰退有着密切关系。中医学理论认为，肾主管女性生殖功能的发育、旺盛与衰退，对女性卵巢生理功能起着重要作用。患者属于肾阳亏虚型，肾阳不足，则不能鼓舞肾阴的化生和滋长，卵子因缺乏物质基础而无法成熟，不能产生优质的卵子，因此之前的体外受精胚胎移植治疗均未成功。在西医学上，本例患者属于卵巢储备功能减退范畴。有研究表明，卵巢过低反应，由于获卵少，甚至无卵可取，导致周期取消，同时卵子质量差，因此妊娠失败率相应增高。据估计，约10%的不孕妇女罹患卵巢储备功能下降，而在反复体外受精胚胎移植失败的患者中这一比例更高。因此，改善患者卵巢功能，提高卵子质量在体外受精胚胎移植治疗中显得尤为重要。

薄氏腹针在本例的应用中，以引气归元为治疗大法，同时依据病情配合调脾气、开四关及体针等，腹针根据"浅刺调筋骨，中刺调经脉，深刺调脏腑"的原则，针刺到相应的深度，体针参以传统的针灸补泻手法。处方中中脘、下脘均属胃脘，二穴有理中焦、调升降的作用。气海为气之海，关元培肾固本，有助先天之元气，因此四穴含有"以后天养先天"之意。腹四关是通调气血、疏理经气、引脏腑之气向全身布散的妙穴。气穴为足少阴肾经上的重要穴位，有补肾益气的作用，水道、归来为足阳明胃经穴位，更有助于后天养先天。神阙为任脉气血会合之穴，艾灸神阙能激发丹田之元气，起到温补脾肾、补益气血之效。处方以引气归元为主穴，配合腹四关、调脾气、水道、归来、气穴等，诸穴合用具有补肾培元、益气活血、调理冲任、滋养胞宫之功，从而发挥促进卵泡发育、提高卵子质量、改善子宫内环境的作用。在具体应用中，根据患者在不同时期具体的病情，应对针灸处方作相应调整，以达到刺至病所作用。在完成几个针灸治疗周期之后，患者肾阳虚症状得到明显改善，气血调和，在后续的自然周期取卵中成功获得优质卵子，并且移植成功。

代表作

《腹针治疗粘连期肩关节周围炎疗效观察》

《浅谈内经五体针法及临床应用》

《穴位埋线治疗肾虚肝郁证围绝经期轻度抑郁患者临床观察》

《不同剂量米非司酮治疗围绝经期子宫肌瘤诱导绝经的临床效果观察》

（撰稿人：金亚蓓）

罗华送
医师临证经验总结

　　罗华送，男，生于 1971 年，浙江台州人。主任中医师，硕士生导师。毕业于浙江中医学院（现浙江中医药大学）针灸学专业。现任杭州市中医院推拿科主任，浙江中医药大学兼职教授。兼任中华中医药学会推拿分会青年委员、浙江省中医药学会推拿分会常务委员、杭州市针灸推拿学会副会长。杭州市"131"新世纪青年科技人才。

　　从事中医推拿临床工作 20 余年，手法继承浙沪柔和深透一指禅滚法，以及科室传统肘滚肘按法，"重而不滞，轻而不浮"。其手法师古而不泥古，且潜心学习各种推拿流派，集各种正骨流派精髓，融合各种正骨手法优点，以中医基本理论为基础，结合现代解剖生理学、病理学与生物力学原理，以客观指标作为手法标准，配套推拿各种理筋手法，形成了综合性的脊柱正骨手法系列。治疗上推崇脊柱内外平衡代偿理论，强调筋骨并重，刚柔相济，重视用心治病，强调治未病，提倡健康的生活方式，防患于未然，建议患者进行适量、合理的功能锻炼。擅长颈、肩、腰腿痛的综合保守治疗。对于颈、肩、腰腿痛，强调按"急则治其标，缓则治其本"原则予以分期分型诊治。

主要的学术成就体现在以下方面。

（1）中医特色正骨推拿治疗颈椎病：运用脊柱定点旋转复位手法治疗各型颈椎病，特别是运用牵引下正骨手法治疗神经根型颈椎病疗效突出。

（2）"三维正脊手法"治疗腰椎滑脱症：善用"三维正脊手法"治疗腰椎滑脱症，并总结出一整套方法体系。

（3）融合了冯氏（冯天友教授）、龙氏（龙层花教授）特色手法：在治疗脊柱相关疾病时，针对不同脊柱节段的功能紊乱及临床表现，采用特色手法治疗并取得了满意的疗效。

（4）中医治未病：结合中医内外治方法，提出将中医推拿调理方法运用于"治未病"领域，集自我按摩、运动康复操等于一体，形成了鲜明的中医特色。

主持省部级课题2项，厅局级课题4项。课题多次荣获省、市级奖项。发表论文10余篇。

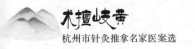
学术思想及经验

罗师在中医经筋理论的指导下，结合冯氏和龙氏正骨手法的各自特色，总结自身临床经验，运用正骨推拿治疗颈椎病、颈性眩晕、腰椎间盘突出症、肩周炎、梨状肌综合征、退行性膝关节炎等颈、肩、腰腿疼痛疾病，并取得了显著的效果。临床上广泛开展推拿、正骨、牵引、拔罐、刃针、微针、针刺、穴位注射和理疗等项目。临证注重全面检查、明确诊断；立足临床、筋骨并重；治练结合、巩固疗效。

其特色疗法与技术如下。

（1）将中医经典理论与西医学以及生物力学相结合治疗颈性眩晕。罗师认为颈性眩晕发病机制是颈本体感觉紊乱和颈椎失稳，病理表现为颈本体感受器功能异常，单个或者多个椎体三维空间发生改变，颈伸肌群紧张。他认为治疗颈性眩晕时单纯地使用舒张血管药物不能祛除眩晕症状，治疗过程中需要将改善颈本体感觉功能、纠正失稳节段三维空间位置和调整椎动脉的相对位置相结合，去除病因，重建稳定。因此，根据颈椎的解剖学特点以及生物力学特点，在正骨手法基础上结合自己的临床经验，罗师创立了一套系统的正骨推拿手法。采用正骨推拿手法结合抗阻运动疗法，治练结合。抗阻运动疗法能改变颈部肌肉的柔韧性和协调性，颈本体感受器敏感性也会随之发生改变，对改善患者症状、重建颈本体感觉功能、纠正失稳节段三维空间位置和调整椎动脉的相对位置疗效显著。

（2）在腰椎退行性疾病的临床治疗过程中，罗师清晰认识到退行性腰椎滑脱症是一种旋转性损害，考虑可能是关节三维形态的差异使一侧关节比另一侧关节更易发生半脱位。根据腰椎物理学特征以及腰椎解剖学特点，罗师在冯氏坐位旋转扳法基础上，结合临床经验，创立了三维正脊疗法：第一步，放松疗法；第二步，坐位旋转定点复位法；第三步，俯卧腰部分压法。三维正脊疗法根据发病特征，突出手法治疗重点，可以恢复患椎棘突的解剖位置，消除局部因峡部扭转而产生的炎症反应，恢复脊柱原有的力学平衡状态。同时，在三维正脊疗法的基础上配合前屈或仰卧抬腿运动、腰背肌锻炼等自我功能锻炼法，不仅可以促进脊柱内外力学平衡的恢复，而且有利于矫正腰曲及增强腰背肌、腹肌和下肢肌肉的力量。

（3）专研难治性腰椎间盘突出症，在临床学习应用过程中总结出"四阶段法"。罗师认为"炎症和水肿"会引起疼痛，患者为了减轻疼痛，就会改变坐、立、行、走的姿势以及各个动作的协调性，以致腰椎失稳。如能消除患者的"炎症和水肿"，即可缓解疼痛。通过骨盆倾斜、脊柱侧弯、胸廓扭转等机制进行自身调节，是进一步治疗的基础；再通过脊柱定点旋转复位法恢复"错缝"的关节突关节，恢复正常的生物力学结构，是治疗患者骨盆倾斜及腰椎侧弯的根本；应用矫形鞋可解除因骨盆倾斜而导致的两侧腰肌痉挛，为稳定脊柱腰肌创造条件，这是治疗的关键；出院后的"肢体协调性训练"为患者失衡脊柱的再平衡、再稳定铺平了道路，也是临床控制症状后达到长久不易复发的条件。在腰椎间盘突出症的治疗过程中，"四阶段法"从病理、生理、解剖、生物力学及其之间的相互影响等方面多维思考，综合治疗，抓住重点兼顾其他，取得了良好的疗效，同时也体现了中医的"整体观念"。

（4）提倡仰卧位推拿结合针刺治疗椎动脉型颈椎病。从解剖学角度来看，椎动脉是人体唯一易受机械性损伤（如旋转时的牵拉等）的动脉。每因体位不当，颈部的不良刺激即可诱发相应基底动脉供血不全征。在临床治疗过程中，罗师发现部分患者在做颈部检查时受到刺激而诱发恶心、头晕等症。此外，他还发现采用坐位治疗椎动脉型颈椎病，患者常有晕船的感觉，而仰位推拿可使患者感到全身放松、舒适，这避免了坐位推拿颈肩部导致肌肉紧张及对颈部产生不良刺激，也避免了坐位针刺的强迫体位及头颈易动等缺点。推拿首先采用弹拨点按肌肉放松手法，舒通筋脉，能够明显解除肌肉痉挛，消除肌肉对交感神经纤维的刺激，进而消除椎动脉继发性挛缩，恢复供血。其次对颈部使用平推手法，手法柔和，力量均匀渗透，并产生透热感，可使手法机械能变成热能，促进毛细血管扩张。此外，手法可引起部分细胞蛋白质分解，产生组胺类和类组胺物质，共同作用促进血液循环，可使颈部组织恢复正常，从而解除异常颈部软组织应力应变分布改变在颈椎病发

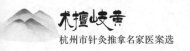
病中的作用。手法在帮助患者恢复生理曲度时施以持续中等力量拔伸，可较大程度增宽椎间隙，纠正颈椎生理曲度，有效地伸直迂曲的椎动脉。

（5）根据中医经筋理论，分析神经根型颈椎病的基本病机，并按经筋循行分布规律，提倡治疗以疏通与颈部联系最为密切的足太阳经筋之经气为主。配合位于棘突处的阿是穴，可疏经通络、行气活血。再行正骨推拿以纠正椎间失稳引起的小关节紊乱，缓解颈部肌肉的痉挛，恢复正常关节应力及正常生理曲度和颈椎间稳定性，改善颈项部经筋"筋出槽，骨错缝"的状态。通过临床研究证实了经筋正骨手法治疗神经根型颈椎病的有效性与安全性。

临证医案

1. 项痹（椎动脉型颈椎病）

【案例1】

患者资料　黄××，女，55岁。2016年7月22日初诊。

主　　诉　头晕、胸闷、头痛2个多月。

病　　史　患者2个多月前无明显诱因感头晕、胸闷、后枕部胀痛，无视物旋转，无恶心、呕吐，无气急喘息等不适，经内科治疗未见效。X线摄片示：C_{4-6}椎体前缘骨质增生。现感头晕、胸闷、颈项部疼痛，活动时牵掣不适，后枕部胀痛。病来神志清，精神软，胃纳可，夜寐安，二便调，近期体重无明显变化；舌质淡红，苔薄，脉弦细。

检　　查　颈居中，生理曲度尚可。颈活动度：向前30°，向后15°，向左20°，向右20°。双侧斜方肌紧张，肩井压痛明显。C_3棘突右偏压痛，C_{4-6}棘突右旁压痛，C_5棘突右偏，T_3棘突右偏压痛，颈臂牵拉试验（−），颈椎挤压试验（−），霍夫曼征（−）。

西医诊断 椎动脉型颈椎病。

中医诊断 项痹证，气滞血瘀型。

治　　则 纠正错缝，舒筋通络。

治　　法 （1）手法：㨰法、按法、拿法配合被动运动。

（2）部位：颈项及肩背部。

（3）操作：颈椎施以定位旋转复位手法及胸椎俯卧冲压复位后施以㨰法并配合颈椎作屈伸、转侧被动运动，按风池、天宗，拿项部肌，拿肩井。

治疗隔日1次，经3次治疗后头晕、胸闷消除，后枕部胀痛明显好转，尤其治疗后颈肩部顿觉轻松感。连续治疗1个月后，病情稳定，3个月及1年随访，病情稳定，未见复发。

按　　语 椎动脉型颈椎病的根本原因是椎动脉供血不足。造成椎动脉供血不足的主要因素有：颈椎关节错位（特别是寰枢关节），同时颈椎间盘发生退行性改变，椎间隙狭窄或消失，使颈椎的长度缩短，椎动脉相对延长；年龄增加，或伏案工作太久、枕头不合适等，使椎动脉受长期的低头转颈等活动的牵拉，加之中年后可能伴发不同程度的动脉硬化，使椎动脉的弹性减弱，绝对长度增大。两者均使椎动脉与颈椎的长度平衡被破坏，椎动脉的长度超过了颈椎的长度，从而出现长则迂曲的病理结局。采用以上疗法是针对病因展开的。一般手法可以使颈肩部肌肉放松，解除神经肌肉粘连，改善局部供血，调整颈椎曲度，恢复颈部肌肉力学平衡。正骨复位手法可调整小关节的错位和椎体滑脱状况；解除颈项部肌肉痉挛；减小椎间盘组织向周缘的外突力，有利于外突的纤维环复位；增大椎间隙和椎间孔，使神经根和关节囊粘连得以松解，促使水肿吸收；伸张被扭曲的椎动脉，改善脑部血液循环；减轻骨赘对椎动脉的压迫；调整颈椎曲度，纠正颈椎侧弯。

2. 项强（寰枢关节半脱位）

【案例2】

患者资料 汪××，女，7岁。2015年5月13日初诊。

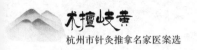
主　　诉　颈项强痛1天。

病　　史　患者昨日晨起后感颈项强痛，活动受限。当夜至某儿童医院急诊，X线摄片：寰枢关节稍向左移位，中段颈椎向左侧凸。现感颈项强直，不能作俯仰转侧活动。病来神清，精神软，胃纳差，夜寐欠安，二便无殊，近期体重无明显变化；舌质红，苔薄腻，脉紧。

检　　查　颈椎向左侧凸，头歪向左侧，左侧C_{3-6}胸锁乳突肌痉挛，并有明显压痛。头颈活动度：前10°，后0°，左0°，右20°；旋转：左0°，右20°。霍夫曼征（－）。

西医诊断　寰枢关节半脱位。

中医诊断　项强（骨节错缝），风寒表证。

治　　则　温经通络，舒筋活血，纠正错缝。

治　　法　（1）手法：㨰法、按法、拔伸牵引配合被动运动。

（2）部位：颈项及上背部。

（3）操作：患者取坐位，㨰项背部，按左侧胸锁乳突肌，待肌痉挛稍缓后，一手托枕项部，一手托下颌部向上作牵引，在此拔伸牵引的基础上再作缓慢的旋转、屈伸被动运动，最后以拿肩颈结束。

经首次治疗，头项强痛即见减轻，活动好转。二诊时左侧胸锁乳突肌痉挛有所缓解，饮食、睡眠亦恢复正常。三诊时头项活动度增加，并较前灵活。胸锁乳突肌痉挛续减。四诊时左侧胸锁乳突肌痉挛显著改善，头颈活动范围已近正常。五诊时颈椎左侧凸已明显好转，其他症状续减。隔日1次，共经8次治疗，颈椎活动恢复正常，左侧锁乳突肌痉挛消失而愈。

按　　语　寰枢关节半脱位以儿童为多见，多由颈椎突然过度旋转使枢椎齿状突受到一侧翼状韧带的过度牵拉所致；也有因齿状突发育不全，造成颈1、2连接不稳；还有因外伤因素引起，如上呼吸道感染、扁桃体炎、中耳炎、鼻咽炎等炎症刺激后关节及齿状突与寰椎之间的关节、齿状突与横韧带之间的关节发生滑移，引起滑膜炎症、滑液增加，使关节囊内压力增大而造成连接不稳。此外，炎症还可使一侧肌紧张、两侧牵拉平衡失调，形成自发性脱位。在手法治疗中不可忽视炎症因素，故医嘱予颈部不可随意扳动，一旦手法不当，后果严重。因此，在治疗本病过程中，要谨慎运用手法，同时注意颈部保暖，避免风邪侵袭进一步恶化病情。

3. 腰痛病（腰椎间盘突出症）

【案例3】

患者资料　李××，女，38岁。2015年7月31日初诊。

主　　诉　右腰腿痛半个多月。

病　　史　患者2015年3月出现右下肢酸痛，经服药1周后好转。半个月前无明显诱因出现右下肢酸胀不适，腰背部活动受限，腰部主动活动时疼痛明显，呈强迫左倾体位。腰背部疼痛呈广泛钝痛，疼痛程度可因活动等呈间歇性改变。有间歇性跛行，不耐久坐久行，咳嗽及打喷嚏时症状加重，卧床休息后疼痛可有所缓解，弯腰向右侧后仰时上述症状有所加重。外院腰椎MRI检查：L_{3-4}、L_5—S_1椎间盘膨隆，L_{4-5}椎间盘向右后突出。病来神清，精神软，胃纳可，夜寐欠安，二便无殊，近期体重无明显变化；舌淡，苔薄，脉弦。

检　　查　腰脊柱稍向左侧凸，腰生理曲度存在。腰活动度：前70°，后10°，左20°，右20°。L_4—S_1棘上及右棘间压痛，伴放射痛。腰后伸试验（＋）。右拇趾屈肌力降低，右小腿外侧感觉减退。直腿抬高：左70°，右30°。拉氏征（＋），双膝踝反射对称。

西医诊断　腰椎间盘突出症。

中医诊断　腰痛病，气滞血瘀型。

辨　　证　腰部劳损，气血瘀滞，经络不通。

治　　则　活血化瘀，疏经通络。

治　　法　（1）手法：攘法、肘按法、拿法配合被动运动。

（2）部位：右腰骶及下肢部。

（3）操作：①患者取俯卧位，腰骶及右臀部施以攘法配合腰后伸被动运动。下肢后侧施以攘法，按环跳、居髎。②患者取仰卧位，攘下肢前处侧配合作屈膝屈髋，下肢伸展被动运动；拿委中、承山。③患者取侧卧位，攘右

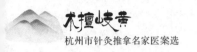
臀及下肢外侧，按环跳、秩边、风市、阳陵泉、足三里。④施以腰椎坐位定点旋转复位手法。

治疗隔日1次，经2次治疗后腰腿痛减轻。5次治疗后，走路明显好转。经10次治疗后，腰腿痛基本消失。

按　　语　经基本推拿手法治疗后，即给予腰椎坐位定点旋转复位法。第一次操作时力量要适可而止，目的不是纠正关节突关节的位置，而是松解关节的绞锁状态，促进局部血液循环，利于神经根水肿的吸收。经过上述治疗后，大部分患者症状及体征消失或基本消失，腰椎功能逐步恢复，但脊柱结构力学失衡导致的脊柱侧弯仍存在。后续复诊治疗中可再次采用腰椎坐位定点旋转复位法，以纠正错缝的关节突关节，尽量恢复力学结构，恢复生理曲度，以重新建立脊柱的力学平衡（或代偿平衡）。

4. 腰痛病（腰椎间盘突出症，急性期）

【案例4】

患者资料　楼××，女，40岁。2016年9月26日初诊。

主　　诉　腰及右下肢痛2小时。

病　　史　当日下午拎水壶时不慎致腰痛，并感右下肢发麻，腰背部活动受限，呈强迫左倾体位。行走困难，腰部主动活动时疼痛明显。腰背部呈广泛钝痛，疼痛程度可因活动等呈间歇性改变。行走或久站后疼痛加重，咳嗽及打喷嚏时疼痛无明显改变，卧床休息后疼痛可有所缓解。弯腰向右侧后仰时上述症状有所加重。夜间睡眠差，表现为入睡困难，无痛醒情况发生，晨起后疼痛有所缓解。无大小便异常及马鞍区麻木。病来神清，精神尚可，胃纳一般，夜寐差，近期体重无明显增减。舌暗红，苔薄，脉弦紧。

检　　查　脊柱略侧弯，腰生理曲度平直，腰活动不能完成，L_2—S_1棘旁压痛，以L_{4-5}、L_5—S_1为甚，伴向右下肢放射痛，腰后伸试验（＋），腰部叩击痛伴放射痛。直腿抬高：左75°，右70°。拉氏征（＋），右下肢感觉、肌力对称，双膝、踝反射对称引出。腰椎CT摄片示：L_{4-5}椎间盘轻度向后膨隆，

L_5—S_1椎间盘向右后方突出，压迫硬膜囊，椎小关节增生。

西医诊断　腰椎间盘突出症（L_5—S_1）。

中医诊断　腰痛病，气滞血瘀型。

治　　则　行气活血，疏经通络，调补肝肾。

治　　法　（1）20%甘露醇（250ml）联合丹参注射液（500ml），静脉滴注。

（2）双氯芬酸钠缓释片，每次75mg，每天1次。

（3）腰骶部及右下肢施以㨰法、按法、拿法，配合腰后伸、斜扳被动运动。

该患者经首次治疗后，腰腿痛即见减轻，活动亦改善。治疗隔日1次，连续治疗5次，腰腿痛明显缓解，活动功能恢复，患者未再来就诊。

按　　语　患者炎症水肿明显，行推拿治疗前可让患者以能忍受的最舒服姿态卧床，并使用甘露醇静脉滴注，以消除神经根及软组织刺激性炎症水肿，缓解疼痛；同时以丹参注射液静脉滴注活血化瘀，双氯芬酸钠缓释片口服缓解疼痛。经此阶段治疗，大部分患者疼痛有所缓解，腰椎节段性运动已有少许恢复，进而为后续推拿治疗提供基础。

代表作

《"三维正脊疗法"治疗退变性腰椎滑脱130例》
《"四阶段法"治疗难治性腰椎间盘突出症探讨》
《经筋正骨推拿治疗神经根型颈椎病临床研究》

（撰稿人：罗华送）

包烨华
医师临证经验总结

包烨华，女，生于1972年，浙江温州人。医学硕士，主任中医师，硕士生导师。毕业于浙江中医学院（现浙江中医药大学）。现任杭州市中医院针灸康复科主任。国家中医药管理局"十二五"重点专科学科带头人，杭州市医学重点学科学科带头人。兼任中国针灸学会临床分会腹针专业委员会委员、中华中医药学会养生康复分会委员、浙江省针灸学会常务理事、浙江省针灸学会针灸临床专业委员会副主任委员、杭州市针灸推拿学会副会长。

从事针灸临床工作20余年，师从浙江针灸名家罗诗荣主任。临床以运用眼针、火针、粗针、热敏灸、铺灸等疗法为特色，治疗中风、面神经炎、失眠、颈椎病、腰椎间盘突出症、带状疱疹后遗神经痛、痛经、肥胖、产后病等疾病效果显著。

主持并参与省部级、厅局级课题10余项，多次获得浙江省中医药科学技术进步创新奖。发表学术论文10余篇。

学术思想及经验

一针二烧三放血，博采众法愈"蛇丹"

　　带状疱疹是一种由水痘－带状疱疹病毒引起的急性感染性皮肤病。现代人患此疾病往往选择皮肤科进行诊治，而在包氏的门诊里却经常看到此类疾病患者，他们或是慕名求治的患者，或是皮肤科会诊患者。

　　传统医学对该病早有记载，而且治疗经验之多令人叹为观止，仅病名就有"蛇丹""蛇串疮""蛇窠疮""蜘蛛疮""火带疮""缠腰火丹"等。然而古医籍记载虽丰但却缺乏系统性、科学性、严谨性。包氏在阅览大量古籍、挖掘前人经验的同时师古不泥，将古人经验与现代医学进行有机结合，实为衷中参西之典范。包氏拥有多年的临床经验，并不断挖掘古医家经验，同时紧跟现代医学前沿，形成了治疗"带状疱疹"及"带状疱疹后遗神经痛"的独特方法。

　　所谓"一针"，包括毫针、电针、火针疗法；"二烧"，指贴棉灸、壮医药线点灸；"三放血"，指龙眼穴点刺放血、夹脊压痛刺络放血。

　　首诊患者重鉴别诊断，这是包氏反复强调的。带状疱疹在未发疱疹之前往往被误诊为颈、肩、腰痛及肋间神经痛等针灸科常见疾病，还有如心肌梗死、阑尾炎、胸膜炎、尿路结石等疾患。若确诊为带状疱疹，则嘱患者同时接受西医抗病毒、营养神经等治疗。

　　在带状疱疹的疱疹期，须予疱疹区贴棉灸疗法。医生将医用脱脂棉撕成薄如蝉翼状，面积大小以发疹范围而定，面积大时可分成2～3次进行。将药棉贴压在疱疹部位，然后点燃药棉边缘，使火焰一燃而灭，自蛇头部位依次灸至蛇尾（蛇头即疱疹首发部位，蛇尾为疱疹后发部位），根据病情轻重每部位可灸2～3遍。每天1次，烧至疱疹结痂为止。此法以热引热，去火散结，

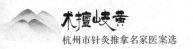
消肿止痛，可明显加快疱疹结痂。若患者畏惧贴棉灸，则以壮医药线点灸莲花穴代替，同时结合辨证选穴、疱疹区围刺、夹脊节段定位压痛深刺、龙眼穴放血进行治疗。每种疗法又包含诸多禁忌证，故辨证选穴须依证而定，但患者是否大便通畅、口苦则是每诊必问。带状疱疹最困扰患者的就是疼痛，包氏临证发现腑气不通与口苦不减的患者疼痛相对不易缓解，因此腑气不通须泻支沟，口苦不减须泻行间、侠溪。疱疹区围刺先针蛇头、蛇尾，继则毫针沿皮向疱疹中心围刺。夹脊节段定位压痛深刺既为治疗亦是判断预后的一个指征，这是因为带状疱疹病毒是沿神经纤维移至皮肤，使受侵犯的神经和皮肤产生强烈的炎症。皮疹一般具有单侧性和按神经节段分布的特点，包氏将该特点与夹脊穴有机结合，依据疱疹的分布区域判断背部病损部位的神经根节段，然后在触诊压痛处深刺至1.2寸左右，起针后在该穴刺络拔罐。每每触诊均需与上一次对比，若压痛程度逐渐降低，则预后佳，疱疹区痛甚则夹脊压痛深刺后连接2/100Hz频率电针给予镇痛。治疗最后予龙眼穴点刺放血，该穴位于小指第二指间关节横纹尺侧赤白肉际交界处，选用小号三棱针（1.6mm×6.5mm），取患侧穴位快速点刺出血，后双手相对挤压穴位上下，血色往往发黑，血色转红则止，一般出血量3～5ml。龙眼穴为经外奇穴，位于小肠经脉线上，刺之能清热利湿，活血化瘀。小肠与心经相表里，心经属火，主血脉。龙眼穴放血，能泻心火而清血热。此穴为金针王乐亭先生治疗带状疱疹的临床经验用穴，具有显著的镇痛效果，临证单独使用该穴亦有很好的止痛之功。

带状疱疹后遗神经痛是带状疱疹后遗症之一，表现为局部阵发性或持续性的灼痛、刺痛、跳痛、刀割痛，严重时会影响患者休息、睡眠及精神状态等，因此很多患者在就诊时已伴有睡眠障碍、焦虑、抑郁等问题。包氏在上述治疗方案的基础上去掉贴棉灸，配合中镇六穴以镇静安神。中镇六穴由体穴和耳穴组成。体穴包括神门（双）、迎香（双）、足三里（双）；耳穴包括神门、心、肺，两耳轮换使用，然后配合火针点刺夹脊压痛、疼痛点及疱疹损害处，针后嘱患者针眼处24小时内不可沾水，避免发生感染。带状疱疹发病多与人体正气虚弱有关，故老年体弱者常发生后遗神经痛。包氏认为，人体阳气不足，阳不化气，水气内停，阻滞经脉，不通则痛是本病的主要病机。

针对带状疱疹的这种病机，包氏选择集毫针、艾灸之功效于一身的火针来治疗本病。火针既善借助火力强开其门，使壅结的邪气直接外泄，又可温助人体阳气温通经脉，助血气运行，达到"通则不痛"的效果。此外，根据患者具体情况辨证治疗，效果亦显著。已有资料表明，火针局部烧灼伤引起的炎症反应可提高人体局部非特异性防御功能，增加巨噬细胞的数量，增强吞噬功能，故而可提高机体免疫力。

分期针刺治面瘫，精细辨证择良法

周围性面瘫俗称歪嘴风、口眼歪斜。本病多由机体正气不足，脉络空虚，卫外不固，风邪乘虚而入，中面部经络，导致气血痹阻，筋脉失于濡养，以致肌肉缓纵不收而发。目前周围性面瘫（面神经炎）在西医中病因尚未明确，病毒感染、自主神经功能不稳等均可引起面肌瘫痪。西医一般采用抗病毒、抗炎、营养神经等对因对症治疗。包氏从事针灸临床工作20余年，对治疗周围性面瘫有其独到的经验。

1. 注重分期

包氏在遵循古法的基础上，认为周围性面瘫须分期治疗。①急性期：一般指起病7天以内，症状仍有加重趋势。此期外邪初犯，邪胜正虚，治宜以祛邪通络为主。故局部针刺宜轻、宜浅。轻、浅即指施术手法宜轻，针刺的层次宜浅，勿伤正气。包氏以阳明经和少阳经为基础，结合面神经的解剖结构，在面神经分布区域多针浅刺不留针，快速点刺患侧攒竹、鱼腰、阳白、太阳、四白、迎香、巨髎、地仓、水沟、颊车、下关诸穴，远道留取双侧合谷、太冲开四关并疏风解表，足三里补益后天之气，增强免疫力。光明穴明目，引用于治疗或预防面瘫导致的结膜炎。②恢复期：一般指起病15天以后，症状不再加重。此期是患者病情恢复的关键时期，治疗可适当增加刺激量，以调和气血、疏通经络为主。临床上常使用患侧留针结合透刺法来增加刺激量。若为抬眉不能者，则取阳白透鱼腰，丝竹空透太阳；若有口角歪斜下垂者，则取地仓透颊车。同时，对于口眼歪斜较严重者，辅以电针，按透刺穴位对接，使用连续疏波，强度以患者舒适为度，留针30分钟。对于2个

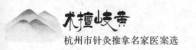

月仍未恢复的患者，可采用火针点刺。包氏认为，邪气长期稽留经络，闭阻经脉气血，使经脉失去血气之濡养，致使其病情进展。此时邪气虽去，但气血亏虚，故治宜鼓舞正气，调和气血。包氏在体针基础上，在患侧面部加用火针，借火针温热之力助生阳气，调和气血，并通过温通刺激促进局部血液循环，以标本兼治。

2. 粗针透刺，激发阳气

粗针源于《内经》中的"九针"，是九针中长针与大针的结合体。针身长50～120mm，直径1.0mm。取穴基本在督脉，通过长时间留针，使患者获得长时间的针刺作用，可平衡阴阳，调和脏腑，濡养经筋。周围性面瘫的主要表现是患侧的失用，包氏从阴阳的角度分析得出周围性面瘫属于阳不足。周围性面瘫的急性期以及恢复期都存在着经络阻滞不通、面部阳气不足的情况。气为血之帅，血为气之母，阳气不足，则血行无力，无法滋养头面，以致面部经筋失养。督脉起于长强，止于印堂，为阳脉之海，总督人体一身之阳气，与六阳经联系密切，具有调节全身阳经经气的作用。《素问·生气通天论》云："阳气者，精则养神，柔则养筋……"包氏主张在面瘫急性期以及恢复期运用粗针在督脉神道穴透至阳穴并长留针1小时，通过调动全身阳气，振奋面部阳气，以御邪外出。目前，大多数学者认为面瘫的发病机制与微循环关系密切，其中以缺氧诱导因子-α（hypoxia inducible factor-1α，HIF-1α）、一氧化氮（nitric oxide，NO）和内皮素（endothelin，ET）的相关研究在缺血性疾病的研究中最多。HIF-1α可诱导多种促血管生成活性因子的表达，NO是血管舒张因子，而ET则为血管收缩因子。有动物实验表明，造模后粗针治疗组实验小鼠的HIF-1α、NO水平升高，而ET水平则降低。血管的正常舒缩是面瘫恢复的生理基础，粗针可以影响上述因子的表达从而发挥作用，这与粗针的督脉引阳说正好相符。目前的多中心临床对照研究也证实了粗针在治疗周围性面瘫中能促进神经功能的恢复，改善面神经炎患者的面部症状。

3. 八廓眼区，调节脏腑

眼针为彭静山先生所创，因眼与脏腑之间存在着密切联系，故可以观眼识病、治病。临床上眼针操作简单、取穴方便、疗效确切。"眼针疗法"是包氏进修所习得。包氏起初将眼针应用于中风偏瘫而神志清楚的患者，后来逐渐延伸至眼病、失眠、面瘫、软组织损伤等疾病患者。面瘫急性期便可运用眼针介入治疗，贯穿面瘫治疗的整个过程。《灵枢·邪气脏腑病形》云"十二经脉，三百六十五络，其气血皆上于面而走空窍，其精阳气上走于目而为睛"，说明了眼与经络存在着密切联系。常取的配穴为上焦穴区、中焦穴区、脾胃穴区、肝胆穴区。《灵枢·口问》云："目者，宗脉之所聚也。"《兰室秘藏·眼耳鼻门》曰："五脏六腑之精气，皆禀受于脾，上贯于目。"面瘫者病位在上，取上焦穴区。脾胃乃后天之本，气血生化之源，经过脾胃运化的水谷精微，上输于目；反过来，通过针刺脾胃相应的眼区也可以调整脾胃功能，疏导周身气机的升降，通调脏腑气血，有利于疾病的痊愈，更好地发挥脾主四肢肌肉的生理功能。《灵枢·经脉》云"颊筋有寒，则急引颊移口；有热则筋弛纵，缓不胜收，故僻"，故取中焦穴区、脾胃穴区。《素问·举痛论》曰："百病生于气也。"包氏认为气的升降出入影响着疾病的痊愈。肝郁气滞为临床常见证候，而患此病之人大多情绪紧张、焦虑，故加用肝胆穴区，以疏泄肝胆之气，使气顺血行、阴阳平和。

4. 中镇六穴以安神

中镇六穴是高立山主任医师治疗疑难杂病的经验穴。包氏博采众长，将中镇六穴应用于治疗周围性面瘫。包氏在临床上发现初发面瘫的患者在一定程度上都会产生紧张、焦虑、不安、抑郁、恐惧等心理问题，严重者可影响睡眠，加重病情。中镇六穴由体穴和耳穴组成，其组成为耳肺穴、耳心穴、耳神门、迎香、神门、足三里，可起到养心安神、疏通经络、调和气血之功。《灵枢·九针十二原》云："五脏有疾，当取十二原。"耳神门为心经之原穴，为心气出入之门户也，故针刺耳神门通心气，安心神，使神有所归。迎香为手足阳明经交会穴，可疏经通窍、理气和血；足三里为胃经合穴、胃下合穴，可理气活血、扶正培元、通经活络；耳心穴活血化瘀、镇痉；耳肺穴调肺气、和营血；神门镇静安神止痛。以上诸穴合用，共奏安神解郁之效。

5. 刺络拔罐，因人施治

《素问·血气形志》云："凡治病去其血。"《灵枢·九针十二原》云："宛陈则除之。"刺络拔罐可疏通经络，祛瘀通滞，使气生血复，筋脉得养，纵缓得收。相关研究表明，刺络放血对治疗周围性面瘫具有良好的效果。刺络放

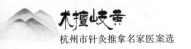

血可改善局部血管痉挛症状，加快血液循环，缓解缺氧症状，减少代谢物，促进血肿吸收，分离神经粘连，降低毛细血管通透性。在此基础上辅以火罐的温热作用，可加快血液循环，同时可以很好地起到散寒祛风、温经通络、行气活血、消除组织水肿、促进神经细胞再生的作用。因此，若患者耳后翳风穴附近出现疼痛，则包氏必行刺络拔罐，既使邪气有外达之路，又可松解枕部肌肉，降低面神经出口处局部压力，加快面神经水肿消除。

6. 面部康复，步步为营

除了给予针刺治疗以外，包氏还要求患者尽早进行自主的康复训练。康复训练包括以下几组动作：抬额、皱眉、闭目、耸鼻、噘嘴、示齿、张嘴、鼓腮、抿唇。除闭眼外，其余动作须照着镜子练习。患者可用手辅助患侧完成运动，要求健侧和患侧运动基本对称。早晚各做1组，每组10次，每天训练时间不少于1小时。通过自主训练，可以促进患侧面神经对肌肉的控制，缩短病程，减少并发症的发生。国外相关文献也支持面部康复训练在面瘫的恢复过程中起到了积极的作用这一观点。

脾胃学说的针灸践行者

脾为后天之本，气血生化之源。先天不足者，通过后天调养补足，同样可以延年益寿。脾胃居于中焦，是升降的枢纽，其升降影响着各脏腑的阴阳升降，因此脾胃与其他脏腑关系密切，脾胃患病很容易影响其他脏腑。金元著名医家李东垣在其《脾胃论》中指出："内伤脾胃，百病由生。"

包氏临证深谙《脾胃论》理法，认为针灸调理脾胃主要是"理中焦，调气血，疏气机"，临证喜用足三里、阴陵泉、三阴交为组穴。足三里为足阳明胃经腧穴，乃本经合穴，为下合穴，五行属土，有理脾和胃、化积行滞、理气消胀、强体健身之功；阴陵泉为足太阴脾经腧穴，为本经合穴，五行属水，有理中宫、促运化、化湿滞、调膀胱、促气化、通水道、利水消肿之效。盖脾为脏，属阴，为里；胃为腑，属阳，为表。胃主纳谷，腐熟水谷；脾主转输，运化水谷津液。脾气宜升，胃气宜降。二穴伍用，一脏一腑，一阴一阳，一表一里，一纳一运，一升一降，调脾胃，理升降，促纳运，消胀满，行水湿，消水肿之功益彰；三阴交为足太阴脾经腧穴，又是足太阴、足少阴、足厥阴三经之交会穴，除增强补脾胃、助运化、利水湿之效外，还可以益肝肾以补先天，以期达到先后天同补之功。

在治疗慢性疾病时，除了常规辨证施治外，包氏多配足三里、阴陵泉、三阴交以培补先后天之气，而且她认为通过针刺穴位补脾胃有补而不滞的好处，不会像中药可能有酸甘养阴药物的补而碍气之过，苦寒燥湿药物的苦燥伤阴之嫌，相较中药更具优势；对于一些骨关节、软组织疾病，包氏亦喜欢配伍足三里、阴陵泉、三阴交。她遵从《内经》中"脾主肌肉""脾病而四肢不用"的理论，认为中医学之"脾"内涵深刻，与现代免疫系统息息相关，针灸从脾胃论治不仅可改善组织微循环，缓解肌肉痉挛，而且可改善机体的免疫状态，促进炎症的吸收。此法用于临床，效果倍增。对于肥胖患者而言，更是以调理脾胃为先，脾虚则生湿，内生的湿邪蕴积越大、时间愈久，则影响到体内的水液代谢，表现于外往往就是肥胖。因此，临床无论埋线减肥或是针刺减肥，均以调理脾胃为先，穴位则喜以金针王乐亭先生的"老十针"（上脘、中脘、下脘、气海、天枢、内关、足三里）为基础加减变化，验于临床，效果理想。

衷中参西"针康"路

现代康复医学是一门新兴的、跨学科的、独立的临床学科。近年来，该学科发展迅猛，且其与针灸的疾病谱大多一致。因此，康复医学的传入对传统针灸的冲击很大，一些针灸学者甚至摒弃了传统针灸的理念，认为现代康复医学优于传统针灸。但包氏本着"衷中参西"的理念，积极学习最新的康复医学理念，寻找现代康复医学与传统针灸的结合点。在临床治疗软组织疾病、骨关节疾病时，除了传统针灸之外，包氏还有机结合康复的整体评估理念、肌筋膜理念，以及肌肉牵伸术、关节松动术、肌内效贴等康复疗法。

包氏临床变通运用走罐、排针浅刺、捏脊手法松解浅筋膜来治疗四肢或项、背、腰部肌肉紧张；牵伸、松解髂腰肌来治疗急性腰扭伤活动受限；Mulligan手法治疗关节错位，徒手即刻改善落枕颈椎活动度受限；肌内效贴结

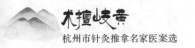
合针刺消肿止痛，使得踝扭伤消肿更快，踝扭伤后期建议患者踩平衡垫，促进本体感觉输入，恢复足踝稳定性，减少踝扭伤的复发率；同时，对颈、肩、腰腿痛患者出现的上交叉、下交叉体态进行宣教，指导正确的体态；对于可以进行自我牵伸的患者，经康复评估后教授自我牵伸的动作。这些针康结合运用，使得临床疗效明显优于以往单纯的传统针灸。

善用灸法温补，传承杭城铺灸

宋代太医窦材在《扁鹊心书·须识扶阳》中曰："夫人之真元乃一身之主宰，真气壮则人强，真气弱则人病，真气脱则人亡，保命之法，艾灼第一，丹药第二，附子第三。"古代灸法的运用非常盛行，曾几何时，针灸并用是良医的必备条件，而现在针灸合/联用已经很少。面对此情，包氏无不感慨，但是她仍然坚持临床针灸并用，坚定地传承着灸法。在她的门诊里可以看到传统的温针灸、隔姜灸、麦粒灸、铺灸（长蛇灸），还有现代的热敏灸疗法，其中铺灸疗法是她当年跟师浙江针灸名家罗诗荣主任习得。该疗法已入选为杭州市非物质文化遗产。铺灸疗法对虚劳顽痹（风湿性关节炎、类风湿性关节炎、强直性脊柱炎、产后关节痛等）效果很好，故每年三伏天预约铺灸的患者总是络绎不绝。

包氏坚持运用最传统的铺灸方式，患者取俯卧位，先在督脉（大椎至腰俞）铺洒一层"铺灸药粉"，然后铺一层桃花纸以防烫伤、辣伤而不碍透热，再将打碎的生姜挤去过多的汁水，塑形为5cm宽、2.5cm高的生姜条，接着在生姜泥上铺3cm宽、2.5cm高的似三角形的乌梢蛇脊背样长蛇形艾炷，点燃艾炷的头、中、尾部，待燃尽，再铺上艾炷灸治，灸3壮。每周1次，共治疗3次。治疗时间段从头伏至末伏，治疗期间避风寒，切忌贪凉饮冷。

临证医案

1. 蛇丹（带状疱疹）

【案例1】

患者资料 魏××，男，64岁。2015年6月11日初诊。

主　　诉 左侧胸背部起疱疹伴疼痛2天。

病　　史 患者在2天前无明显诱因出现左胸背部皮肤瘙痒、刺痛、灼热感，继而局部出现大小不一的红斑，在红斑基础上出现簇集性黄豆大小的水疱，痛如火燎，伴有烦躁易怒，胸闷胁痛，面红目赤，口苦，胃纳可，夜不能寐，大便2天未解，小便黄，舌红，苔黄腻，脉弦数。

检　　查 局部皮肤焮红，水疱豆大，集簇成群，疱壁紧张。疼痛评分（VAS）10分。

西医诊断 带状疱疹。

中医诊断 蛇丹，肝经郁热型。

治　　则 清肝利湿，解毒止痛。

针灸取穴 耳穴：左神门、左心、左肺，两耳轮换使用；体针：神门（双）、迎香（双）、足三里（双）、支沟（双）、行间（双）、太冲（双）、侠溪（双），胸6、7、8夹脊压痛点，蛇头、蛇尾及皮损区，左龙眼。

治疗经过 嘱患者取右侧卧位，露出皮损区。支沟（双）、行间（双）、太冲（双）、侠溪（双），胸6、7、8夹脊压痛点，均采泻法，余穴平补平泻。胸6、7、8夹脊压痛点深刺1.2寸左右，因患者自觉使用电针有不适感，故未采用。蛇头、蛇尾及皮损区围刺，留针30分钟。起针后予疱疹区贴棉灸3遍，胸6、7、8夹脊压痛点刺络拔罐，左龙眼三棱针点刺出血。针刺每次30

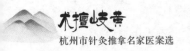

分钟，每日1次。经1次针刺后，疼痛评分从10分下降至6分，夜间可以入眠，大便通畅，口苦减轻；效不更方，第二次针灸后，疱疹基本结痂，但尚有疱疹区疼痛，疼痛评分5分，故不继续采用贴棉灸治疗，左龙眼点刺放血停用，余治疗不变；继续治疗15次后，症状基本消失，共计25次，基本痊愈。

按　　语　带状疱疹还有脾经湿热、瘀血阻络等证型，临证需辨证论治，穴位、补泻灵活应用，勿犯虚虚实实之错。

2. 面瘫（周围性面瘫，急性期）

【案例2】

患者资料　周××，男，43岁。2016年3月10日初诊。

主　　诉　左侧口眼歪斜4天。

病　　史　患者因"左侧口眼歪斜4天"前往针灸科门诊就诊，就诊时情绪焦虑。

检　　查　左侧额纹消失，左侧眼睑闭合不全，眼裂0.4cm。左侧鼻唇沟变浅，口角右歪，左侧鼓腮漏气，左侧耳后压痛（＋）。舌淡，苔薄，脉弦滑。

西医诊断　周围性面瘫（急性期）。

中医诊断　面瘫，风寒证。

治　　则　祛风散寒，疏经通络。

针灸取穴　神道、患侧攒竹、丝竹空、阳白、四白、地仓、颊车、双侧风池、健侧合谷、双侧太冲、光明、足三里。眼区上焦、中焦、脾胃、肝胆。

治疗经过　先予督脉神道透至阳并长留针：患者俯伏坐位，寻得神道（当背部后正中线上，第5胸椎棘突下凹陷中）；神道及双手用碘附常规消毒；使用直径1.0mm、长度100mm的粗针，双手持针快速破皮，然后约呈10°进针，沿督脉经向下平刺直至针根部，不使用提、插、捻、转等手法，患者无酸胀疼痛感，留针1小时。针灸处方：用直径0.25mm、长度25mm的短针快速点刺患侧攒竹、丝竹空、阳白、四白、地仓、颊车，不留针；用直径0.25mm、长度40mm的毫针针刺双侧风池、健侧合谷、双侧太冲、光明、足三里。眼针：使用直径0.18mm、长度25mm的面针平刺眼区上焦、中焦、脾胃、肝胆，留针30分钟。同时配合红外线灯照射左侧耳后翳风附近区域。患者耳后压痛，予刺络拔罐5分钟。配合泼尼松片（30mg/次，每日1次）、甲钴胺片（500μg/次，每日3次）、新维生素B_1片（50mg/次，每日3次）口服。同时指导患者面部训练方法，督促其积极进行康复训练。2016年3月13日二诊：患者症状同前，耳后压痛消失。停耳后刺络拔罐及口服激素，继续前法治疗，每天1次，共5次。2016年3月20日三诊：查左侧额纹出现，余症状如故。患者情绪焦虑未能缓解，加用中镇六穴，每天1次，共10次。2016年4月3日四诊：患者双侧额纹基本对称，左侧鼻唇沟稍浅，鼓腮吹口哨时稍向左偏歪。停用中镇六穴，改为隔天1次，共5次。2016年4月14日五诊：症状完全消失，功能恢复，效果满意。

按　　语　面瘫患者耳后疼痛须每诊询问、按压，查看是否缓解或加重。此处是面神经出口，是治疗与判断愈后的重要指征。同时治疗后须嘱患者避风寒，注意保暖，保证充足休息，指导自我面部康复的动作，配合治疗，否则病情易反复，迁延不愈。

代表作

《麦粒灸对双转基因阿尔茨海默病小鼠额叶皮层及海马区 $A\beta_1$-42表达的影响》

《中镇六穴结合梅花针刺络拔罐治疗带状疱疹后遗神经痛临床观察》

（撰稿人：包烨华）

王　健
医师临证经验总结

　　王健，男，生于1969年，浙江嘉兴人。副主任中医师。毕业于浙江中医学院（现浙江中医药大学），已故国家级名老中医罗诗荣学术经验继承人。早年拜罗诗荣先生为师，随师临床侍诊12年，得罗师带教传授经验。此外，又作为杭州市第二批名中医朱月伟老师的学术经验继承人，得其亲授嫡传，继承了罗、朱两位老师传统铺灸疗法在临床上的应用心得。自2005年起聘任为浙江中医药大学国际教育学院外国留学生带教指导老师。兼任浙江省针灸学会理事、针灸临床专业委员会副主任委员，杭州市针灸推拿学会副会长兼秘书长。

　　从事临床工作近30年，积累了较丰富的中医临床经验。在《浙江中医杂志》《上海针灸杂志》等期刊上发表《铺灸疗法对强直性脊柱炎患者功能指数的影响》等论文多篇，主持、参与区市级课题多项，参与编写《浙江针灸名家临证录》《社区中医药适宜技术推广应用手册》等著作3部。

学术思想及经验

强脊从督肾证治，擅用"铺灸"疗法

铺灸又称长蛇灸，是国家级名老中医罗诗荣主任中医师及杭州市名中医朱月伟主任中医师在国内最早发掘、继承并且擅用的独特灸法，传统多作强壮补虚以治疗虚劳顽痹诸证。王健医师一直开设有铺灸专病门诊，从两位老师专攻类风湿治疗延伸到他对强直性脊柱炎的铺灸疗法探索。王健医师治疗强直性脊柱炎亦强调督肾论治，其传承的中医铺灸疗法为江浙一带独特的督脉长蛇灸法，对风湿、类风湿疾病的诊治有较好的效果，深受患者的欢迎，在杭州市乃至浙江省享有一定声誉。

王健医师从罗师温肾壮督治疗类风湿性关节炎的经验入手，开展运用铺灸治疗强直性脊柱炎的临床研究。强直性脊柱炎属中医学"尪痹""骨痹"范畴。《素问·逆调论》指出："肾者水也，而生于骨，肾不生则髓不能满，故寒甚至骨也……病名曰骨痹，是人当挛节也。"肾主骨生髓，肾气不固，则寒湿内盛，兼受寒湿之邪内侵，内外合邪，使气血运行不畅，不通则痛。王健医师认为肾肝亏虚，督脉失荣，气血不调，风寒湿邪乘虚侵入，深入骨骱、脊柱，骨质受损是本病的基本病机。而铺灸疗法以其独特的督脉温灸治疗恰好直中病所，其具有灸穴面广、艾炷大、火力宏、温通力强之特长，非一般针法灸法所能比。其灸穴督脉，是阳脉之都纲，能统摄全身阳气，维系人身元气，具有涵蓄人身之精血，调节阴阳真气之功。《素问》曰"督脉贯脊属肾"，其贯脊人脑属肾联系命门，而督任二脉一源二歧，督行背，任行腹，两者合而为一，分则为二，犹如天地之有子午，人身之有阴阳。由此可见，灸穴督脉既能统摄一身之阳，又可通达一身之阴，实为人身阴阳气血之枢纽也。而且铺灸的艾火温通可旁达督脉两旁之华佗夹脊穴和五脏六腑之背俞

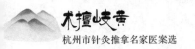

穴，能起到内联脏腑、外通肢节之效。针对强直性脊柱炎的病机，运用铺灸疗法，通过铺灸温和、持久火气的逐步渗（深）透，经督脉经络传导，旁通夹脊穴及背俞穴，激发经气，从而内达脏腑，外通肢节，调节机体功能，起到温肾壮督、强壮真元、调正阴阳、温通气血之效，提高了机体的抗病能力。治疗全程贯通了《类证治裁·痛风》"……治法总以补助真元，宣通脉络，使气血流畅，则痹自已"之思想。铺灸集经络、腧穴、艾灸、药物的综合作用于一体，直接作用于发病部位，直达病所，充分发挥其强壮补虚、温肾壮督的功效，达到治病必求其本的目的，从而改善患者的功能。

王健医师的临床研究证明铺灸疗法治疗强直性脊柱炎的总有效率明显高于西药组。为观察铺灸疗法对强直性脊柱炎的治疗效果和功能恢复的影响，王健医师选择就诊患者58例，随机分为两组（铺灸组和西药组）并予以治疗。结果显示，铺灸组的总有效率为93.1%，明显优于西药组（62.1%）。两组在治疗前后BASDAI和BASFI功能指数方面均有不同程度改善，而铺灸组的BASDAI和BASFI均明显高于西药组（$P<0.05$）。该其研究结果表明，铺灸组的总有效率明显高于西药组，铺灸疗法对强直性脊柱炎患者的功能恢复有更显著的效果。

针治痹症，治善"开四关"

"开四关"为《标幽赋》所提出的一种古典针法，为历代针灸医家所推崇。它具有主治广、疗效高、见效快、取穴方便的特点，故颇受针灸临床的青睐，为古今医家所重视。王健医师自随师学习针灸起，领悟罗、朱两位老师"开四关"之要义，临证20多年，善用"开四关"治疗临床常见病，且深有体会。

开四关的由来："四关"之名最早见于《灵枢·九针十二原》篇章，其文云"五脏有六腑，六腑有十二原，十二原出于四关，四关主治五脏"。这里的"四关"主要是指四肢肘膝关节以下的穴位，没有具体指何经何穴。金元窦汉卿在《标幽赋》中提出"寒热痛痹，开四关而已之"，首次提出"开四关"之名，原来是指治疗寒热痹痛性病证时当针刺肘膝以下的腧穴，但亦没有明确指出穴位名称。至明初医家徐凤在《针灸大全》中对《标幽赋》注云："四关者，五藏有六腑，六腑有十二原，十二原出于四关——太冲、合谷是也。"杨继洲在注解《标幽赋》时明确指出："四关者，五脏有六腑，六腑有十二原，出于四关，太冲、合谷是也。"由此可见，徐、杨两位大师均认为四关即太冲、合谷。杨氏《针灸大成》的经外奇穴篇进一步明确："四关四穴，太冲、合谷是也。"此后，开四关成为固定配伍，四关穴即双侧合谷与太冲。至此，开四关即作用相应手法于合谷、太冲两穴也。

王健医师认为，从经络理论来看，合谷、太冲为手阳明、足厥阴之原穴，是大肠经及肝经之原气所经过和留止的穴位。《针灸大成》记载："三焦行于诸阳，故置一俞为原。"又曰："三焦者，水谷道路，原气之别使。主通行三气，经历五脏六腑。原者三焦之尊号，故所止辄为原也。"由此可见，原穴与三焦关系密切，是调整人体气化功能的大穴。原气是人体生命活动的原动力，通过三焦运行于脏腑，是十二经脉的根本。而原穴是脏腑原气经过和留止的部位，故与人体五脏六腑有着密切的关系。合谷是手阳明大肠经的原穴。而《内经》云："大、小肠皆属于胃。"大肠经与足阳明胃经相接，因此针刺合谷对胃肠道疾病有一定的治疗作用。通过针刺合谷能调经气、和胃腑，达到安和脏腑之目的，非药致所能及。太冲为足厥阴肝经原穴，有平肝熄风、健脾化湿之功。合谷主气属阳，太冲主血属阴，二穴相伍，使得阴阳平衡、气血调和、升降相因，疾病乃愈。并且，根据经络的标本、气街等理论，原穴概括了十二经脉，合谷、太冲正是经脉的本部所在，通过经气的运行与脏腑及"标"部发生密切的联系，因此二穴相配可治疗脏腑、四肢及全身性的疾病，而且具有见效快、取穴方便、操作简单等特点。王健医师认为四关穴在治疗痹证中就像四个关口，把好关口就能使风寒湿邪没有可乘之机。因此，在临床应用中，四关穴应为痹证早期必选之对穴，此时正气未虚，邪气尚浅，针刺四关穴可气血双补双调，并运行营卫之气或调和营卫之气，局部再根据其邪气停留部位，寒者热之，热者寒之，定会取得事半功倍之效。对于久痹顽痹之证的患者，应用四关穴，宜审时度势，这是因为此时正气已虚，邪气较深，祛邪非一日之功，故应在扶正的同时，适时运用四关穴调节，才能更好地发挥其作用。

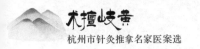
改良铺灸，倡导节气灸理论

罗氏铺灸法疗效较好，但其发泡灸的治疗过程让许多患者望而却步。因此，王健医师一直认为改良铺灸既可减轻患者痛苦又不失其疗效，这也是他临床工作的目标。以下是王健医师的一些思路。

铺灸继续遵循温肾壮督法，灸穴处长时间温和灸而不起泡，每周1～2次，2个月为一个疗程。王健医师以中医理论分析认为，自然界之所以出现季节和时序的变化，是因为天地阴阳之气的升降变化。一般而言，每一段时序各有不同的主气，如"春夏阳气多而阴气少，秋冬阴气盛而阳气衰"。人与自然相应，人体内在的阴阳也会受到自然界阴阳消长变化的影响。春分、秋分、夏至、冬至是自然界天地阴阳之气升降变化及消长的转折期，人与此相应，也会表现出阴阳变动更为明显甚至剧烈之势，如果人体内在的自稳功能不能对此作出适当的反应，及时调整机体的阴阳，使之与自然界的阴阳节律相适应，就会出现阴阳失衡的疾病状态。因此，王健医师引入"节气灸"概念，放弃铺灸特定的时令节气治疗限制，在全年几个重要的节气都可以治疗。利用艾绒燃烧产生的药热之气，对穴位进行熏灼、温熨，以激发经络之气。温通气血是"节气灸"主要的刺激方法。王健医师认为时令节气是"节气灸"的时间条件，是反映中医"天人相应"理论的关键所在。也就是说，一定要在特定的时令节气进行"节气灸"，才能发挥最佳的效果。为此，王健医师制作了独特的铺灸灸盒，其能控制温度，多次运用，理论上不会起泡，以灸法至皮肤红晕为度。临床观察可知，灸盒治疗方便，且疗效不错。

临证医案

1. 痹症（强直性脊柱炎）

【案例1】

患者资料 郭××，女，46岁。2008年7月23日初诊。

主　诉 腰骶部疼痛反复发作1年余，加重5周。

病　史 1年前无明显诱因出现腰骶部疼痛，以晨起为甚，起床活动后症状减轻。近5周前上述症状加重，并出现双膝关节肿痛，活动受限，夜间翻身困难，晨僵明显，肢体酸楚重着，阴雨天时疼痛加重，得温痛减，同时伴有腰膝酸软，乏力。

检　查 骨盆压迫试验（＋），"4"字试验（＋），腰椎活动度试验（＋），骶髂关节压痛、椎旁肌肉压痛明显。舌质淡暗，苔薄白，脉沉细。实验室检查：HLA-B27（＋），ESR 45mm/h，类风湿因子（一）。骶髂关节CT示：符合骶髂关节炎（Ⅱ级）改变。

西医诊断 强直性脊柱炎。

中医诊断 痹病，肝肾亏虚、寒湿痹阻证。

治　则 温肾壮督，散寒除湿通络。

治　法 铺灸疗法。患者铺灸后1个月，晨僵、腰骶部疼痛、夜间翻身困难及双膝关节肿痛、右侧髋关节酸痛症状明显好转，仅感腰骶部酸胀不适，继用中药补肝肾、强筋骨、祛风湿调理。

按　语 强直性脊柱炎属中医学"尪痹""骨痹"范畴。《素问·逆调论》指出："肾者水也，而生于骨，肾不生则髓不能满，故寒甚至骨也……病名曰骨痹，是人当挛节也。"肾主骨生髓，肾气不固，则寒湿内盛，兼受寒湿

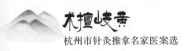
之邪内侵，内外合邪，使气血运行不畅，不通则痛。我们认为肾肝亏虚，督脉失荣，气血不调，风寒湿邪乘虚侵入，深入骨骱、脊柱，骨质受损是本病的基本病机。铺灸又称长蛇灸，是罗诗荣医师在国内最早发掘继承并且善用的一种独特灸法，传统多作强壮补虚以治疗虚劳顽痹诸证。针对强直性脊柱炎的病机，我们运用铺灸疗法，利用其集经络、腧穴、艾灸、药物的综合作用于一体的特点，直接作用于发病部位，直达病所，充分发挥其强壮补虚、温肾壮督的功效，达到治病必求其本的目的，从而改善患者的功能。

2. 痹症（类风湿性关节炎）

【案例2】

患者资料 李××，男，48岁。2009年7月1日初诊。

主　诉 关节疼痛4年余，再发1个月。

病　史 患类风湿性关节炎已4年余，经常发作，身体重痛，手指及双膝关节肿胀疼痛，重着不移。遇寒更甚，气交之变增剧。此次发作，症情同前，虽已入夏，但惧用空调，用则关节疼痛加重。晨起感双指关节僵硬，活动后稍缓解。

检　查 双指关节压痛（＋），活动度降低，握力减弱。浮髌试验（＋）。舌淡苔白，脉沉弦。类风湿因子（＋）。抗"O"为833U/ml，ESR 32mm/h。

西医诊断 类风湿性关节炎。

中医诊断 痹症，风寒湿痹证。

治　则 温肾壮督，祛风除湿。

治　法 铺灸疗法。患者铺灸后1个月，指间关节疼痛明显好转，膝关节疼痛已除，无关节肿胀。继续以针灸、中药疗法祛风湿，强筋骨。

按　语 类风湿性关节炎是一种病因未明的慢性、以炎性滑膜炎为主的系统性疾病。其特征是手、足小关节的多关节、对称性、侵袭性关节炎症，经常伴有关节外器官受累及血清类风湿因子（＋），会导致关节畸形及功能丧失。目前该病尚无特效疗法。该病中医学归属"痹症"范畴。其多由素体阳虚，卫外不固，风寒湿邪乘虚内袭，使督肾虚衰，病邪痹阻经络、关节所致。类风湿性关节炎病情顽固、久延难愈，具有与一般痹病不同的临床及病机特点，是痹病中的特殊类型；尤其对于中晚期类风湿性关节炎而言，久病内舍于脏，肝肾俱亏，且痰浊、瘀血相互搏结，经络痹阻，血气不行，更使病情缠绵难愈。我们针对中晚期类风湿性关节炎"督肾亏虚、痰瘀痹阻"证的病机特点，遵循辨证论治的原则，标本兼顾，扶正祛邪，确立了补益肝肾壮督、蠲痹通络的治疗大法，根据中晚期类风湿性关节炎肝肾不足、痰瘀痹阻的病证特点，采用铺灸疗法，主要取其大蒜解毒散寒消肿，麝香、丁香走窜、透骨通络散结的功效，通过艾灸温和火力的逐步渗透，经脊柱督脉经络传导，激发经气，内达脏腑，外通肢节，从而调整身体内部脏器的功能，达到强壮真元、调和阴阳、温通气血的目的，提高了机体的抗病能力。

代表作

《铺灸疗法对强直性脊柱炎患者功能指数的影响》
《针刺干预围绝经期综合征最佳时机探讨》

（撰稿人：黄作辉　姜　勤　纪晓东）

冯伟民
医师临证经验总结

　　冯伟民，男，生于1955年，浙江杭州人。主任中医师，硕士生导师，杭州市名中医。16岁进入杭州市中医院针灸科工作，师从马石铭主任。1986年7月至1988年8月援助中非医疗2年。2000年师从天津中医学院（现天津中医药大学）第一附属医院石学敏院士。曾任杭州市中医院针灸科主任，兼任杭州市针灸推拿学会副会长。

　　从事针灸临床与科研工作40余年，首创"开音穴"（双侧下颌角直下1cm是穴）治疗中风、脑外伤失语。重视手法补泻，常运用多针轻刺、浅刺，一穴双针法、双穴透刺，擅长中西医结合治疗面瘫。"冯氏疏风牵正法"五大经典配穴：合谷和迎香，一头一尾；阳白和四白，一上一下；印堂和承浆，一阴一阳；风池和外关，疏风和营；地仓和颊车，对刺牵正。善用透刺疗法治疗面瘫后遗症。从肾气的推动和肾阳的温补入手治疗功能性排卵障碍导致的不孕症，通过针刺促排卵。擅长针灸治疗内外妇儿各科疾病，尤擅长针灸及中医药治疗中风后遗症、面瘫、不孕症、肥胖、耳聋耳鸣、失眠、颈肩综合征、腰椎间盘突出症等疾患。

发表学术论文9篇；完成省、市级科研项目3项；获省级科技成果奖2项。课题"针刺开音穴治疗脑梗死后运动性失语的临床研究"获2003年度浙江省中医药科技创新奖三等奖；课题"头穴长时间留针治疗血管性痴呆临床观察"获2004年度浙江省中医药科技创新奖三等奖。

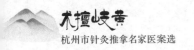
学术思想及经验

一、治神调气，协调脏腑

冯师认为，针刺是医者用毫针及其他器具，配合语言或肢体语言，通过一定的信息以"补虚泻实"，双向调节患者体内的阴阳气血并达到平衡状态的治疗方法。治疗的内在关键在于"治神调气"。针灸治神调气的练习要持之以恒，一丝不苟。针灸是真、善、美的艺术结合，是一种要求较高的总体治疗方法，需要长期的临床实践和经验积累。

1. 医者须先正本人之神

（1）重调息调神，强身以正神。

（2）重精研医理，增智以正神。

（3）重语言技巧，善沟通以正神。

冯师有很强的沟通能力，擅长运用组织管理学知识，对患者提出愿景，告知疾病预后，从而达到医患合作、引领患者之神而正神的目的。

2. 接诊必先审神

（1）六不治 《黄帝内经》云："病不许治者，病必不治，治之无功矣。"《扁鹊仓公列传》云："故病有六不治。"冯师认为，若通过接诊交流发现"六不治"患者，则属于"标本不得"。医者无法引领患者而治神，则不适宜接诊，应委婉使其另请高明。

（2）开放回路和闭合回路 冯师认为，按照患者对医者信息的接受程度可将患者分为开放回路的患者和闭合回路的患者两种。开放回路的患者对医者、针刺疗法的认可度高，在治疗时精神放松，接收针刺信息的能力强，针刺的治疗效果就好，能达到"补虚泻实"双向调节的境界，这类患者是适宜人群。而闭合回路的患者是非适宜人群。对于此类患者，应通过解释、疏导等方法先使患者心神安定，然后在医者的导引下，患者易接受针刺信息，针感易至，反之则不然。

（3）评估以利摄神　冯师把康复治疗评估技术运用到治疗中，通过四诊合参，结合丰富的临床经验，告知患者疾病部位、程度、发展、预后及康复目标、疾病恢复大致需要的时间，以增强患者战胜疾病的信心，鼓舞患者士气，取得患者的积极配合，从而达到医患合作的最佳境界。

3. 调养以固其神

冯师认为，在临床治疗过程中，医者通过药物或者针刺等治疗调节患者的气血阴阳固然重要，但是患者本身的调养亦有不可忽视的作用。冯师重视与患者的沟通，常耐心指导患者进行调养以通畅经络、协调脏腑、调气养神，配合巩固治疗，从而达到气血调和的功效。

4. 候气方能调气

冯师认为，强调治神而后方能得气，常引《内经》文云"凡刺之法，必先本于神"。他注重针刺手法操作，认为手法操作是针刺之根本。熟练的操作是无痛针刺的前提，是得气的保障，也是患者信任、治神的关键。

冯师认为针刺补泻，从患者的感觉来说，凡是患者感觉舒适的、刺激量恰到好处的，即是补法，可调整虚实，运行气血，协调阴阳平衡；凡是患者认为较重的、刺激量略大的，即是泻法，可用于实证、气旺血实患者，以疏泻病邪；凡是患者感觉不适的、刺激量偏过的，即是补泻不当，徒伤正气，甚至有可能引起气机逆乱。

冯师在临床施治中常运用多针轻刺、浅刺，一穴双针法、双穴透刺。他擅长凤凰展翅手法。该手法异常优美，补法可使穴位深部产生温热感，泻法可使穴位深部产生凉感。

舌针是冯师临证经验中的一个特色，是治疗的首选操作。冯师认为，舌通过经络系统与五脏六腑存在着直接或间接的生理联系。在针灸临床中，既可以通过舌诊——望舌来了解疾病的深浅及性质，辨明病变所属脏腑经脉，掌握患者饮食起居以指导患者调养，又可以运用针刺治疗，通过对舌的辨证施术来达到调治全身脏腑气血的目的。舌针治疗脾胃病、津液病、瘀证效果明显，特别是治疗与舌体感觉、运动功能障碍有关的病证，如舌麻、舌体歪

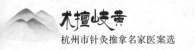
斜、木舌重舌、口内异味感效果更好。具体手法操作：先行舌针，针舌面穴位，患者自然伸舌于口外，将4根直径0.25mm、长40mm的毫针轻轻滑刺或点刺舌中间脾胃位置，犹如"蜻蜓点水"；患者有轻轻的瘙痒的感觉，继而舌面口腔产生潮湿、湿润的感觉，而无痛感，由此达到补脾胃之气血的功效。

二、勇于探索，不断创新

冯师擅长中风病中医针灸康复的研究，认为中风之发病皆因脏腑阴阳气血失衡，而中风之偏瘫，无论是由脑血栓形成（瘀血阻滞）还是由脑出血（离经之血）导致，皆因气血瘀滞，脉络不遂。故调整阴阳、疏经通络是康复病残肢体的关键。在针刺金津、玉液治疗中风后言语障碍的过程中，患者往往闭口躲闪，从而影响针刺的质量与疗效。更有甚者，因舌强难以上翘而无法取穴针刺。根据两穴的解剖位置，冯师首创"开音穴"（双侧下颌角直下1cm是穴）治疗中风、脑外伤失语，不仅能刺激与言语功能息息相关的舌下神经、舌神经、舌咽神经、颏舌骨肌，而且因刺激了针刺所过点线上的交感神经干的颈上神经节而促使脑血流量增加，促进脑缺血后的再灌注，激活"半暗带"细胞，恢复言语功能。

在沿承头及醒脑开窍针法治疗中风病的基础上，冯师创研一穴双针合循经理筋法治疗中风偏瘫。他主张以提插强刺激手法为主，得气后行捻转手法，以局部肌肉出现瞤动后留针。提插强刺激穴组易产生放射样针刺感，从而形成神经冲动传导，反射性引起脑血管紧张度下降、血管扩张、血流量增加，有利于脑血肿吸收及脑缺血区缺血缺氧状态的改善。在电针的使用方面，他主张早期弛缓期针刺后留针加用电针，以肌电诱发脑电，促使患者肌张力尽早出现；待患者肌张力明显增高时则不主张加用电针，以免过度兴奋上肢伸肌群及下肢屈肌群而导致痉挛加重。冯师研究创制了院内制剂中风康复Ⅰ、Ⅱ、Ⅲ号合剂，并以头穴针刺配合川芎热敷方治疗脑梗死后感觉障碍，胫前三针治疗中风后足下垂。

冯师擅长中西医结合治疗面瘫，认为接诊后首先辨病种、明疗效、测预后，其次做好患者的面瘫康复评定以及分期治疗目标沟通，摄神调气促痊愈，中西医结合针药并进，琴瑟合璧共奏佳音，分期论治出神针。他总结治面瘫经验并归纳为"冯氏疏风牵正法"。该方法总结得到五大经典配穴：合谷和迎香，一头一尾；阳白和四白，一上一下；印堂和承浆，一阴一阳；风池和外关，疏风和营；地仓和颊车，对刺牵正。此外，冯师还善用透刺疗法治疗面瘫后遗症。

冯师擅长治疗功能性排卵障碍而致的不孕症，他认为该病的基本病机为肾气的推动和肾阳的温煦不足，故选择在患者排卵期，结合B超监测，当卵泡直径≤18mm时进行针刺治疗以促排卵。冯师采用体针与头针相结合的方法：腹部取双侧子宫、大赫、气穴、气海、关元，四肢取双侧合谷、三阴交、太冲，背部取双侧肾俞、命门，头针取双侧生殖区。注重补泻手法操作：子宫、大赫、气穴予强刺激，以患者感腹部发胀，尤其双侧子宫部位有抽滞感为佳。关元、气海行补法，合谷行补法，三阴交行泻法，太冲行平补平泻法，肾俞予补法至患者产生温热感。治疗当日晚同房，以增加受孕机会。

临证医案

1. 不孕症（排卵障碍）

【案例1】

患者资料 俞××，女，27岁。2010年12月28日初诊。

主　诉 不孕2年。

病　史 原有子宫内膜异位、卵巢囊肿手术史、排卵障碍等病史，时有腰酸，烘热不适，口腔溃疡，辗转求治2年无效。

检　查 超声提示子宫正常大，右卵巢内较大卵泡为1.7cm×1.4cm×1.2cm。舌红少苔，脉弦细。

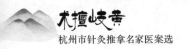
西医诊断　排卵障碍。

中医诊断　不孕症，肝肾阴虚，冲任失调。

治　　则　补肝益肾，调理冲任。

治　　法　先行舌针，针舌面穴位，以补脾胃肝肾之阴。取穴肾俞、腰阳关，提插捻转补法，至患者产生温热感，不留针。头皮针生殖区关元、气海、大赫、气穴、子宫穴、血海，气穴予提插捻转补法强刺激，以患者感腹部发胀，尤其是双侧子宫部位有抽滞感为佳；关元、气海、合谷行补法，三阴交行泻法，太冲行平补平泻法。留针30分钟。治疗当日晚同房，以增加受孕机会。针3次后，B超示双侧附件区大部分卵泡已排空。次月，患者来电告知，孕4周。

按　　语　患者久病失养，手术损伤，则肾气虚弱，推动不足，肾阳温煦不足。治拟滋补肝肾，理气活血化瘀，调理冲任，促排卵。肾为冲任之本，肾精又能化气充血，故取肾俞补肾填精；腰阳关为元阴元阳之会，有补益肾气之效；气海为元气之海，功能扶阳益气，补真元之不足；关元为元阴元阳交关之处，乃足三阴与任脉之会，主治诸虚百损，既能补元益气，又能养血益阴，与气海配伍有气血双补之功；大赫为足少阴肾经与冲脉之会，乃下焦元气、精血充盛之处，有益精气、补冲任之效；三阴交益气和血，调补三阴，两穴相配，可壮水谷之海，益精血之源。合谷为手阳明经原穴，为多气多血之经，补之有补气益气之功；太冲为足厥阴肝经原穴，多气少血之经，擅长治肝经病证，泻之有行气活血之效。"开四关"可调整阴阳气血，开窍，祛风止痛。全方组合，既补阴阳之根，又助气血之源，补益之中，兼顾活血行气，补中有通，滋阴不损阳，壮阳而不伤阴，阴阳调和，使营血恢复，气血畅通，血海充盈，任通冲盛，促其摄精成孕。

2. 口僻（面神经炎）

【案例2】

患者资料　钱××，女，78岁。2011年5月16日初诊。

主　　诉　右侧口眼歪斜50天。

病　　史　患者在50天前受凉后出现右侧口眼歪斜。初起有右眼闭合不全、流泪、口角流水、右耳后疼痛等症状，无眩晕、味觉障碍，后症状逐渐加重，既往有高血压病史20年。

检　　查　右面颊肿胀，无额纹，不能抬额、皱眉；右眼裂变大，约0.3cm，闭眼无力；鼻唇沟变浅；口角偏斜向左侧；无鼓腮、龇牙动作，House-Brackmann（H-B）评定Ⅴ级。舌淡，苔薄，脉弦涩。

西医诊断　面神经炎。

中医诊断　口僻，气虚血瘀证。

治　　则　健脾益气，疏经通络。

治　　法　取穴：主穴取患侧翳风、阳白、印堂、攒竹、鱼腰、丝竹空、承泣、四白、颧髎、巨髎、迎香、口禾髎、承浆、大迎、太阳、透地仓、颊车。患侧外关，健侧合谷，双侧足三里。

合谷用泻法，其他穴位均采用平补平泻法；承泣先直刺，得气后捻转片刻，再向内斜刺睛明；阳白刺向鱼腰，承浆向地仓斜刺。每周3～5次，10次为一个疗程。鼓励患者活动患侧面肌及按摩局部。坚持治疗2个月后查体，H-B评定Ⅱ级。取穴继前，停透刺，以补法为主。继续治疗2个月，症状全部消失。体检面部双侧对比无异，H-B评定Ⅰ级。

按　　语　冯师认为周围性面瘫多由脉络空虚，风寒热之邪乘虚客于面部经络，使经气阻滞、经筋失养、肌肉纵缓不收所致。冯师以疏风和营牵正之法治疗面瘫，收效极佳。他在选穴上多以阳明经为主，循经取穴，激发阳明经气，促进气血运行，舒经通络，直达病所。"冯氏疏风牵正法"有五大经典配穴：合谷和迎香，一头一尾；阳白和四白，一上一下；印堂和承浆，一阴一阳；翳风和外关，疏风和营；地仓和颊车，对刺牵正。眼不能闭者加太阳、鱼腰；鼓腮障碍者加下关透刺；流泪者加睛明；流涎者加人中；味觉障碍者加点刺舌面；听觉下降者加听宫、听会；肝胆湿热者加太冲；久病不愈者加足三里、三阴交。除合谷取健侧外，余穴均取患侧。

冯师指出，面瘫的急性期是针灸治疗的良好时机，越早治疗痊愈的概率越高，疗程也越短，但需要严格掌握最佳的刺激量。他多采用浅刺多捻针

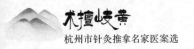
法。此刺法的要点为：针刺面部穴位宜浅不宜深，手法宜轻不宜重。同时，尽早予以皮质激素、抗病毒治疗，以及给予营养神经、促进神经传导功能恢复的药物。面瘫恢复期患者面肌功能逐渐恢复，颊车、地仓、太阳、下关、鱼腰的经筋透刺是冯师在此期的特色针法，同经间或异经间的经筋透刺能显著增强针感，达到气至病所之效，可以更好地激发相关经筋之气，恢复三阳经筋功能。对于重症面瘫患者，每周可加用火针1～2次，快速点刺穴位以祛痼疾；对于久病难愈的患者，应考虑到"久病必有瘀"，手法以轻补为主，加以点刺舌部放血或面颊刺络拔罐。

代表作

《冯伟民疏风牵正针法治疗周围性面瘫》

（撰稿人：陈利群　龚　燕）

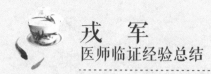

戎　军
医师临证经验总结

　　戎军，男，生于 1969 年，山西五台人。主任中医师。2002 年毕业于新疆医科大学中医学院。曾多次在解放军总医院、北京大学第三医院、江苏省人民医院进修学习。兼任浙江省医学会物理医学与康复学分会委员、浙江省医师协会康复医师分会理事、浙江省康复学会老年病分会委员、浙江省康复学会外科快速康复分会委员、浙江省针灸学会针灸康复分会委员、杭州市医学会物理医学与康复医学分会副主任委员、杭州市针灸推拿学会理事。杭州市医疗事故鉴定专家组成员。曾援助非洲医疗工作 2 年。

　　从事针灸、推拿及中西医结合康复临床工作 20 多年，擅长脑卒中、脊髓损伤、骨折及关节置换术后、各类软组织损伤和颈肩腰腿痛疾病的诊断评估与中西医结合康复治疗。在头针结合功能训练改善血管性痴呆患者生存质量、舌三针配合物理治疗改善患者吞咽功能、腕踝针治疗坐骨神经痛、小针刀解决软组织粘连损伤、手法治疗颈椎相关疾病等方面素有心得和临床体会。

发表相关论文10多篇，主持市局级课题2项，主编《现代中医临证指南》。

学术思想及经验

中风，西医称脑卒中，又称脑血管意外，是指突然发生的、由脑血管病变引起的局限性或全脑功能障碍，持续时间超过24小时或导致死亡的临床综合征，包括脑梗死、脑出血和蛛网膜下腔出血。脑梗死包括脑血栓形成、脑栓塞和腔隙性梗死。中风是以突然昏仆，不省人事，伴口角歪斜、言语不利、半身不遂，或者仅仅以口眼歪斜、半身不遂为主症的一种疾病。在长期的临床工作中，戎主任在中风治疗方面积累了丰富的经验。

一、中风治疗的基本原则

1. 选择合适的病例和早期中西医结合康复的时机。

2. 康复计划建立在患者辨证分型和现代康复评定的基础上，因人施治，由医生、治疗师等共同制订，并在治疗的过程中不断加以修正和完善。

3. 针灸推拿治疗可以参与中风治疗的全过程，做到循序渐进。

4. 采用中西医并重的综合康复治疗手段，包括针灸推拿治疗、物理治疗、作业治疗、言语治疗等。

二、针灸分期辨证施治

1. 中风急性期，即发病后的1～3周。此期为患者从偏瘫肢体无主动活动到肌肉张力开始恢复的阶段。可根据中医"治痿独取阳明"理论，以针刺或点按患侧穴位为主，上肢取肩髃、臂臑、曲池、外关、合谷，下肢取环跳、阳陵泉、足三里、解溪、昆仑、太冲、太溪等。可以加用电针或者配合低频脉冲电刺激来提高神经肌肉的兴奋性。

2. 中风恢复早期（亚急性期），即发病后的3～4周。此期患者患侧经筋

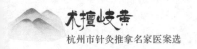
屈曲拘挛逐渐明显，治疗穴位的选择应以偏瘫侧上肢伸肌和下肢屈肌为主，目的是减轻偏瘫肢体肌肉痉挛的程度及避免加强异常运动模式。针刺时可选择1.5寸以下的毫针，切勿深刺。电针输出波形选取疏密波形，以降低肌肉的兴奋性。手法治疗可针对拘挛的经筋进行柔和的牵伸，并对肩、肘、手、膝、踝等关节进行松动，以防止挛缩。温灸法对缓解肌肉拘挛也有一定的作用。

3. 中风恢复中期，即发病后的4～12周。此期患者从经筋屈曲拘挛最严重逐渐过渡到痉挛减轻。病程日久，气血经脉运行不畅，除给予常规体针外，上肢瘫可配大椎、肩外俞，下肢瘫可配腰阳关、白环俞等。

4. 中风恢复后期，一般指发病后的4～6个月。此期大多数患者能自主活动，协调性良好，但是活动速度较慢。由于该期是由中期过渡而来的，有些患者仍存在肌肉经筋拘挛，因此治疗与中期相同。

三、中风特殊临床问题的治疗

1. 失语和构音障碍
金津、玉液点刺治疗，舌三针（廉泉、廉泉旁开1寸各取一针）、内关。

2. 吞咽困难
咀嚼障碍者可取偏瘫侧地仓、颊车、上关、下关、金津、玉液；误吸者可用舌三针配合电针，及天突。

3. 肩部问题
约70%的中风患者在发病后的1～3个月会出现肩痛及其相关功能障碍，可影响偏瘫侧上肢活动及功能的改善，常见的有肩手综合征、肩关节半脱位和肩部软组织损伤等。除采取正确的体位摆放、鼓励患者主动活动及给予局部物理治疗外，针灸推拿的疗效也十分明显。选穴：局部可取肩髃、肩髎、肩贞、天宗、秉风、肩外俞、肩中俞、臂臑、巨骨，远取外关、曲池、后溪等，可随证加减。电针以疏密波为主。手法治疗宜轻柔缓和，以不引发剧烈疼痛为原则，维持正常关节活动度，防止肩关节的肌肉萎缩和粘连。

总结：针灸具有整体性和双向性的调节作用，治疗中风有其独特的作用。但是，大多数中风患者的恢复是一个长期的过程，病机复杂，在任何一个治疗阶段，仅仅采用一种针刺的方法对提高疗效是有限的，如果能将现代康复理论、神经发育规律和传统针灸疗法有机结合，无疑将提高各阶段偏瘫患者的康复效果。

临证医案

中风（脑梗死）

【案例】

患者资料 吕××，男，34岁。2017年5月22日就诊。

主　　诉 左侧肢体活动不利1个多月。

病　　史 患者在1个月前突发左侧肢体活动乏力，行走时向一侧偏斜，左上肢握持乏力，伴有口角歪斜、言语含糊不清。就诊于浙江大学医学院附属第二医院，查头颅CT示"右侧侧脑室旁低密度灶"，考虑"脑梗死"，予抗血小板聚集、调脂、改善脑循环、护胃、营养神经等治疗，病情相对稳定，遂来我科诊治，经康复治疗后出院。目前，患者神志清，精神稍软，能言语交流和辅助站立行走，行走欠稳，行走后感双下肢乏力，口角轻度歪斜，伸舌居中，言语略含糊，左上肢能上抬至前额部，感左肩关节酸痛，左上肢麻木、乏力。

检　　查 神志清，精神稍软，言语略含糊，右侧头颅颞区可见长约20cm的弧形手术瘢痕，未拆线。双瞳孔直径3mm，对光反应灵敏，眼球活动自如。左侧鼻唇沟变浅，口角右偏，伸舌居中。吞咽反射灵敏，洼田饮水试验1级，坐位平衡2级，立位平衡1级。左侧肢体Brumnstorm分级（上肢—

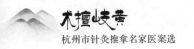

手—下肢）：Ⅲ—Ⅲ—Ⅳ。左侧肢体关节活动范围正常。左侧肢体肌力MMT评级：左上肢三角肌肌力3级，屈肘肌肌力4级，伸肘肌肌力3级；左下肢髂腰肌肌力、臀大肌肌力3级，股四头肌肌力3级，肌张力正常；右侧肢体肌力及肌张力均正常。左侧肢体深感觉减退，共济运动、闭目难立征不配合，左巴氏征（＋）。颈软无抵抗，克氏征（－）。改良Bathel指数评分55分（大小便控制、转移、活动各10分，如厕、进食、穿衣各5分）。舌暗红，苔薄白，脉细。

西医诊断 脑梗死。

中医诊断 中风，气虚血瘀证。

治　　则 益气补虚，通经活络。

治　　法 给予肩四周及前臂神经肌肉电刺激，改善疼痛、肿胀，单纯超声波、穴位贴敷通经活络及综合康复治疗，予以神经肌肉本体感觉促进技术联合中药熏蒸改善上肢功能障碍，予以针灸及主被动肢体关节活动训练提高肢体运动功能并预防并发症。经过约8周的系统治疗后，患者偏瘫侧上下肢肌力均达到5级，立位平衡3级，言语功能基本正常，进食进水无呛咳，左肩关节不适明显减轻，步行出院。

按　　语 患者突起肢体活动不利、偏身麻木、言语含糊，故辨病为"中风"。患者口角歪斜，面色淡白，自汗乏力，舌暗红，苔薄白，脉细，故辨证为"气虚血瘀证"。患者气虚不能推行血液运行，血郁成瘀，瘀血阻于脉络，故半身不遂，口角歪斜，言语含糊不清，肢体瘫软；气短乏力，汗出，为气虚之证；舌暗红，苔薄白，脉细，为气虚血瘀之象。病位在脑、肝、肾，病性属虚实夹杂。本病主要与痿证相鉴别：痿证之肢体瘫痪多发生于久病热病之后，证见肢体痿软无力，肌肉瘦削，舌淡脉弱；而中风之证病起突然，虽见肢体无力，但无肌肉瘦削，舌脉多为实证之象，可鉴别之。除此之外，本病还需与口僻、痫病、厥证、痉病相鉴别。①口僻：俗称吊线风，主要症状是口眼歪斜，多伴有耳后疼痛，因口眼歪斜，故有时伴流涎、言语不清。本病多由正气不足、风邪人中脉络、气血痹阻所致，不同年龄层人群均可罹患。中风口舌歪斜者多伴有肢体瘫痪或偏身麻木，病由气血逆乱，血随气逆，上扰脑窍而致脑髓神机受损，且以中老年人为多。②痫病：与中风—

中脏腑均有猝然昏仆之症。而痫病为发作性疾病，患者昏迷时四肢抽搐，口吐涎沫，双目上视，或作异常叫声，醒后一如常人，且肢体活动多正常，发病以青少年居多。③厥证：神昏常伴有四肢逆冷，一般移时苏醒，醒后无半身不遂、口舌歪斜、言语不利等症。④痉病：以四肢抽搐、项背强直，甚至角弓反张为主症。病发亦可伴神昏，但无半身不遂、口舌歪斜、言语不利等症。

代表作

《头针配合功能训练对血管性痴呆患者认知障碍的影响》

（撰稿人：戎　军）

朱月伟
医师临证经验总结

  朱月伟，男，生于1951年，浙江嵊州人。主任中医师，杭州市名中医。毕业于浙江中医学院（现浙江中医药大学）。现任浙江省基层（农村）卫生协会副会长兼秘书长。曾担任杭州市下城区妇幼保健院（杭州市下城区长庆潮鸣街道社区卫生服务中心）院长。曾兼任中国针灸学会理事、浙江省针灸学会理事、杭州市针灸推拿学会常务副会长。

  从事中医针灸临床、科研工作30余年，为国家级名老中医罗诗荣主任中医师的学术经验继承人。受罗老亲授嫡传，有较高的专业造诣。

  发表论文20余篇。"铺灸治疗类风湿性关节炎的临床研究"获1992年浙江省医药卫生科学技术成果进步奖三等奖，"铺灸对机体免疫功能的影响"获1995年国际传统医药博览会优秀科技成果奖。

学术思想及经验

朱月伟医师早年拜罗诗荣主任为师，随师临床诊治多年，亲得罗老带教传授学习。其自学《内经》《伤寒论》《金匮要略》《针灸大成》等名著，后在浙江中医药大学成人大专、专升本中医班深造学习，又作为全国第二批名老中医罗诗荣的学术经验继承人，全面继承罗老传统铺灸疗法，并运用中医理论认真总结罗老从医50余年临证经验，全面升华了罗老的学术思想。

其主要学术特色如下：

（1）重视督肾证治，擅用铺灸疗法。

（2）针灸取穴，善用五输穴、原穴。

（3）针灸治病，辨病辨经相得益彰。

（4）针刺施治，重治神、得气、守气。

（5）临证治疗妙用温灸。

他指出，罗老善用铺灸疗法治疗类风湿性关节炎，重视督肾证治的临床表现，并善于运用中医整体观念和辨证论治的精髓。由于肾虚正衰、督脉空虚，因此肾虚为本、邪实为标是类风湿性关节炎的主要病机所在。罗老应用铺灸以补肾壮督为其治本之大法，而铺灸疗法具有灸穴面广、艾炷大、火力宏、温通力强之特点，其灸阳脉之都纲——督脉，能统摄全身阳气，维系人身元气，具有含蓄人身之精血、调节阴阳真气之功。《灵枢·经脉》云："督脉贯脊属肾。而督任二脉一源二歧，督行背，任行腹，犹如天地之有子午，人身之有阴阳。"由此可见，督脉既能统摄一身之阳，又可通达一身之阴，实为人身阴阳气血之枢纽。铺灸用大蒜解毒散寒消肿，肉桂、丁香温阳壮督，借麝香、斑蝥芳香走窜、透骨通络散结之力，通过铺灸温和、持久火力的逐步渗透，经督脉传导，旁通夹脊及背俞穴，激发经气，从而使药力内达脏腑，外通肢节，起到温肾壮督、强壮真元、调节阴阳、温通气血之效，提高机体的抗病能力。朱医师传承师业，总结了铺灸治疗类风湿性关节炎的理论

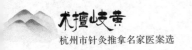

依据，扩大了铺灸的临床应用范围。

朱月伟医师多年来随师临床诊治，一直以传承师业为己任。为进一步发扬罗老的铺灸疗法，他刻苦学习现代医学知识，钻研现代医学有关类风湿性关节炎的发病原因，认识到类风湿性关节炎是一种以关节病变为主的慢性、全身性、免疫性疾病，其发病与人体自身免疫有关。近年来，相关免疫功能的研究结果表明，类风湿性关节炎的发生主要与细胞免疫功能缺陷和补体 C_3 低下、体液免疫的改变有关。因此，朱月伟医师从铺灸治疗类风湿性关节炎取得效果得到启示，从现代医学角度研究探索铺灸对机体免疫功能的影响，进一步提升了铺灸疗法对治疗其他免疫性疾病的积极意义。特别是他对 147 例类风湿性关节炎患者铺灸疗法治疗前后免疫功能的动态变化进行观察研究并证实：铺灸疗法能提高机体白细胞数，增强单核细胞、巨噬细胞的吞噬功能，促进抗体形成及增强机体的防御和免疫功能，对人体免疫功能具有良性调节作用。该研究结果表明：铺灸前患者血红蛋白均值低于正常，红细胞沉降率均值高于正常，铺灸后血红蛋白均值升高，红细胞沉降率均值明显降低，两者治疗前后对比，差异有统计学意义；补体 C_3 治疗前普遍较低，治疗后明显升高，治疗前后经统计学处理，$P<0.05$，提示铺灸治疗前后免疫功能各项指标比较，差异有统计学意义。同时，铺灸治疗能降低类风湿性关节炎患者的自身抗体类风湿因子滴度，使部分患者的类风湿因子阳性转复为阴性。因此，临床证明铺灸能影响机体免疫功能，具有调节机体免疫功能、提高细胞免疫功能和抑制体液免疫功能的作用，为后期铺灸治疗自身免疫性肝炎等免疫性疾病开辟了良好的前景。

针刺施治，重视治神、得气

朱月伟医师继承罗老的临证经验，在针灸临床上重视针刺施治的严谨性，重视治神、得气、守气。其针刺手法有以下四大特点。

（1）重视治神　针刺进针前重视治神，要求术者全神贯注，做到目无外视，手如握虎，心无内慕，如待贵人。强调心境平和，调理精神，先治术者之神气，后要守神而针刺之。术者切忌针刺时心神分散，一边进针一边与他人交谈。因此，朱医师在针刺时眼神集中，拇指按压穴位，快速捻转进针，患者常无痛感，在不知不觉中针已入穴。

（2）重用捻转提插　针刺重用捻转提插联用之补泻手法是朱医师的又一特长。针刺手法虽多，但朱医师认为无论采用何种手法，捻转提插为其基本手法。他强调用粗针捻转进针得气快，并可以减轻针痛感。导气之时用提插手法来加强针感得气亦是朱医师针刺操作手法的要点之一。

（3）重在得气　针刺之效，得气为要，这是朱医师的经验体会。在临床针刺中，他强调术者要治神，在运用捻转提插导气的同时，重视在针刺之中患者的针刺得气感，要求术者细心体会指下针感。此外，他非常重视"轻、滑、慢而未来，沉、涩、紧而已至"的古训，只要术者未有沉、涩、紧之感，就必须借提插手法导气、引气，使患者得气。朱医师重视针感得气，强调气至有效是其临证治病所遵循的重要原则之一。因此，他为增强针刺得气感，常用较粗的26～28号针。

（4）重在守气　朱医师针刺施治除重视治神、导气、得气外，还强调以候气、守气来提高针刺疗效。他认为治疗某些慢性痼疾，非浅刺疾出所能取效，应重视患者得气后留针守气，以保持一定的针刺感和刺激量，才能取得较佳疗效。因此，朱医师留针常在1小时左右，甚至更长。针刺得气后，多采用静候守气。如患者针刺得气感不是很强，则可静以久留候气、守气，或静以守气、动以候气交替而达守气之目的，从而提高临床疗效。

针灸治病，辨病辨经相得益彰

朱医师临证30余年，认为中医治病要始终遵循"整体观念和辨证施治"两个原则。但中医一般偏重于辨证论治，而针灸则更重于辨经施治。然辨病与辨经相互渗透、融会贯通，才能达到针灸治病之效。朱医师在临证时，对某些内脏疾病，他首先通过望、闻、问、切四诊，运用脏腑辨证和疾病在经络上的某些证候的反映来推断为某病及病在何经；然后根据经络与疾病生理病理的关系，辨经取穴来达到治病的目的。例如，朱医师治疗胃病（胃脘痛），常取胃之募穴中脘配胃经合穴足三里；治疗泄泻、痢疾等大肠疾病，常

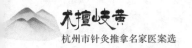
取大肠穴天枢及大肠经原穴合谷、下合穴上巨虚，配胃经合穴足三里；治疗肝病（胁痛）或胆病（胆囊炎、胆石症）等，常取肝募穴期门及肝俞，肝经输穴（原穴）太冲配伍，胆募穴日月，少阳三焦经经穴支沟、胆经合穴阳陵泉。对于一些运动系统疾病，朱医师重视辨经施治，常用经穴循经按诊法和寻找阳性反应点来明确病在何经，用针刺此经络上的腧穴和阳性反应点来进行治疗。例如，朱医师治疗肩周炎，以辨经论治为原则，以手上举外旋运动受限伴疼痛为主者，辨证为手少阳经病，以取手少阳经之肩髎、臑会、外关加中渚为主穴，配肩髃、曲池；以手外旋、后旋、上举运动受限伴疼痛为主者，辨为手阳明经病，以取手阳明经之肩髃、臂臑、曲池、手三里、合谷为主穴，配肩髎、外关治疗；以手内伸、内旋运动受限伴疼痛，上举困难为主者，辨为手太阳经病，以取手太阳经之肩贞、小海、后溪、阳谷为主穴，配曲池、外关。又如，朱医师治腰痛，病在足太阳膀胱经之腰痛者用委中、昆仑；病在足少阳胆经之腰痛者用阳陵泉、悬钟；病在足少阴肾经之腰痛者用太溪、大钟；病在督脉经之腰痛者用水沟、后溪。再如，朱医师治厥阴之头顶痛必用太冲，少阳之偏头痛必用风池，阳明之前额痛必用头维，后项头痛必用百会。

临证医案

1. 胁痛（慢性肝炎）

【案例1】

患者资料 沈××，男，28岁。1986年5月13日初诊。

主　　诉 右胁下隐痛，纳呆、乏力3年余。

病　　史 起初自感全身乏力，工作易疲劳，继而出现纳呆腹胀，呕恶，胁痛隐隐。遂至某传染病医院住院治疗，胁痛恢复后正常出院。因未注意休息，半年后疾病复发，虽经多次住院治疗，但胁痛未能好转，因长期服药未效，遂来我院行铺灸治疗。

检　　查　两胁压痛明显。舌质淡，苔白腻，脉象细缓。实验室检查：黄疸指数6μmol/L，硫酸锌浊度7μmol/L，谷丙转氨酶151μmol/L，乙肝表面抗原1：128，核心抗体（＋）。

西医诊断　慢性活动性肝炎。

中医诊断　胁痛，脾肾阳虚证。

治　　则　温补肾阳，健脾化湿。

治　　法　督脉：大椎—腰俞。

患者于5月13日铺灸，灸至督脉两边出现青色晕斑，灸毕全身舒适。1个月后随访，灸后两胁隐痛已除，腹胀消失，纳食增加，精神转佳，肝功能转为正常，唯乙肝表面抗原和核心抗体仍为阳性。3个月后复查，乙肝表面抗原和核心抗体均转为阴性，在此期间，未服用其他药物。以后多次肝功能检查均为正常，随访观察2年余，已恢复工作。

按　　语　胁痛是肝胆疾病之特征，也是慢性肝炎最常见的症状。该病之胁痛以右胁下隐痛为主，其病程长，遇劳则反复发作。肝病传脾，故纳呆，脾虚不运之象可见。子病及母则神疲乏力，腰膝酸软，肾虚之象可见。该病起初多为肝气郁结，标实为主，久延不愈，合则为脾肾阳虚，本虚多见。以此论治，一方面，当温运气血而疏调肝气；另一方面，当温补肾阳以化湿健脾，两者不可偏废。另外，慢性肝炎的发生也与免疫系统相关，而铺灸能增强机体免疫功能，具有调节机体免疫系统的作用，这也是取得疗效的关键。

2. 哮病（支气管哮喘）

【案例2】

患者资料　周××，男，16岁。1980年4月18日初诊。

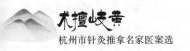

主　　诉　反复气急，10多年。

病　　史　患者5岁时受冷感冒失治，遂成哮喘宿疾。初起一年中发作2～3次，近年来发作较频，常因受寒或劳累而作；好发于夜间，需用氨茶碱和激素等药物始能缓解，经多方医治效微。此次因功课累而发作，前来我院诊治。

检　　查　患者形体消瘦，脸色淡白少华，喉间痰声辘辘，张口抬肩，呼吸短促，口唇发绀，痰稀、多泡沫，舌淡胖，苔薄白，根厚腻，脉小数。

西医诊断　支气管哮喘。

中医诊断　哮病，肺肾两虚证。

治　　则　宣肺定喘，温肾扶正。

治　　法　取穴：列缺、定喘、孔最、肺俞、风门。针刺列缺、定喘各5分深，孔最1寸深，以捻转刺法使针感向喉部放射，留针15分钟；针肺俞、风门，浅刺疾出法加拔火罐，10分钟左右哮喘症状得到缓解，气急转平。遵治病求本之训，嘱其伏天来院行铺灸治疗。患者于同年初伏天来我院灸治，于督脉上铺灸2壮，起水泡多而大。

当年哮喘未发，曾追踪观察7年之久。未服其他药物，哮喘未见复发，参加工作至今。

按　　语　哮病一症，病由痰浊内伏、复感新邪触发、肺失宣肃所致。其病在肺，究其根源都在脾肾，而以肾虚阳衰为主。除重视发则治其标、平时治本之原则外，朱医师更重视缓解期扶正益肾温补灸法的运用，即用针刺加拔罐疗法祛邪治其标，用传统铺灸疗法温阳扶正固其本。实践证明，用铺灸治疗该病效果显著，尤其对少年儿童哮喘之证常可收到根治之效。

代表作

《铺灸对免疫功能的影响》

《铺灸对类风湿性关节炎患者免疫功能的影响》

《罗诗荣老中医学术特长与临证经验》

（撰稿人：王　健　黄作辉）

朱国文
医师临证经验总结

　　朱国文，男，生于1975年，浙江东阳人。教授、主任中医师、医学硕士。1999年毕业于浙江中医学院（现浙江中医药大学）针灸学专业，曾在上海交通大学医学院附属瑞金医院进修。早年跟师浙江省针刀界元老卢子荣、杨米雄、姚新苗等名家。杭州市萧山区第一批医学重点学科针灸学学科带头人。兼任杭州市针灸推拿学会理事。

　　从事教学、科研、临床工作近20年，具有扎实的医学理论基础和丰富的临床经验。是萧山地区最早开展汉章小针刀治疗软组织损伤疾病的医师之一。2010年，在浙江省开展超微针刀治疗软组织损伤疾病，2016年又引进宫氏脑针疗法治疗各种软组织损伤疾病和内科疑难杂症。在吸取各位前辈多种针法优点的基础上，博采众长，擅长运用针灸、针刀、超微针刀、宫氏脑针（神经调衡术）、火针、穴位埋线、正骨手法和中医中药治疗慢性软组织损伤疾病，并总结出了一整套独具特色的治疗方法，即以超微针刀治疗为主，结合脊柱整脊手法和中药来治疗颈椎病、腰椎间盘突出症、腰椎管狭窄症、膝关节骨性关节炎、肩周炎、股骨头坏死等颈肩腰腿痛类疾病，且效果显著。

主持、参与科研课题3项。获浙江省中医药科学技术奖三等奖1项，杭州市萧山区科学技术进步奖三等奖1项。发表学术论文20余篇。

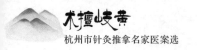

学术思想及经验

椎间盘突出根源在于相关的软组织损伤

2013—2015年，朱医师主持杭州市医药卫生科技计划项目"浅筋膜松解术治疗腰椎间盘突出症临床疗效评价"。为观察超微针刀浅筋膜松解术治疗腰椎间盘突出症的效果和操作的可行性、安全性，并分析其治疗腰椎间盘突出症的机制，朱医师选取超微针刀浅筋膜松解术为治疗组，以传统针刺为对照组，进行临床治疗、疗效观察及指标评估，最后用统计学方法分析比较疗效，得出以下结论：超微针刀浅筋膜松解术和传统针刺疗法均能缓解腰椎间盘突出症的疼痛症状，而超微针刀浅筋膜松解术较传统针刺疗法缓解疼痛更迅速；超微针刀浅筋膜松解术和传统针刺疗法均能改善腰椎间盘突出症患者腰部整体功能，而在提高患者的生活质量方面，超微针刀浅筋膜松解术更具优势；在总体疗效方面，超微针刀浅筋膜松解术治疗腰椎间盘突出症高于传统针刺疗法。此外，临床操作经验表明：超微针刀浅筋膜松解术操作方法简单，技术易掌握；患者痛苦小，并发症少，易于接受；不需住院治疗，治疗费用与针灸相当，费用低；术后腰部活动时间早。

现代医学认为，腰椎间盘突出症的主要病理变化是纤维环髓核随年龄增加，积累慢性劳损而发生不可逆的退行性改变，或受外伤后纤维环发生破裂损害，在腰椎轴向或剪切应力的作用下，造成髓核突出，刺激或压迫相应节段的神经根，直接产生机械效应或影响神经血供而间接产生效应，导致神经根出现炎性水肿甚至营养障碍，损害其传导性，继而出现腰腿痛等一系列临床症状与体征。一般 L_{4-5} 或 $L_5—S_1$ 为好发部位。

在传统医学上，本病属"痹症"范畴，多因肝肾不足、感寒劳损，造成局部气滞血瘀，"不通则痛"所致。腰椎间盘突出导致腰腿痛的因素是多方面的，但机械性压迫仍被大多数骨科医师认为是最重要的致病因素。临床就诊的腰腿痛患者，除椎间盘因素外，软组织因素也是比较常见的因素。软组织遍布全身，与神经关系密切，一旦神经根周围的软组织发生病变，压迫或刺激神经根，引发神经根无菌性炎症，就可能导致明显的神经根性症状。以腰神经为例，腰脊神经前支、后支、后内侧支及后外侧支在各自的走向中，分别通过骨纤维孔、骨纤维管或腰背筋膜裂隙。在正常情况下，这些神经通道都有疏松的结缔组织填充，以保护神经不受挤压。但是，当构成这些神经通道的肌腱、组织发生病理改变时，通道周围的组织因缺乏弹性而导致孔道变性、狭窄，从而挤压或刺激从孔道所经过的神经。结合腰椎解剖学特点可知，走行于腰背筋膜夹层的神经纤维受压的可能性最大，这与临床上部分腰背肌筋膜炎患者有神经根性症状是相符合的。因此，朱国文医师认为腰椎间盘髓核的突出主要与椎间盘本身的退行性病变以及椎体四周的肌肉软组织劳损导致的力学平衡失调有关，髓核的突出与腰椎间盘突出症的临床症状不成正比例关系。临床上多数椎间盘突出是不会产生症状的，有相当多的腰腿痛与 CT 或 MR 提示的椎间盘突出无关。有些患者神经根受压并不严重，但临床症状十分明显；有些患者神经根受压颇重，但临床症状却不明显；还有些患者通过保守治疗，虽然椎间盘突出并无改变，但临床症状获得明显改善。由此可知，腰椎间盘突出引起的疼痛是一个复杂的病理生理过程，除机械压迫机制外，还有其他病理生理机制参与，其中大部分是由椎管外的软组织损伤所引起的，因此只要诊断明确，并给予正确的治疗，很快就会恢复。为什么椎间盘会突出？是什么因素导致其突出？椎间盘突出之所以与椎间盘周边的软组织劳损有关，是因为损伤导致其周边软组织力量减弱，或部分软组织因受炎症物质的刺激而发生痉挛，力学平衡被打破，椎间盘四周因软组织痉挛而出现拉力偏向，不能维持椎间盘四周正常的力量平衡，导致椎间盘在力量失衡的情况下发生突出。因此，只要出现椎间盘突出，就一定有软组织发生损伤。根据患者的动作或引起疼痛的姿势找出其中拉力失衡的肌肉软组织，即痉挛的软组织，消除其痉挛的发生原因，这样才能获到最佳的治疗效果。

超微针刀疗法治疗腰椎间盘突出症的核心是调整脊柱的生物力学平衡。通过超微针刀切割腰臀腿部位异常的筋结点，促使导致腰部力量失衡的肌肉

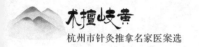
得到修复、异常的力学失衡得到恢复、椎体间的错缝得到复位，则椎间盘的压力也恢复正常，椎间盘周围因劳损而肿胀的软组织恢复正常可使上下两椎体的压力减轻，从而使椎间隙增大，有利于椎间盘回吸，从而解除对神经根的压迫；通过超微针刀的松解，刺切限制张力释放的浅层筋膜组织，可释放过高的筋膜腔压力；另外，也可改善病变部位的血液循环，加快炎症代谢产物的吸收，从而从根本上消除引起疼痛的病理基础。腰臀部肌肉的劳损痉挛，加上腰椎间盘突出存在神经多卡理论机制，这些均会导致穿越筋膜至皮下的神经或皮神经在筋膜出口处易受到粘连、卡压，而超微针刀可直接松解皮神经周围的粘连和卡压，从而达到治疗的目的。本法治疗的关键在于正确诊断劳损的软组织，而首要是根据腰椎间盘突出这一现象找出需要调理的软组织。那么，如何正确诊断劳损的软组织呢？朱国文医师根据引起疼痛的姿势或引起疼痛的动作来分析参与的肌肉并找出其中受损的软组织，通过四大理论并采用超微针刀对软组织进行松解，从而达到治疗目的。同理，朱国文医师将这种治疗思路应用于治疗颈椎病和其他软组织损伤疾病，其临床疗效也得到了大大提高。

临证医案

腰痛病（腰椎间盘突出症）

【案例1】

患者资料　谭××，男，61岁。2010年6月15日入院。

主　　诉　腰痛伴左下肢酸痛7年，加重3个月。

病　　史　患者分别于2002年、2003年在某三甲医院行L_{4-5}、$L_5—S_1$椎间盘髓核摘除术＋植骨融合术，术后腰部一直不适，最多行走100m就需要休息。3个月前，因搬重物症状加重，出现腰痛并伴有左下肢放射痛麻木，夜晚睡觉翻身困难，不能长时间直立行走，步行不超过100m。在杭州各大医院治疗均无明显改善，且建议手术治疗。患者因惧怕手术治疗而来我处就诊，门诊拟诊"腰椎间盘突出症"并收住入院。入院时患者腰痛，左臀部酸痛伴左下肢放射痛，足背足底皮肤麻木。患者既往身体健康。否认糖尿病、心脏病、肾病病史；无肺结核、病毒性肝炎、其他传染病病史；否认食物、药物过敏史；无输血史。

检　　查　神清，双肺呼吸音清，未闻及干湿啰音，胸腹部无压痛，肝脾肋下未及肿大。腰背部左侧L_{4-5}、L_5—S_1棘突旁压痛（＋），左梨状肌压痛（＋），挺腹试验（＋），左侧直腿抬高40°，左下肢沿坐骨神经压痛点压痛（＋），左足拇趾背伸肌力减弱，左小腿外侧及足背感觉减退，下肢末梢循环良好。辅助检查：MRI示腰椎退行性变，L_{4-5}、L_5—S_1椎间盘突出。

西医诊断　腰椎间盘突出症，梨状肌损伤。

中医诊断　腰痛病，气滞血瘀证。

治　　则　活血化瘀，通络止痛。

治　　法　完善相关检查，包括三大常规、生化、出凝血时间、胸片、心电图、腰椎平片。保守治疗予以甘露醇脱水、地塞米松消炎，口服抗炎镇痛药美洛昔康片和肌松剂替扎尼定片，中药补阳还五汤加减辨证用药。骶管注射＋超微针刀浅筋膜松解术治疗，并卧硬板床休息3天，后期予腰背肌功能康复锻炼，中药透皮理疗。

在牵引室先行骶管注射，患者取俯卧位，摸到骶三角，在骶管裂孔部位做上标识，常规皮肤消毒，2%利多卡因注射液2ml皮试，先观察是否发生过敏反应，若无，则将20ml利多卡因＋倍他米松＋生理盐水混合液缓慢注入骶管中，并密切观察患者反应。骶管注射后，根据站立位腰椎正侧位片显示诊断得出患者左侧腰大肌损伤，给予超微针刀松解左侧腰大肌、左侧梨状肌、左外踝后，患者立即感觉症状缓解60%。术毕患者返回病房，绝对卧床休息3天。2～3天后再行超微针刀治疗1次，5次为一个疗程。患者1周后戴护腰下地，经腰背肌功能锻炼和超微针刀松解治疗，腰腿痛症状明显好转，能步行1000m；左足拇趾背伸肌肌力增加，左小腿外侧及足背感觉稍减退，下肢

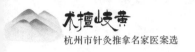

末梢血运良好。术后3个月随访，患者基本恢复正常生活。

按　　语　腰椎间盘突出症患者其椎间盘突出使神经根明显受压，症状严重者经保守治疗6个月无效通常建议手术治疗。但这位患者已经过2次手术治疗，腰腿疼痛和间歇性跛行症状一直存在，骨科医师均认为该症状是由椎管狭窄引起的。根据经验，朱国文医师认为腰部相关肌肉的劳损会导致脊柱生理曲度发生改变，形成不同程度的脊柱侧弯和骨盆高低，这些改变会直接产生相关的腰腿部症状；而梨状肌压迫相关的血管或神经会导致患者直立行走困难，产生间歇性跛行的临床症状，在松解相关的肌肉和筋膜后，症状可立即解除。

【案例2】

患者资料　李××，男，43岁。2011年9月15日入院。

主　　诉　颈项腰背痛伴四肢麻木4个月，加重1周。

病　　史　近4个月来患者颈肩腰腿痛不适，四肢活动不利，双上肢、双下肢（特别是足趾部）酸痛麻木不适，经对症治疗可获得缓解，行走或站立过久会加重，休息后可稍微缓解。近1周症状加重明显，目前行走少于100m。MRI检查显示：L_{4-5}、L_5—S_1椎间盘突出伴椎管狭窄。门诊对症处理疗效欠佳，拟诊"腰椎间盘突出症、颈椎病"并收入院治疗。入院时患者颈项腰背疼痛，四肢麻木，双下肢酸痛。患者既往身体健康。否认糖尿病、心脏病、肾病病史；无肺结核、病毒性肝炎、其他传染病病史；否认食物、药物过敏史；无重大外伤及手术输血史。

检　　查　神清，双肺呼吸音清，未闻及干湿啰音，胸腹部无压痛，肝脾肋下未及肿大。颈项部压痛（＋），臂丛牵拉试验（＋），双上肢前臂酸痛及5个手指皮肤麻木，且以大拇指麻木明显，霍夫曼征（－），上肢肌力正常，腰部肌肉紧张，L_{4-5}、L_5—S_1双侧棘突旁压痛（＋），左梨状肌压痛（＋），挺腹试验（＋），双侧直腿抬高50°，双下肢沿坐骨神经压痛点压痛（＋），双侧跟腱反射未引出，双侧小腿外侧及足背足趾皮肤感觉麻木，下肢末梢血运良好。辅助检查：MRI示L_{4-5}、L_5—S_1椎间盘突出伴椎管狭窄，颈椎无异常发现。

西医诊断 腰椎间盘突出症，神经根型颈椎病，旋前圆肌综合征。

中医诊断 腰痛，气滞血瘀证。

治　　则 活血化瘀，通络止痛。

治　　法 完善相关检查，包括三大常规、生化、出凝血时间、胸片、心电图、腰椎平片。保守治疗口服抗炎镇痛药美洛昔康片、肌松剂替扎尼定片，以及中药汤剂加减辨证用药。汉章小针刀＋超微针刀浅筋膜松解术治疗，并卧硬板床休息3天，后期予腰背肌功能康复锻炼，以及中药透皮理疗。

入院第1天先治疗腰椎：患者俯卧治疗床，在腰L_{4-5}、L_5—S_1双侧棘突旁压痛，左梨状肌压痛点用紫药水做上标识，局部麻醉后，用汉章3号小针刀切割松解2～3刀，术后贴敷创可贴，嘱3天内避免沾水。第2天行颈椎部位治疗：患者端坐，头靠治疗床，暴露颈项部、颈肩部，在压痛点处做好标识，局部麻醉后，用汉章4号小针刀切割松解2～3刀，术后贴敷创可贴，嘱3天内避免沾水。经前两天治疗后，患者颈项腰背双下肢酸痛减轻明显，但麻木改善不明显。第3天予超微针刀浅筋膜松解旋前圆肌、双侧内外踝筋膜卡压点，患者四肢麻木立即减轻70％。3天后再用超微针刀松解1次，麻木症状基本消失。患者治疗2周后戴护腰下地，经腰背肌功能锻炼，颈项腰腿痛症状明显好转，行走1000m无不适，四肢麻木不适消失，下肢末梢血运良好。术后3个月随访，患者基本恢复正常生活。

按　　语 对于颈肩腰腿疼痛患者，如有四肢麻木症状，一般医师都会考虑是由颈部或腰部神经根卡压所致，但着重处理颈椎或腰椎部位，效果可能不理想。其实除神经根部易被卡压外，还需考虑远端部位的神经卡压点。对于此例患者，朱国文医师在桡骨中上1/3与下2/3交点处上方（即旋前圆肌的止点）和内外踝边缘的痛性结节点行超微针刀松解2次，麻木即愈。

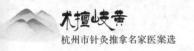

代表作

《浅筋膜松解术与针刺治疗腰椎间盘突出症的疗效对比研究》
《弯形针刀经皮松解术治疗屈指肌腱狭窄性腱鞘炎的临床研究》
《针刀闭合松解术配合金葡液治疗神经根型颈椎病临床研究》
《CT引导下侧隐窝注射配合电脑三维牵引治疗腰椎间盘突出症》
《屈指肌腱狭窄性腱鞘炎的诊治研究进展》

（撰稿人：朱国文）

朱国祥
医师临证经验总结

朱国祥，男，生于1962年，浙江上虞人。主任中医师、浙江中医药大学兼职教授、硕士生导师。1985年毕业于上海中医学院（现上海中医药大学）针灸推拿学专业，先后在杭州市中医院康复科、内科、针灸科工作。曾任杭州市中医院针灸科主任。兼任浙江省针灸学会理事、杭州市针灸推拿学会副会长。2007年旅居美国，从事针灸临床、教育和研究工作。

在长期的临床实践中坚持辨证施治、辨经取穴，坚持以针灸经络理论为临床指导纲领，对如何确定针灸阳性反应点并实施恰当的针刺手法具有自己独特的见解。擅长用针灸治疗顽固性偏头痛、颈性眩晕、中风、帕金森病、坐骨神经痛和视神经萎缩、神经性耳鸣等神经系统疾病以及各类关节疼痛。用天柱穴傍针刺治疗颈性眩晕具有取穴精炼、收效迅速、治疗安全的特点，并获得了较好的效果。

主持和参与省部级、市级课题多项，发表论文30多篇。

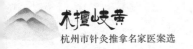
学术思想及经验

寻点治疾，多维针刺

朱氏从古典取穴和针法理论中吸取精华，遵循辨证取穴、补虚泻实的原则，在治疗各类痛症和内科疑难杂症时，善于在局部、邻近区域及相应平衡区和相关经络上寻找阳性反应点，如局部压痛点、敏感点、激痛点，或阳性结节、丘疹、皮肤隆起、肤色改变甚至肌张力改变点，然后根据阳性反应点的性质采用不同的刺激针法，如输刺、齐刺、傍针刺等多针刺激，或使局部出现适当针感，或促使循经传导，或气至病所，常获得相当好的疗效。

朱氏在临床上强调医者需耐心、细致地寻找各类阳性反应点。对于局部疼痛，不但注重在病灶周围或邻近点按压，而且注重在对应平衡点寻找阳性反应点，如右侧肩痛在左髋部寻找，左腕痛在右踝部按压寻找，头痛常在双侧足部寻找。对于内科疾病，多在相应的俞募穴周围寻找阳性反应点，如常在失眠患者的心俞、心包俞、厥阴俞处寻找阳性反应点，腹泻患者常在脾俞、胃俞、大肠俞处有压痛，咳嗽患者的阳性反应点常在风门、肺俞、大椎、中府附近。对于全身性疾病，注重根据脏腑辨证在相应的经脉上搜寻，如高血压肝阳上亢型重点在肝经肾经胆经上寻找阳性反应点，特别是在太冲、阳陵泉、丘墟、太溪周围寻找；帕金森病常由肝肾不足导致，寻找阳性反应点的意义同样重要，如在大椎、肝俞、肾俞、膈俞等穴处易发现阳性反应点。此外，对于某些疑难杂症，朱氏在特定的区域寻找阳性反应点具有丰富的经验，如神经性耳鸣，在同侧胸锁乳突肌处按捏常可发现阳性结节；如肩凝症，常可在对侧肩膀及同侧足三里下发现阳性反应点；如颈性眩晕，常可在两侧天柱区发现阳性反应点；如膝关节疼痛，常可在对侧枕骨下发现阳性反应点。

阳性反应点是疾病的反应点，也是治疗疾病的最佳刺激点。对阳性反应点适当施以针灸，补虚泻实，疏通经络，调和营卫，常可收到意想不到的疗效，特别是对某些顽固性疼痛和神经系统疾病具有重要的临床意义。唐代《备急千金要方》曰："有阿是之法，言有人病痛，即令捏其上，若里当其处，不问孔穴，即得便快成痛处，即云阿是，灸刺皆验，故曰阿是穴也。"阳性反应点的临床表现主要是痛感、酸楚麻木感、麻串放射感，有时会表现为一种温热舒适感，也可表现为皮下结节、皮下组织凹陷或松弛、皮肤颜色改变（如皮疹红斑）等，而采用现代科学方法可探测到皮温改变、电阻电位改变，或某些化学成分改变（如钙离子、一氧化氮等的变化）。这些阳性反应点可在传统经脉、穴位上，也可在经脉线的上下、左右；其分布可在病灶局部，也可在远道部位，如以压痛点为主，临床上需取最敏感、最痛处。如既有痛点又有皮下形状改变等，则需根据病情灵活取之，对于一般急性痛症，压痛点更有效，对于慢性内科杂症，则皮肤阳性物更重要。

临床上如发现阳性反应点，包括局部穴位和远道穴位，则一般无须再另外取经穴；对于全身性疾病，如只发现1～2个阳性反应点，则可适当配合传统经穴，补虚泻实。

总之，朱氏认为寻找阳性反应点可遵循以下四项原则：

（1）从病痛局部或邻近部位按压寻找。

（2）根据经络辨证和耳针理论、腕踝针及全息理论寻找。

（3）根据阴阳相对原则寻找。

（4）根据传统和现代经验寻找。

在确定阳性反应点后，如何给予有效、适当的刺激，以最大限度地发挥这些阳性穴位对全身各系统的调节作用，补虚泻实，调节自身免疫功能，挖掘机体抗病潜能，使机体尽快、全面地摆脱疾病的困扰，恢复健康是一个非常有挑战性的问题。历代针灸学家留给我们许多经典的针灸手法，但在实际临床运用中又比较模糊，有的补泻手法往往自相矛盾，从而给临床医师带来很多困扰。《灵枢·官针》曰："齐刺者，直入一，傍入二，以治寒气小深者，或曰三刺，三刺者，治痹气小深者也。"朱氏受《内经》九刺、十二刺中

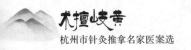
关于傍针刺、齐刺、浮刺、毛刺等的启发，结合现代针灸学中关于腕踝针、浮针和激痛点、董氏奇穴、平衡针刺法等理论，取穴精少，刺激量适当，无强烈针感，患者依从性好，收效迅捷。朱氏在临床上善用一穴多针刺法，特别是对阳性反应点总是施予两针以上刺激，常能收到事半功倍的效果。如果结合时间医学，那么穴位应该是一个四维的概念。而在实际针灸临床上，我们较难对穴位进行四维治疗，而对穴位的三维刺激是目前既切实、可行又安全、有效的方法。朱氏相信穴位的结构是四维的，而且其中必有易感点，使针尖触碰到此易感点，最大限度调节机体功能，发挥机体潜能，是朱氏在临床上取得高效的关键。

朱氏在临床上第一针常采用直刺法针刺任何阳性反应点（胸背处例外），主要起锁定穴位的作用，尽量使针尖到达病所，一般只需局部针感；此外，这一针对某些穴位也可起到探穴的功能，如在针刺内关时出现明显的电击样放射，即避免提插捻转，可用第二针避开正中神经实施针灸补虚泻实手法，这种方法对治疗冠心病、心绞痛具有较好的作用。第二针多采用斜刺或横刺，对于阿是穴，多用斜刺，类似傍针刺或齐刺法，针尖对准病所，起加强针感并促其传导至病所的作用；对于无痛感的阳性反应点，第二针或第三针则多用横刺，不追求针感，但针尖须对准病所。

这种多针手法在治疗脊椎夹脊时也是一种很有效的方法，如在治疗颈椎病时，朱氏常用一针直刺、一针横刺的方法，通过二维刺激，在治疗颈椎病导致的各类症状时常收到立竿见影的效果。

朱氏强调阳性反应点的多针多维刺激在临床上具有很大的实际意义。一方面，其大大增加了针尖刺中穴位阳性反应点的概率，促使气感出现，针感传导，气至病所，从而提高疗效；另一方面，其避免了常规针刺手法为追求得气需大幅提插捻转而导致神经损伤、出血等不良反应的发生。

临证医案

1. 头痛（颈性偏头痛）

【案例1】

患者资料 王××，女性，65岁。2005年8月20日初诊。

主　　诉 反复发作性头痛15年。

病　　史 每次头痛发作都在枕骨下区域，两侧痛，但右侧较重，如跳痛或刺痛样，程度9/10～10/10，常伴有恶心、呕吐，有时有放射痛到两侧颞部，严重时伴视物不清。发作频率为每周1～2次，每次持续24小时至48小时，无明显诱发因素。舌暗紫，脉弦细。就诊前一年曾行针灸治疗10余次，仅有短暂的头痛减轻，效果不满意。就诊时头痛呈发作状，诉头痛已超过10小时。

检　　查 右侧天柱和完骨之间有明显压痛，左侧膀胱经京骨与金门之间发现一米粒样结节。

西医诊断 颈性偏头痛。

中医诊断 头痛，气滞血瘀证。

治　　则 行气祛瘀止痛。

治　　法 患者取左卧位，取穴头部阳性反应点，用32号1寸针施傍针刺，一针直刺0.5寸左右，另一针从穴下方对阳性反应点斜刺。刺第一针时，患者反映有轻微酸胀；刺第二针时，感觉有温热感扩散至右侧枕区。足部阳性反应点一针刺0.3寸，另一针横刺逆经络方向，患者均有轻微酸胀感出现。配百会、合谷、太冲平补平泻，留针30分钟。出针后，患者即刻感觉头痛减轻约50%。预约2天后再诊，每周3次。二诊时，患者反映第一次治疗3小时

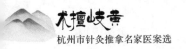

后头痛完全消失，二诊要求继续针灸，预防发作。检查时发现两阳性反应点依旧，但头部阳性反应点压痛减轻。予原方法再治。三诊时患者反映无头痛发作，予原方法继续治疗。6次治疗后，未发现明显阳性反应点，患者无头痛发作。取百会、天柱、合谷、太冲、血海、三阴交，每周1次，4周后停止治疗。随访6个月，患者再无头痛发作。

按　　语　人体经络纵横交错，入里出表，通上达下。阳性反应点是疾病在体表的切实反映，也是治疗的最佳点，但要达到调节作用，又需要最佳的刺激，而对阳性反应点的多针刺法可以极大提高刺中穴位易感点的概率，最大限度发挥调气血、通经络的作用。头颈部疾患常可在患者耳后发现阳性反应点，此处往往是最佳的治疗点。

2. 不寐（失眠）

【案例2】

患者资料　江××，男，59岁。2004年10月18日初诊。

主　　诉　顽固性失眠20多年。

病　　史　每晚入睡困难，只有3～4小时的浅睡眠，整日头脑昏沉，疲倦，记忆力减退，食欲不振。曾服用多种镇静催眠药，但无明显效果。就诊时，精神匮乏，目光无神，舌淡苔薄，脉细涩。

检　　查　左侧心俞附近有皮肤隆起，无压痛，右侧神门与大陵之间较敏感。

西医诊断　失眠。

中医诊断　不寐，心脾两虚证。

治　　则　补益气血，宁心安神。

治　　法　以上两阳性反应点，均选用1寸针。背部阳性穴一针对准阳性反应点斜刺约0.5寸深，另两针横刺，分别从穴位的外上、外下对准阳性反应点，使针尖到达阳性结节，患者有轻微的刺痛感，无酸胀感；对右侧腕部阳性反应点施傍针刺，患者酸胀感明显，留针45分钟。3天后二诊，患者反映治疗后当晚睡眠有明显改善，较平时易入睡，可睡5小时左右。检查时发现阳性反应点依旧，治疗方法同初诊。每周2次，治疗3周后，入睡时间和睡眠质量均有明显改善，每晚能睡6小时左右。3周后，阳性反应点已不明显，再取安眠、百会、心俞、神门、三阴交平补平泻治疗5周，睡眠质量稳定好转。随访6个月，患者情况稳定。

按　语　常规针灸治疗顽固性失眠效果一般不理想，如能发现阳性反应点并给予适当刺激，有时能获得较好的效果，且随着病情好转，阳性反应点亦消失，可再按常规取穴继续治疗，以巩固疗效。

代表作

《傍刺天柱穴为主治疗颈性眩晕临床观察》
《温针灸治疗中老年顽固性偏头痛62例》
《环跳穴不同深度刺法治疗坐骨神经痛疗效观察》
《平衡针刺法对脑卒中后上肢高痉挛状态患者正中神经F波的影响》

（撰稿人：朱国祥）

孙云廷
医师临证经验总结

孙云廷，男，生于1969年，山东昌邑人。主任中医师、针灸学硕士。1995—2001年，就职于曲阜中医药学校，担任针灸推拿学讲师及教研室主任等。2004—2010年，担任滨州医学院中西医结合学院针灸推拿学副教授及滨州医学院附属医院中医科副主任医师等。2010年至今在杭州市中医院工作。兼任中华中医药学会针刀医学分会委员、浙江省针灸学会针灸临床专业委员会委员。

主要采用针灸、针刀、穴位埋线、中药等方法治疗中风后遗症、面瘫、腰椎病、颈椎病、肩周炎、腱鞘炎、急慢性软组织损伤、脾胃病、月经病、单纯性肥胖以及其他疑难杂症，且效果显著。

先后主持课题10余项，发表学术论文60余篇。获曲阜市优秀教师、曲阜市卫生先进工作者、山东省传统医药技能大赛优胜奖、"全省卫生系统技术能手"称号、滨州市自然科学成果奖三等奖3项，以及杭州市中医适宜技术大比武团体冠军和个人三等奖等。

学术思想及经验

微针治内，粗针治外；内病宜调，外病宜泻

此处之微针主要指毫针以及类似毫针的传统治疗方法。粗针主要指一般意义的粗针以及三棱针、小针刀等直径偏大的治疗工具。内病主要指部分内科疾病以及有内科疾病特点的外科疾病。外病主要指筋肉酸痛、局部肿块、硬结条索以及类似疾病。内病多采用毫针等治疗工具，并注重手法取效、调气取效，以及调整脏腑经络功能取效，如毫针透天凉手法治疗急性痢疾。急性痢疾为夏秋季常见肠道传染病，针刺治疗本病效果明显，不仅可以迅速控制症状，而且能消灭病原体。例如，选大肠下合穴之上巨虚，有通调大肠腑气之功，因痢疾病在大肠，故取之；针此穴有助于杀死痢疾杆菌，增强机体免疫功能。透天凉手法为针刺手法中综合性较强的一种泻法，历代医家多有描述。行此手法，患者体温较难发生改变，故此手法难以掌握。运针之时不苛求患者体温之变化，只按要求施术，用心行针，必然见效。又如，子午流注取穴治疗中风后抑郁，主穴按照徐凤纳甲法逐日按时开穴规律，每天辰时选穴针刺，采取合日互用、增加开穴的原则进行选穴（按时推算开穴，主要根据日、时的干支，顺次推算取穴。阳日阳时开阳经之穴，阴日阴时开阴经之穴。如乙日肝经主气，在乙酉时开取肝经井穴大敦，乙为阴，再按阴日阴时开阴经之穴，则知乙酉下一个阴时为丁亥，当开心之荥穴少府，以此类推）。配穴：四神聪、神庭、百会、肝俞、肾俞、复溜、三阴交、悬钟、太溪。用毫针常规针刺，注重针刺的深度及方向，并需得气为度，疗效明显。

外病宜泻主要指手法相对简单，不太注重调节经络脏腑功能，而侧重解筋散结、祛瘀活血。正如《内经》所说"菀陈则除之"。如三棱针点刺、散刺治疗软组织损伤，刺络拔罐治疗急性腰扭伤，针刀局部松解切割条索状物治

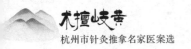
疗颈肩腰腿痛等，均属该处之外病宜泻范畴。例如，小针刀治疗颈椎病：以风池穴，双颈夹脊4、6，颈中线阿是穴为主，局部常规消毒，铺好洞巾，针刀深度可至条索状物处、压痛点所在部位，以及需针刀松解之处。夹脊穴处，可切开关节囊1～3刀；风池穴，可切开关节囊2～3刀后出刀。颈部中线处阿是穴：以棘间韧带为主，刀锋到达骨面后，调节针体与棘突间隙平行，并将刀锋旋转90°，使刀口线与棘突上缘骨面平行，切开棘间韧带2～4刀。其对关节囊的松解和对棘间韧带的切割与微针治疗大有不同。

粗针治外不仅遵循了经筋皮部理论治疗软组织损伤、颈腰痛等疼痛性疾病，而且通过运用现代解剖生理学等知识，扩大丰富了其进针理念。例如，在颈椎病的粗针治疗中，颈部夹脊穴和阿是穴是常用的进针点。在硬结和条索状物不明显的情况下，选择阿是穴附近的深筋膜、浅筋膜以及肌肉附着点进行针刺，仍然可以获得明显的效果。

很多疾病的发生是多因素作用的结果，从病因、病机的角度来看，绝大多数治疗方法有其优势和局限性，针灸等外治疗法也不例外。微针与粗针的治疗可以内外结合，标本兼治，共同取效。

临证医案

1. 口噤不开（颞下颌关节功能紊乱综合征）

【案例1】

患者资料 王××，女，31岁。2004年11月8日就诊。

主　诉 右侧颞颌关节区疼痛15天。

病　史 患者15天前因受凉而出现右侧颞颌关节区疼痛，张口受限和咀嚼时疼痛明显，无弹响和摩擦音，颞颌关节区有明显疼痛。

检　　查　张口受限和咀嚼时疼痛明显，无弹响和摩擦音，颞颌关节区有明显疼痛。

西医诊断　颞下颌关节功能紊乱综合征。

中医诊断　口噤不开，风寒阻络证。

治　　则　祛风通络止痛。

治　　法　取合谷、阳陵泉、太冲、翳风，皆双侧。嘱患者取平卧位，常规消毒后，选用2寸29号不锈钢毫针，以快速手法进针，进针深度1～1.5寸，施以平补平泻手法；留针15分钟，期间每穴用捻转法行针1分钟；每天1次。穴位注射：选下关，用5ml注射器抽取2%利多卡因注射液1.5ml，常规消毒，刺入穴位，回抽无血，注入药液；每2天1次。15分钟后，患者疼痛减轻。2次后，全部自觉症状消失，张口自如，疼痛及压痛消失。随访半年未复发。

按　　语　此病的病因目前尚不十分清楚，一般认为与神经精神因素、体质虚弱、咬合关系紊乱及外力撞击、突咬硬物、张口过大等有关，少数与受凉有关。另外，关节和牙齿的生长发育异常，或牙齿充填不良等亦可引起此病。此病症状的主要特点为关节区胀痛，运动时弹响，张口运动障碍等。多数属关节功能失调，预后良好。但极少数病例可发生器质性改变。我们认为，风寒阻络、情志失调、筋肉外伤等因素可引起颞颌部经筋挛急、功能紊乱、筋骨失濡，甚至关节活动受限，从而导致此病发生。针刺以经脉循行及标本根结理论为依据，选四肢末端之合谷、太冲以治其本，翳风、下关以治其标。合谷为手阳明经穴，"手阳明之脉……贯颊，入下齿中，还出挟口，交人中……左之右，右之左，上挟鼻孔"，故合谷可治面疾。太冲为肝之原穴，可疏肝解郁，调理肝胆。"胆足少阳之脉……抵于頄，下加颊车……是动则病……颌痛。""三焦手少阳之脉……出耳上角，以屈下颊至頄……是动则病……颊痛。"故取阳陵泉能疏通少阳经气，使面部之筋不受干扰，而达疏风活血通络、通利关节止痛之功；此外，合谷、太冲合用还可加强疏风通络、开噤镇痛之效。翳风为手足少阳之会，其下为面神经干从颈乳突孔穿出处，针刺此穴主治"狂，癫疾，暗不能言"（《千金方》）及"口僻不正，失欠脱颌，口不开""瘖不能言"（《针灸甲乙经》）。下关处注射2%利多卡因注射液，可以松弛肌肉痉挛，缓解肌肉紧张，降低神经兴奋性，解除恶性循环，以达到镇痛消炎之目的。

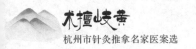

2. 项痹（颈椎间盘突出症）

【案例2】

患者资料 刘××，男，42岁。2008年3月6日就诊。

主　　诉 头晕2年，加重1周。

病　　史 头晕2年，加重1周。时有恶心、胸闷、视物不清，颈后部酸、重、疼痛、僵硬感，有时左手手指有麻木感。

检　　查 颈椎CT检查示C_{3-4}、C_{4-5}、C_{5-6}、C_{6-7}椎间盘突出，相邻硬膜囊受压，生理曲度改变。头颅CT检查未见明显异常，心电图大致正常。

西医诊断 颈椎间盘突出症。

中医诊断 项痹，瘀血痹阻证。

治　　则 通经活络，祛瘀止痛。

治　　法 采用小针刀治疗。以风池穴，双颈夹脊4、6，颈中线阿是穴为主。术前寻找术点，用亚甲蓝标记，局部常规消毒，铺好洞巾，露出局部皮肤，用4号针刀治疗。

夹脊穴：先以双颈夹脊4、6作为进针点，针体与人体矢状面约成45°，刀口线与纵轴平行刺向椎弓板，当刀锋刺达骨面后，沿骨面向侧方滑动，当感觉刀锋遇到坡状骨性阻碍时，沿坡面略微上移，探及关节间隙后，旋转针体使刀口线与关节间隙平行，切开关节囊1~3刀。

风池穴：刀口线与纵轴平行刺入。针刀抵达颅骨下缘后旋转刀口线使其平行于寰枕关节间隙，切开关节囊2~3刀后出刀。

颈部中线处阿是穴：以棘间韧带为主。针刀垂直刺入，刀口线与人体纵轴平行，刀锋到达骨面后，调节针体与棘突间隙平行，并将刀锋旋转90°，使刀口线与棘突上缘骨面平行，切开棘间韧带2~4刀。

各部位选择不同深度纵行剥离，横向切割，出针后，适度按压，消毒后敷以创可贴，并嘱注意事项。治疗后视物模糊迅速改善，颈部僵硬感消除，头晕减轻。1周后复诊，诸症消失。

按　语　椎动脉型颈椎病又称颈性眩晕，属中医学"眩晕"范畴，多由人体上气不足、气血不能上荣、脑失所养所致。椎动脉受压、狭窄等因素可致椎-基底动脉缺血、颈部软组织的力学平衡发生紊乱，从而出现局部疼痛、僵硬等一系列症状。当颈部出现疼痛、僵硬和不适加重时，眩晕也会随之加重。小针刀可以改善局部肌肉痉挛情况，调整局部力学平衡，从而使局部症状得到缓解。椎动脉是锁骨下动脉的分支，通常走行至第6颈椎的横突孔，随后在第6颈椎横突孔内向上走行，然后从第2颈椎横突孔穿出后向上直行达寰椎横突孔后自上方穿出，绕过寰椎上关节突后从枕骨大孔进入颅内。长期劳累、外伤、退行性病变等可使颈椎出现生理曲度变直或反弓、颈椎小关节紊乱、椎间隙变窄，以及钩突关节骨质增生甚至颈椎椎间盘膨出或突出等，这些因素将导致椎动脉迂曲、变形甚至狭窄。针刀治疗可以在一定程度上调整颈椎生理曲度，改善颈椎失稳和椎间隙狭窄情况等，从而改善椎动脉血供情况。彩色多普勒超声在颈部及颅脑血管诊断中有明显的优势，能对引起脑血流动力学变化的因素进行分析，探明椎动脉走行迂曲、管腔变形狭窄等导致的血流速度改变情况。

交感神经异常会导致脑部血管改变。钩椎关节骨质增生、颈椎力学平衡紊乱等均可刺激椎动脉周围的交感神经丛，使交感神经兴奋性增高，从而引起颈内动脉或椎动脉痉挛收缩，导致脑部血供不足，从而出现一系列症状。针刀治疗可刺激神经末梢和血管感受器以及颈部软组织内的感受器，通过反射机制使交感神经紧张度降低、血管扩张，从而改善椎动脉的血供和局部的血液循环，同时使颈椎肌肉得到松弛。针刀治疗通过调节颈椎内外平衡，解除肌肉痉挛，改善局部微循环，促进无菌性炎症的吸收，调节交感神经的张力，达到治疗效果。

风池局部针刀松解对调整脑血管的舒缩状态、改善脑部血供等有显著作用。颈夹脊穴附近针刀松解铲拨等治疗则通过刺激脊神经后支、促进局部血液循环等，达到改善脑部血供、缓解头痛头晕等效果。同时，该疗法还可以改善颈椎小关节紊乱情况，减少颈椎侧弯、后伸时出现的各种不适感。此外，以上治疗还可纠正各种因素引起的椎动脉血流动力学紊乱，活血通络，改善局部血液循环，缓解局部组织的缺血和缺氧状态，兼有类似针灸的治疗

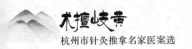

作用。本案例表明，治疗后左椎动脉、右椎动脉及基底动脉的收缩期峰值、舒张末流速及平均流速较治疗前上升（$P<0.05$），说明通过小针刀治疗能有效提高椎动脉型颈椎病患者椎动脉的平均血流速度，增加血流量，从而改善椎动脉的血供状况，改善临床症状。针刀的诸多治疗作用与针刀松解术提高椎-基底动脉血流速度、改善局部血液循环、提高脑血流量、缓解血管痉挛、调节神经功能、恢复颈椎力学平衡等多因素有关。

代表作

《子午流注取穴治疗对脑卒中患者认知功能及脑卒中后抑郁的影响》

（撰稿人：孙云廷）

杜梦玄
医师临证经验总结

    杜梦玄，男，生于 1966 年，浙江东阳人。主任中医师。1990 年毕业于上海中医学院（现上海中医药大学）针灸学专业。现于杭州市萧山区中医院针灸科工作。曾在全国针灸临床研究中心针灸部进修。

    对中医基础理论与临床应用具有独到的见解，擅长面瘫及中风、痴呆、高血压等老年疾病的中西医结合康复治疗，对气管炎、失眠、头痛、颈肩腰腿痛、风湿类风湿性关节炎的诊治有较深入的研究。对经络实质、三焦实质、心主神明本质、针灸作用机制等提出了独到的见解。

    发表论文 20 多篇。

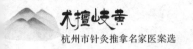

学术思想及经验

一、中医基础理论研究的创新

对于中医最为热门的话题，如灸法理论、针灸作用机制、心主神明的本质、三焦实质之谜、经络实质的研究，杜医师提出了许多独到的见解，为阐明这些实质与机制提供了新思路。

《评王焘"唯取灸法"之历史成因》一文首次肯定了"唯取灸法"及"针能杀生人，不能起死人"的时代合理性，纠正了1000多年来对医家王焘的错误评论，认为从安全性及抢救危急重症患者方面，唐代灸法优于针刺方法，这是对灸法理论的深刻理解，同时也引起了医学界对灸法的重视。

《针灸作用机制与信息增强规律》一文则依据信息论中的信息增强规律来揭示针灸的作用机制，使深奥、复杂的针灸机制简单、明了，对正确把握各种信息对针灸治疗效应的影响、提高针灸的临床疗效具有非常显著的现实意义。

《论心主神明之必要性与必然性》一文则通过对"心主神明"的渊源、脑主神明产生的根源及局限性、心主神明的系统论黑箱原理及心主神明的临床意义这四个方面进行论述，证明了心主神明不仅在现在，而且在未来都将是行之有效的理论方法。这是用系统论中的黑箱理论阐释了心主神明的本质特征。

《用系统论原理剖析三焦实质之谜》一文用系统论原理中的系统与要素、系统层次结构的相干性、整体与部分关系中的非加和性来"解剖"三焦的结构和生理，阐明了三焦"是什么"与"如何存在"的问题，从而解释了三焦之本质特征。

《经络实质的模型遐想——关于"波粒"二象性设想》一文以光的波粒二

象性联想类推到经络实质上，提出了经络的波粒二象性特征，粒子性即细胞舒缩功能，波动性即机械波与电磁波的协同性，这样就从中医的整体性与动态性方面较圆满地阐明了经络实质之谜。

二、临床研究

《脊髓损伤尿潴留拔导尿管的针刺时机与针法》一文认为，脊髓损伤尿潴留属本虚标实，拔导尿管后 1 小时是针灸治疗的最佳时机。芒针气海、中极、秩边透水道，直刺4～5寸，刺激非常强烈，具有醒神导气的作用，使昏迷的逼尿神经得到苏醒，软弱无力的逼尿肌受到刺激而产生强烈的收缩反应。芒针刺法属强泻法。接着用温针灸气海、中极及足三里、三阴交、太溪等以达到安神培补元气、温阳利水作用。温针灸法属强补法。通过强泻之后的强补，可使患者迅速恢复排尿功能。该针刺疗法在老年中风后遗症、前列腺炎等引起的排尿功能障碍的治疗中也具有非常显著的效果。

《益气扶正针灸法治疗中风后遗症50例》一文认为，中风急性期以石学敏院士提出的窍闭神匿、神不导气为关键病机，需采用醒脑开窍法针刺治疗，以加速自主运动的建立。但后遗症期患者长期卧床，久病体弱，血脉失畅，常以气虚血滞经脉、气血不通为主要病机改变，同时健肢也因长期卧床而致功能减退。而杜医师从王清任补阳还五汤得到启发，提出重用健患侧足三里、关元穴温针灸以益气扶正，并结合头体针以通经活络，达到标本兼治的目的，并取得了显著的临床疗效。

三、临床决策思想

《科学中医与拿来主义》一文首次提出了"科学中医"的概念，指出科学中医是以中医理论、中医思想为指导，突破保守的思想，以积极、开放的精神汲取现代科技成果与理论，按照中医本身的规律来发展、提高中医，并以患者为中心，以疗效为目标，使中医学达到一个新的发展水平。毋庸置疑，现代医学相比传统中医有许多长处，但中医针灸等在很多病种治疗中也有现

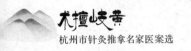

代医学无法替代的优势。中医学与西医学都是治病救人的医学，在理论上虽然不同，但是两者的治疗目的是相同的，这就为中西医提供了很大的沟通和兼容的空间，两者应该互相学习、互相促进。中医也必将为整个世界医学的发展贡献自己的力量。

中医精气神理论出神入化，是指导手术、治疗肿瘤等成败的理论准则。再漂亮的手术、再成功的放化疗，如果失去人的精气神，那么终将是"灭绝人性"的。未来医学需要中医理论的指导，创新医学需要中医理论的指导，医学必将更加人性化。

祖国医学博大精深，现代医学知识浩瀚。杜医师从事医学研究近30年，尤其是在中医理论研究、文化研究、临床研究方面，他运用系统信息控制论原理及物理学常识，对中医进行了某些想象及思考分析，从而论证了三焦实质之谜、心主神明之本质、经络实质之谜、针灸作用机制等，并在这些理论的指导下，在临床上进行了实践，尤其是"科学中医"概念、最古老又"最新鲜"的针灸学理论的提出，为未来临床决策指明了方向。

临证医案

1. 癃闭（尿潴留）

【案例1】

患者资料　董××，男，58岁。2013年4月21日初诊。

主　　诉　尿潴留1个多月。

病　　史　因高空坠落致 L_{1-2} 压缩性骨折，马尾受损，右胫腓骨骨折住院。2013年4月22日全麻下予骨科手术，术后留置导尿，在我院曾拔导尿管3次均未成功。于2013年5月28日上午10：00邀针灸科会诊，会诊时神志清，腰背部酸痛，转侧不利，左下肢肌力4级，右下肢肌力3级。用芒针配合温针法治疗，第一次未成功。2013年6月6日，尿常规白细胞（＋＋＋＋）。由于插管时间过久，抗感染治疗无效，因此泌尿外科会诊后准备手术治疗。我们在拔导尿管1小时内再次采用芒针配合温针法治疗，成功拔除导尿管。

检　　查　血压130/80mmHg。双瞳等大等圆，直径0.3cm，对光反射灵敏。咽反射正常。右侧下肢肌力3级，左侧下肢肌力4级，肌张力减低。巴宾斯基征（＋），颈无抵抗，克尼格征（－）。两肺呼吸音粗，未闻及干湿啰音。心律齐，各瓣膜听诊区未闻及病理性杂音。全腹软，无压痛与反跳痛，肝脾肋下未触及，移动性浊音阴性。双下肢不肿。磁共振检查：L_{1-2}压缩性骨折，马尾受损，右胫腓骨骨折。尿常规：白细胞（＋＋＋＋）。神志清，精神软，胃纳可，睡眠安。小腹胀满，大便不畅，小便留置导尿中。舌紫，苔薄黄，脉涩。

西医诊断　尿潴留。

中医诊断　癃闭，气虚血瘀证。

治　　则　醒神导气，培补元气，温阳利水。

治　　法　取穴：气海、中极，以及秩边透水道（双侧）、足三里（双侧）、三阴交（双侧）、太溪（双侧）、内关（双侧）。患者先取仰卧位，用29～31号5寸长芒针直刺气海4寸，感应放散至会阴部及脐上；中极直刺3～4寸，感应放散至会阴部及尿道。再取侧卧位，秩边透水道直刺4～5寸，感应向尿道及肛门周围扩散，以上针后不留针。然后用30号1.5寸长毫针针刺气海、中极、足三里、三阴交、太溪、内关，直刺0.8～1.2寸，留针20分钟，其中中极、气海加温针灸。治疗时机：要求用导尿管排尽尿液，在拔除导尿管1小时后接受针刺治疗。

按　　语　在拔除导尿管后1小时进行针灸治疗，这是因为部分患者不用针灸也可自行排尿，无须进行针灸治疗，而1小时后仍不能排尿者，一般自行排尿比较困难，需要立即进行针灸治疗，而此时患者尿量不多，膀胱尚未完全充盈，其上壁一般未到耻骨联合上方，这时深刺较为安全。而1小时后，插导尿管的尿路也得到了短暂的休养，此时针灸感应更加明显，效果也更加显著，并且患者精神放松，故是针灸治疗的最佳时机。脊髓损伤性尿潴

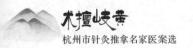
留在中医学中属"癃闭"范畴，系本虚标实之证，尿液潴留为标实，肾虚气化失常、膀胱开合失度为虚。芒针气海（肓之原穴）、中极（膀胱募穴）、秩边透水道，直刺4～5寸，针感直接向尿道传导，刺激非常强烈，具有醒神导气的作用，使昏迷的逼尿神经得到苏醒，软弱无力的逼尿肌受到刺激而产生强烈的收缩反应。针感是否能传到尿道是判断能否成功自行排尿的重要标志。芒针刺法属针刺的强泻法。紧接着用1.5寸针针刺气海、中极、足三里、三阴交、太溪、内关，其中中极、气海加温针灸，以达到安神培补元气、温阳利水的作用，尤其是温针中极、气海，属强补法。通过强泻之后的强补，可使逼尿肌得到很好的休整。然后嘱患者放松精神，加强营养，待有尿意时一鼓作气，用力排尿，大多能一次性成功排尿。

2. 中风后遗症（脑梗死后遗症）

【案例2】

患者资料　范××，女，77岁。2015年5月5日初诊。

主　　诉　左侧肢体半身不遂1个多月。

病　　史　因突发脑梗死急送某医院住院治疗，经过1个多月的住院治疗仍后遗左侧肢体半身不遂。出院后于2015年5月5日来我院门诊治疗，可见语言清晰，意识清楚，对答切题，左侧肢体半身不遂；夜尿频多，每晚3～5次，常不能自控，并影响睡眠。

检　　查　意识清楚，对答切题。瞳孔等大等圆，直径0.2cm，对光反射灵敏。口眼无歪斜，伸舌居中，咽反射（－），左上肢肌力3级，左下肢肌力4级，右侧肢体肌力5级。左侧巴宾斯基征（＋），肢体感觉正常，颈无抵抗，克尼格征（－）。双下肢不肿。头颅CT检查示右侧基底节脑梗死。面色略苍白，神疲，胃纳可，夜寐欠安，夜尿频多。舌质暗紫，苔薄腻，脉细。

西医诊断　脑梗死后遗症。

中医诊断　中风后遗症，气虚血瘀证。

治　　则　益气扶正，疏经活血通络。

治　法　头针：取瘫肢对侧头部运动区、足运感区，常规消毒，选用 0.30mm×40mm 不锈钢针，针与头皮呈15°～20°，将针快速刺入头皮下，当针到达帽状腱膜下层时，指下感到阻力减小，然后使针与头皮平行，继续捻转进针，达到应有的深度后，快速捻转2～3分钟。在进行头皮针治疗时，应重视患者对患肢的主动与被动康复训练。

体针：取患肢肩髃、曲池、手三里、外关、合谷、血海、梁丘、风市、足三里、丰隆、三阴交，健侧足三里、关元。针法采用温针灸双侧足三里、关元、曲池、肩髃、三阴交。

头针与体针同时进行，得气后留针30分钟。隔日一次，每周3次，每次30分钟，10次后观察疗效。通过10次治疗，患者大小便完全自控，夜尿频多消失，并能直立行走。

按　语　中风急性期，杜医师认同石学敏院士提出的中风急性期的关键病机"窍闭神匿，神不导气"，在治疗上主张醒脑开窍法结合头针治疗，以达到加快患肢康复、由被动运动向主动运动转化、加速自主运动建立的目的。中风患者经过救治、神志清醒后，多留有后遗症。其病机以气虚血滞、脉络瘀阻多见。王清任专以气虚立说，创立补阳还五汤治疗偏瘫。补阳还五汤至今仍为常用方剂之一。此方重用黄芪补气，气行则血行，血滞则血瘀。唐容川曰"人之一身，不外气血，气有一息之不运，则血有一息之不行"，即是对中风及其后遗症的精辟论述。针灸治疗中风后遗症，文献常缺少益气扶正的治疗学说思想，杜医师受其启发，考虑到在中风后遗症期，患者长期卧床，病久体弱，血脉失畅，患肢以气虚血滞经脉、气血不通为主要的病理改变，但健肢也因患者长期卧床而出现功能减退，故重用健患侧足三里、关元温针灸以益气扶正，结合头体针通经活络，从而达到标本兼治的目的。

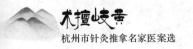
代表作

《经络实质的模型遐想——关于"波粒"二象性设想》

（撰稿人：杜梦玄）

李丽萍
医师临证经验总结

　　李丽萍，女，生于1974年，河北柏乡人。主任中医师、医学博士。师承黑龙江中医药大学孙忠人教授。2005年就职于浙江省中医院，2010年调入杭州市中医院。现任杭州市中医院针灸推拿康复分中心主任。兼任中华中医药学会外治分会委员、中国医疗保健国际交流促进会康复医学分会手功能学组和盆底学组委员、浙江省针灸学会疼痛分会常务委员、浙江省中医药学会养生康复分会委员、浙江省中医药学会外治分会委员、浙江省医学会物理医学与康复学分会盆底障碍康复学组委员、杭州中医药协会针灸康复分会委员兼秘书。浙江省科技专家库专家，杭州市科普专家库专家。

　　从事针灸康复临床工作10多年，临床上重视辨证论治，倡导中西医结合，主要擅长中风、颈肩腰腿痛、面瘫以及妇科疾病等的治疗、调理。

　　主持或参与省部级课题、省级自然科学基金、厅局级课题10多项。发表论文数十篇。

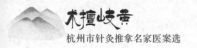
学术思想及经验

李主任从事针灸康复临床工作10多年，熟悉名家的特色针法与灸法理论，遵循"衷中参西，中西结合"的理念，临床上提出"辨病辨证为先，多种针法结合"的学术思想，针对不同疾病采用不同的针灸方式，以期获得最佳的治疗效果。在中风后偏瘫、认知功能障碍等中风相关疾病的治疗方面具有丰富的临床经验。根据部位的不同，李主任常使用头针、体针、腹针等，而在灸法上则善于使用温针灸。

李主任常使用头针加体针的布针方式治疗中风后偏瘫。中风起病急，是以猝然昏仆、不省人事，伴口眼歪斜、半身不遂、语言不利为主证的一种疾病，现代医学中的脑梗死、脑出血等神经系统疾病均属该病范畴。《素问·脉要精微论》提出"头为精明之府"，头为诸阳之汇，手足六阳之经皆上循于头面。头部是气血汇聚之处，也是中风发生的部位，故运用头针对中风后偏瘫进行治疗可获一定的效果。李主任在总结大量临床经验的基础上，参考大脑皮质在头部的反射区域，选定相应的治疗区线，包括对应的头皮（运动区、感觉区）、额前部、颞后部的头皮对应区，即通常所说的额5针、颞3针。此外，李主任还经常取顶中线、病灶侧顶颞前斜线和顶颞后斜线这三条标准线作为治疗中风后偏瘫的常用选穴区。头针多选用0.25mm×40mm毫针，并对上述穴区进行接力样的透刺，针与头皮常成15°~30°，使针体顺利进入帽状腱膜下层，这不仅可以运针自如，还可以在一定程度上减轻患者的痛苦。在行针时，李主任遵循"虚则补之，实则泻之"的辨证行针法则：对于肌张力偏高者，予以深刺、频率快的泻法；对于肌张力不高者，则予平补平泻的手法；当辨证为阳气不足时，则使用浅刺、频率慢、加温针灸等补益手法。行针时间通常为2~3分钟，每隔5分钟再进行手法捻转。头针的留针时间为2~3小时。在选择体针穴位时，常选取患侧上肢肩髃、臑会、手三里、外关、中渚，以及患侧下肢承扶、殷门、委中、阳陵泉、承筋。中医学将手足废而不用称为"风痱"。《灵枢·热病》曰："痱之为病，身无痛也，四肢不收，智乱不甚，言微知，可治，其甚则不能言，不可治也。"《针灸大成》卷五·八脉图并治症穴提出："中风偏枯，疼痛无时：绝骨、太渊、曲池、肩髃、三里、昆仑。"《针灸聚英》卷四下·杂病歌·风亦曰："偏风半身不遂：肩髃、曲池、列缺、阳陵泉、手三里、合谷、绝骨、丘墟、环跳、昆仑、照海、风市、足三里、委中。"李主任一方面参考古文献中的针灸治疗记载，另一方面根据现代康复学原理和偏瘫的恢复发展规律，特别是针对亚急性期的中风患者，总结出一套中医理论指导的符合现代康复学原理的腧穴组合，该组合可以兴奋拮抗肌群而对抗主动肌群，穴位主要为患侧上肢伸肌部位的腧穴（肩髃、臑会、手三里、外关、中渚）和下肢屈肌部位的腧穴（承扶、殷门、委中、阳陵泉、承筋）。体针常选用 0.25mm×40mm 毫针，垂直刺入皮肤后候气至得气再行针，最后留针，约 30 分钟。李主任对得气和行针也有自己的见解，她认为先候气后得气，如《灵枢·九针十二原》所述"刺之要，得气而有效"。偏瘫患者的肢体感觉功能偏差，得气感就更考验医者的手感。《标幽赋》对得气与否进行了生动的描绘："轻滑慢而未来，沉涩紧而已至……气之至也，如鱼吞钩饵之浮沉；气未至也，如闲处幽堂之深邃。"得气后行针，需要注意避免"过其道"的深刺，《素问·刺要论》指出"病有浅深，各至其理，无过其道……浅深不得，反为大贼"。此外，李主任还认为应根据患者肌张力的高低来选择补泻的方式，肌张力较高者行泻法，肌张力较低者可以行适当的补法，同时注意避免针刺刺激而引发肌肉痉挛。这种协调肌群间肌张力的理念与中医"阴阳调和"是不谋而合的。

李主任在中风后认知功能障碍的治疗方面也有自己独特的见解和针灸方法。中医学根据认知功能障碍的特点将其分为记忆力减退、计算力障碍、定向障碍等，分别归属于"健忘""喜忘""失智"等范畴。现代医学认为，认知功能障碍是中风的严重并发症之一。《千金方》云："岐伯所谓中风，大法有四：一曰偏枯……三曰风懿，四曰风痹，奄勿不知。"《杂病源流犀烛·中风》曰"有中风后善忘"，指出中风与认知障碍相关。《素问·调经论》曰"血并于下，气并于上，乱而善忘"，提示头部病变与"善忘"密切相关。在治疗上，采用针刺治疗"健忘""失智"等相关认知功能障碍疾病在古医籍中

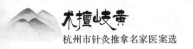

也有记载，如《针灸甲乙经》曰"失智，内关主之"，《针灸大成》曰"百会主头风中风，惊悸健忘，忘前失后，心神恍惚"。现代研究也表明，针刺可以增强神经冲动，调节神经细胞的兴奋性，激发细胞活化，使受损的处于半休眠状态的脑细胞复苏。基于此理论，李主任在治疗时头针常选取"颞三针"针法及百会、神庭、本神，这些穴位的深层大脑投射区为颞叶及额叶，与智力、记忆、语言等相关。治疗时多选用0.25mm×40mm毫针，对上述穴区进行透刺，针与头皮常成15°～30°，进针0.8～1寸，留针40分钟至1小时。在体针穴位的选择上，李主任常辨证取穴，主要以曲池、合谷、肝俞、肾俞、内关、阳陵泉为主穴，偏虚证者加足三里、关元、三阴交等施以补法行针加以温针灸，偏实证者加太冲、丰隆、上巨虚等施以泻法行针。体针常选用0.25mm×40mm毫针，留针约30分钟。温针灸则使用长度约2cm的艾条段，每穴2壮，以患者局部皮肤发红为度。

临证医案

1. 中风-中经络（脑梗死）

【案例1】

患者资料 单××，女，67岁。2016年10月初诊。

主　　诉 右侧面部、右上肢麻木2个多月。

病　　史 患者于2个多月前无明显诱因出现右侧面部、右上肢麻木，口齿不清，后送至浙江大学医学院附属第一医院就诊，头颅CT检查提示"腔隙性脑梗死"，予对症处理后好转出院。现遗留右侧肢体活动不利，言语不利，遂来我院进行针灸治疗。

检　　查 左侧肢体肌力正常，右侧肢体肌力减弱，右上肢肌力3级，右下肢肌力2级。皮肤温觉较左侧肢体下降，神经检查左侧（－），右侧巴氏征（＋）。舌暗，苔白腻，脉弦滑。

西医诊断　脑梗死。

中医诊断　中风-中经络，风痰阻络证。

治　　则　祛风化痰，疏通经络。

治　　法　取穴：头针取顶中线、右侧顶颞前斜线、右侧顶颞后斜线，体针取双侧肩髃、臑会、手三里、外关、中渚、承扶、殷门、阳陵泉、三阴交、丰隆、太冲。头针进行透刺，体针每次取以上穴位6～7穴，次日针1次，采用泻法。1周后肌肉渐有针感。后坚持针刺并配合康复治疗2个月，患肢肌力有所恢复，右侧上肢可对抗较小阻力4－级，右下肢可以抬离床面3－级，患者治疗效果可，继续原方案治疗。

按　　语　本例属于中风后偏瘫，采用头针加体针的针刺方法，以祛风通络、健脾化痰为主要治则，在治疗期间加以康复治疗，并嘱患者注意生活起居饮食、调节情志等。

2. 中风-中脏腑（脑出血）

【案例2】

患者资料　陈××，男，58岁。2017年2月初诊。

主　　诉　左侧肢体活动不利3个多月。

病　　史　患者于3个多月前无明显诱因突然跌倒，不省人事，送至浙江大学医学院附属第一医院就诊，头颅CT检查提示"脑出血"，予对症处理后好转出院。现遗留神志不清，伴左侧肢体活动不利，遂来我院进行针灸治疗。

检　　查　简易精神状态检查量表、蒙特利尔认知评估量表等评分无法配合，左侧肢体肌力减弱，皮肤温觉较右侧肢体下降，神经检查左侧霍夫曼征（＋），巴氏征（＋）。舌淡苔白，脉弦细。

西医诊断　脑出血。

中医诊断　中风-中脏腑，阴虚风动证。

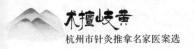
治　　则　　平肝祛风，醒脑开窍。

治　　法　　取穴：头针取左侧率谷、角孙、悬厘、曲鬓、百会，体针取双侧曲池、合谷、肝俞、肾俞、内关、阳陵泉、足三里、关元、三阴交。头针进行透刺；体针每次取以上穴位6～7穴，次日针1次，采用补法；并对曲池、足三里、三阴交进行温针灸。坚持针刺并配合康复治疗3个月，患者精神较前好转，可简单回应。

按　　语　　本例属于中风后偏瘫伴认知功能障碍，采用头针、体针加温针灸的治疗方法，以祛风平肝、温补脾肾为主要治则，在治疗期间加以康复治疗，并嘱患者注意生活起居饮食、调节情志等。

代表作

《不同针刺留针时间对无痴呆型血管性认知障碍同型半胱氨酸和叶酸的影响》

（撰稿人：周文姬）

何樟明
医师临证经验总结

··

何樟明,男,生于1965年,浙江桐庐人。主任中医师,杭州市基层名中医。1986年毕业于浙江中医学院(现浙江中医药大学)针灸推拿学专业。师从近代名家丁甘仁流派二代传人陈金龙先生。曾得国家级名老中医杨少山和针灸名家高镇五老师的悉心教导,擅长针灸、中药、针刀等治疗。现任桐庐县中医院针灸科主任。兼任杭州市针灸推拿学会理事、浙江省针灸学会经络腧穴专业委员会委员。2003年随国家医疗队前往非洲马里进行为期2年的医疗支援。

擅长单手进针,手法精细,并且辨证施治,遵循中医望、闻、问、切四诊法,治疗肠胃炎、气管炎、失眠、盆腔炎、月经病、癫痫、小儿多动症、颈腰椎病、风湿骨关节病等各类内、儿、妇、外的临床常见病效果显著,尤其擅于治疗一些疑难杂症。经常运用针灸、中药治疗急性病症，并且在中医养生方面有较深入的研究。推崇"医者仁术，德为良药"。治病格言是"病由心生，调心为主，针药并重，养生调理"。

2013年度获杭州市"百佳千优"健康卫士称号。

学术思想及经验

一、病由心生，调心为主

中医认为，心（神）是主宰生命的一切，"得神者昌，失神者亡"就是说心（神）的重要性。故何主任认为病由心生，疾病的产生与心（神）有关，正所谓"正气存内，邪不可干""邪之所凑，其气必虚"。人们不健康的心理情绪，如怨、恨、恼、怒、烦等都是一种负能量，在体内积累到一定程度后，人的正气就会衰弱，易受到邪气的侵袭而得病。而喜、悲、惊等心理活动会直接损伤相应的脏腑，故在治疗中以调心为主，注重调心神，这正符合《素问》所说"凡刺之真，必先治神"之真意。只有消除了内心的负能量，树立自己的正能量，内心正气足了，疾病就会慢慢痊愈。

二、针药并重，精通养生

自古针药不分家，《内经》曰"病形已成，欲用微针治其外，汤液治其内"。孙思邈也说："知针知药，固是良医。"更有"药不到者，针之；针不到者，灸之"之说。由此可见，各代名医名家都认同针药同用的重要性。何主任认为，针灸和中药是中医治病的两种方法，缺一不可，因此他在治疗疾病的过程中始终坚持针药并重，针灸从外调理经络血脉，药物从内调理脏腑气血，内外并治，可获得事半功倍的效果。

古时圣贤皆以养生长寿、长生不老术为要务。《内经·上古天真论》曰："上古圣人之教下也，皆谓之虚邪贼风避之有时，恬淡虚无，真气从之，精神内守，病安从来。""其知道者，法于阴阳，和于术数，饮食有节，起居有常，不妄作劳，故能形与神俱，而尽终其天年，度百岁乃去。"由此可见，古

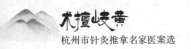

人早已认识到不仅身体要健康，还需要心理健康。养生要遵循自然界的规律，生活要有节制，提高自身的免疫力，从而保持机体健康。何主任在养生调理方面简要总结为三点：一是饮食有节。三分荤菜，七分素菜，七分饱。二是适当运动。日出起床，有氧运动30分钟至1小时，建议站桩、散步（可快步）、打太极等，以身热微汗为度。晚上10：30左右睡觉。每天子午时正身静坐，静心内守于丹田，做深、长、细的呼吸，从而达到心神虚静无我之天人合一状态。三是保持心情舒畅。始终保持良好的心态，坚持正念、正行、正言，培养自己的德行，以德养人，仁德者寿。

三、针刺讲究意气神，选穴讲究点线联

《灵枢·九针十二原》曰："刺之要，气至而有效。"由此可见，得气与气至病所在治病过程中是至关重要的。何主任针刺手法精巧，单手持针，拇指、示指、中指三指持针，无名指、小指固定针身，快速刺入皮肤，再快速捻转直入病所，得气后针感柔和，以能产生经络传导现象为佳。他秉承"虚则补之，实则泻之"的原则，针刺时做到凝神屏气、针到、意到、气到、神到，一气呵成。操作时一边针刺，一边安慰开导患者，治疗时患者没有明显不适感。临证选穴精炼，注重"点"（局部选穴和阿是穴）；强调"线"，即"宁可离穴，不可离经"；讲究联，指联合辨证和远道取穴以增强疗效。

四、医者仁术，德为良药

何主任非常注重医德，医之精髓以德为本，术者次之。他推崇"大医精诚"。只有培养自己的仁德之心，才能提高自己的医术；只有提高了医者自己的正气（正能量），用自己的正能量为患者治病，才是最好的良药。正所谓：道有多高，德有多深，厚德载物。德为良药的另外一个意思就是患者自己改变思想，纠正自己的不良品德和习性，有则改之，无则加勉，培养自己良好的心态和正气，心态好了，正气足了，疾病就自然而愈。

五、临证验方

多年来，何主任总结了其针灸临证常用处方。①腰痛：取阿是穴，如肾俞、大肠俞、委中、承山，急性腰痛先取后溪或外关，用针刺运动疗法。②胃脘痛：取中脘、足三里、天枢、章门、气海、阳陵泉、太冲，急性痛加梁丘。③失眠：取百会、五输穴，阳气虚者加申脉、跗阳；阴气虚者加照海、筑宾；下午3：00以后针刺取穴：内关、神门、少海、百会、神庭、足三里、三阴交。④月经病：取足三里、三阴交、合谷、太冲、中脘、天枢、带脉、关元。⑤脑部疾患：取百会、神庭、四神聪、合谷、涌泉等。

临证医案

1. 不寐（睡眠障碍）

【案例1】

患者资料 吴××，女，63岁。2015年7月12日初诊。

主　　诉 失眠10多年。

病　　史 患者入睡困难，多梦易醒，醒后乏力，精神萎靡，四肢酸痛，胃口不佳，偶有胸闷，舌红苔黄腻，脉轻取弦，沉取滑。曾到杭州市第七人民医院神经内科治疗，诊断为焦虑症，予氟哌噻吨美利曲辛片和艾司唑仑片治疗，服药期间能保证3~4小时的睡眠时间，但是仍然感觉醒后乏力，食欲不佳，日渐消瘦。因病程时间长，故产生耐药性，之前的药量不能发挥很好的疗效，需增加药量。期间患者曾接受中药治疗，但效果仍不理想。情绪不佳，日渐烦躁，易发脾气。与家人的关系渐渐紧张，非常痛苦。

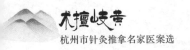

西医诊断　睡眠障碍。

中医诊断　不寐，痰湿内蕴，肝气郁结，营卫失和证。

治　　则　调心宁神，疏肝理气，健脾化痰。

治　　法　采用针药并用治疗。百会、五输穴加申脉、跗阳为一组；百会、合谷、太冲、阴陵泉、足三里、中脘、天枢、气海、神门、内关、丰隆为一组；两组交替使用，留针30分钟。开始2周每天做1次，后隔天做1次，10次为一个疗程。中药处方：五苓散合大柴胡加桂枝龙骨牡蛎汤加减，柴胡10g，炒黄芩8g，茯苓15g，猪苓12g，泽泻10g，桂枝10g，炒白芍12g，炒白术15g，陈皮10g，厚朴8g，炒枳实8g，龙骨15g，牡蛎15g，夜交藤30g，紫贝齿15g，扁豆衣10g，米仁30g，大枣10g，甘草6g，共10剂。每日1剂，分2次服用。同时针对病因给予心理疏导。持续治疗1个月，患者停用西药，只用针药，2个月康复。随访未复发。

按　　语　此案例的治疗关键是找到患者发病的根本原因并给予心理疏导，消除患者心中的障碍，长年积于心中的怨恨之气（阴气）消除了，心中之阳气就易复，疾病就好了一大半，再治以针灸汤药，其病必除。因此，在临床中，对于由心理造成生理障碍的疾病（病由心生），必须注重心理疏导（调心为主）。针灸方中，人之魂魄神皆藏于五输穴中，故针之调神安魄，病久阳气不足，加以申脉、跗阳以调阳维脉来调补阳气。合谷、太冲疏肝；足三里、阴陵泉、中脘、天枢、气海、丰隆健脾补中，化痰利湿；内关、神门宁神安定。

2. 肠痈（急性阑尾炎）

【案例2】

患者资料　姜××，女，42岁。2017年3月27日初诊。

主　　诉　右下腹疼痛1天。

病　　史　前一天食用生冷食物，晚上开始右下腹隐隐作痛，现疼痛加剧，不能按压，不能进食，恶心，口苦，大便未行。来时因疼痛剧烈，患者弯腰扶腹以缓解疼痛。

检　　查　右下腹麦氏点压痛（＋），无反跳痛，有低热，舌红苔厚，脉滑数。腹部B超检查结果示：右下腹不匀质回声团。血常规示白细胞计数高，其余正常，结合临床诊断为"急性阑尾炎"。患者不愿做手术，强烈要求保守治疗。

西医诊断　急性阑尾炎。

中医诊断　肠痈，湿热内阻，气滞血瘀证。

治　　则　行气通络，散瘀止痛。

治　　法　针灸取穴：中脘、天枢、气海、曲池、足三里、阴陵泉、上巨虚、下巨虚、阑尾、合谷。留针30分钟，每日1次。中药处方：大黄牡丹汤合红藤煎剂加减，大黄12g，牡丹皮9g，桃仁9g，冬瓜仁12g，芒硝6g，红藤15g，青皮9g，枳实6g，厚朴9g，丹参15g，赤芍9g，共5剂。每日1剂，分2次服用。并嘱患者保证休息，禁食。针刺后，患者自觉疼痛有所减轻。第2天来诊，患者诉疼痛显著减轻。共治疗7次，患者疼痛基本消失。行B超检查，示：右下腹未见明显团块。

按　　语　该案例由先前食用生冷食物，脾胃功能受损，导致肠道传化失职，易生食积，肠道不通，不通则痛，气滞血瘀，阻滞肠道而成痈。该病虽属急性病，针灸、中药治疗也有较明显的效果。曲池、足三里、阴陵泉、中脘清热利湿，天枢、气海、合谷理气、通小肠、泻大肠。这里的特效穴阑尾，在足三里和下巨虚之间找压痛点十分重要，我们认为压痛点可以不只一个，甚至可以多个。

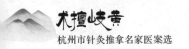

代表作

《针灸在急性肠胃病中的运用》
《牵引状态下针刺治疗神经根性颈椎病 133 例》
《针灸治疗腰椎间盘突出 96 例临床疗效观察》
《针灸治疗血管神经性头痛 68 例》
《三棱针点刺出血加麦粒灸治疗带状疱疹 30 例》

（撰稿人：何樟明）

张能忠
医师临证经验总结

张能忠，男，生于1968年，浙江义乌人。主任中医师，杭州市基层名中医（第二批）。1991年毕业于上海中医学院（现上海中医药大学）推拿学专业（本科），2000年参加浙江中医学院（现浙江中医药大学）推拿学专业硕士研究生同等学力进修并结业。先后在金华市中医院中医骨伤科、神经内科、针灸推拿康复科工作近20年。2010年4月入职中美合作杭州爱德医院中医科，开展中医药、针灸、推拿等临床门诊工作。自2012年4月起在杭州市上城区南星街道社区卫生服务中心工作。现任杭州市上城区南星街道社区卫生服务中心针灸推拿科主任。兼任杭州市针灸推拿学会理事（第六届）。

在临证时，以手法为主，强调针、灸、药结合，互补长短；更兼健康教育，指导患者自身锻炼及行为习惯的调整、改善。倡导"医仅治病，防病重在自身"。在临床治疗过程中，提出了"颈枕"概念。认为在颈椎病的治疗与预防过程中，合理的颈部垫枕对维护颈椎的正常生理曲度，保证颈部肌肉筋膜在休息状态下得到修复，避免姿势性损伤具有积极意义。此外，还提出了"背部腧穴三焦分区"的理念，针对三焦分区的腧穴自拟针、灸、推拿手法等调和手段对内科脾胃功能紊乱、妇女月经失调等进行治疗，且效果显著。自创旋揉手法专门用于手法调和三焦，并自拟一套调和三焦手法。

承担国家中医药管理局课题1项，主持金华市科学技术局课题1项，参与浙江省中医药管理局、金华市科学技术局项目数项。发表论文（包括学会交流论文）14篇（第一作者）。

学术思想及经验

一、临证特色

综合采用中医药对人体气血、津液、寒热、阴阳进行调理，使用针、灸调节经络平衡，运用推拿手法理顺筋、经、骨节等，治疗颈肩腰腿等肌肉、骨关节疼痛，以及月经失调、失眠、消化系统功能紊乱、亚健康状态等常见病、多发病，且效果显著。开展推拿手法补泻，脊柱调衡整骨，针刺的并刺、排针、平衡针、微针、围刺，穴位埋线，耳针压豆，穴位贴敷，灸法等项目。此外，在临床治疗中还采纳贺氏"三通"理念，借鉴"靳三针"的循证处理方式以及筋结点疗法以调节筋膜、筋经等，治疗得心应手。同时，将"张力均衡结构"概念应用于临床治疗及指导患者的自身锻炼，对降低复发率有积极意义。

二、特色疗法与技术

在颈椎病的临床治疗与预防指导过程中，掌握颈椎病的发病机制并充分认识到预防的重要性；针对颈椎病预防措施的实施，提出了"颈枕"的概念——即专门针对颈部垫置使用的枕头，并就颈枕的制作标准与使用方法做了专题讨论。2002年，开展临床观察颈枕对颈椎曲度的变化影响的专项研究，使颈椎病患者在接受治疗的同时配合自我保护、预防，从而提高治疗效果，降低复发率。

专研推拿手法应用和脊柱平衡调整，在学习和应用过程中不断总结、提高，倡导手法的实用性需求和脊柱调整的定点、定位、定向，精准调整，注重安全、实效。同时，他还倡导在推拿手法应用中注重功与效的关系、推拿

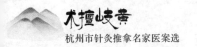

练功与手法练功缺一不可的理念，强调推拿者的自身气息、身形的稳定和手法在患者受施部位操作过程中动作形态等的稳定、力量深透与持久，更需要对手法进行创新而不拘泥，并提出了"旋搓法"。在临证中偶遇2例不明原因出现腕背伸障碍患者，曾多方求医，在治疗无效情况下来诊。在细致查体后他发现两者仅表现为运动受限而无感觉异常，考虑颈椎问题导致相应节段运动神经束受累，并提出从颈论治的治则，通过对问题椎体进行手法精准调整而治愈。

根据背部腧穴的穴位分布区域与功能对应的原则，对背部腧穴进行"三焦分区"；同时，配合三焦分区穴位的手法调节自创"旋搓法"并应用于三焦通调中，形成以旋搓为主的三焦通调手法。在临床上，该手法主要用于焦虑失眠患者的即时镇静、安眠及治疗妇女漏下等。另外，在针与灸的自我完善过程中，提出了应用温针灸法调节三焦——三焦调和灸来治疗脾胃虚寒、慢性结肠炎、急慢性盆腔炎、月经不调等。采用温针灸上焦（三焦调和灸之一部）配合颈前天突、胸口快针加穴位贴敷来治疗咳嗽变异性哮喘，且效果明显。

借鉴铺灸的特点，专注作用于督脉，振奋一身元阳以达到祛寒温阳、提高免疫的功效。但是，铺灸灸法易起泡，并且泡大持久、恢复慢、患者痛苦等不足而需要改良，从而改用温针灸——即从大椎开始，在脊柱两侧的夹脊交替进针至腰骶及八髎，宛如蟠绕在脊柱上的火龙，故称为"蟠龙灸"。该灸法可用于治疗患者四肢畏寒不温、元阳不振、骨节酸痛不舒等亚健康问题。因此，蟠龙灸法可以很好地减缓老寒腿、肢寒症、周身关节莫名痛，已成为冬病夏治的又一利器。

结合"解剖列车"中的张力均衡结构理念和筋膜链观点，运用刃针调节筋膜，以治疗急慢性的浅表性筋伤（如腕、踝的扭伤、拉伤），取效如桴鼓。同时，有针对性地治疗浅表性的结构异常，尤其是腱鞘囊肿，取得了良好的效果。此外，他还提出了针对膝关节病的再认识，认为经过适当的锻炼，通过改变膝关节周围的张力均衡结构——膝关节周围肌肉、韧带、关节囊、包裹的筋膜等，使它们回归到合理的协调关系，改善膝关节诸骨骼之间的位置关系及提高运动过程中的协调能力，从而有效缓解膝关节疼痛和骨骼退变。

临证医案

1. 不寐（失眠）

【案例1】

患者资料　戴××，女，48岁。2008年9月22日初诊。

主　诉　睡眠困难数年。

病　史　夜间睡眠只能维持2～3小时，而白天自觉精神不振、头晕欲睡等，但躺下又觉头脑清醒，毫无睡意。如此状况已持续数年，常年依赖口服催眠药才能睡眠2～3小时。

检　查　神疲倦怠貌。舌质略晦暗，苔薄白腻，脉细数。

西医诊断　失眠。

中医诊断　不寐，气虚血瘀，心神不宁，三焦失调证。

治　则　益气活血，宁心安神。

治　法　三焦调节的具体手法，即以一指禅蝴蝶双飞式沿上胸段、胸腰连接段、下腰与骶椎段的椎旁开1.5寸的膀胱经，途经诸穴位点时均停留5～10秒，以增强刺激量，然后在上、中、下焦各区域运用旋揉手法持续操作60秒，掌摩每个区域60秒。重复上述依序操作3遍，最后横擦八髎。完成上述三焦调节手法后，患者取仰卧位，进行开天门、分阴阳、点风池及仰卧拔伸颈部等操作，以镇静安神、改善血供。针对顽固性失眠患者，该法能收到治疗后静休5分钟即能入睡的即时效果。随后，给予益气宁心之剂内服和隔日一次的手法调节，一个疗程后夜寐时间可达6小时并结束治疗，嘱调整生物钟节奏以巩固效果。

按　语　推拿手法调三焦，即背部腧穴相应作三焦区域划分：①上焦

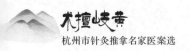

为双侧肩胛骨包围区域，上界为大椎横线，下界为肩胛下角连线；②中焦则是以第12胸椎为中心上下扩展3节椎体，两侧旁开1.5寸所覆盖区域；③下焦则以腰阳关所在横线为上界，两侧旁开1.5寸并向下覆盖骶骨（八髎）。经过背部区域划分后，分析相应区域所聚集的穴位功能并与其对应的上、中、下三焦功能相呼应——上焦区域调节心肺，中焦区域对应调理肝胆脾胃及肠道等消化器官，下焦调理培补先天之本及生育之官。

2. 漏下（异常子宫出血）

【案例2】

患者资料　赵××，女，35岁。2009年10月20日初诊。

主　　诉　月经滴沥不净迁延约20天。

病　　史　因月经滴沥不净迁延约20天，曾求医于药物，但口服中、西药均未见滴沥之血减少或停止。

检　　查　舌淡尖红，苔薄白，脉细软。

西医诊断　异常子宫出血。

中医诊断　漏下，气不摄血证。

治　　则　补气摄血，养血调经。

治　　法　予以推拿手法进行三焦调节，之后配合点揉双侧的地机、三阴交。并直推胫骨后缘线。经过一次治疗，患者于次日即告知滴沥之血量明显减少，再治疗一次后即告干净。此后曾遇数例类似状况，也是同样操作1～2次即月经干净。

按　　语　从中医三焦的功能理念和背部腧穴的对应分区，采取相应的手法进行处置，调节三焦各部位脏器的功能，从而解决疑难问题，取得了较好的疗效。

代表作

《平刺筋节点法治疗腕背腱鞘囊肿临床观察》

《三焦理念临床案例举隅》

《推拿手法教学与练功》

《寻经取穴点揉配合主、被动腰屈伸运动治疗急性腰部扭伤》

《颈部垫枕对颈椎曲度的影响》

（撰稿人：张能忠）

陈 英
医师临证经验总结

　　陈英，女，生于1966年，浙江富阳人。主任中医师。1988年7月毕业于浙江中医学院（现浙江中医药大学）针灸学专业，同年8月分配至杭州市富阳县（现杭州市富阳区）第二人民医院工作。现任杭州市富阳区第二人民医院中医科主任。兼任杭州市针灸推拿学会理事。

　　从事针灸临床工作30多年，主张"针、灸、药三者并用，为之良医也"。治疗原则坚持辨病辨证，综合治疗。擅长运用针、灸、药结合治疗周围性面瘫、面肌痉挛、神经性耳鸣、中风后遗症、颈椎病、颈-椎基底动脉血供不足、颈椎间盘突出症、肩周炎、腰肌劳损、腰椎间盘突出症、尿潴留、呃逆、过敏性紫癜、慢性荨麻疹、各种痛症及疑难杂症，涉猎内、外、妇、儿诸科杂症。独创用耳穴压豆法行无痛人工流产术，并取得了较好的疗效。

　　发表论文10多篇。

学术思想及经验

注重整体观念　结合西医精华

中医学注重整体观念，其利用脏腑、经络理论来分析病因、病机、病位、病性，对繁杂的证型进行辨证施治，且善于处理局部与整体的关系。中医学认为，人是一个有机的整体，通过经络内连脏腑、外络肢节，将整个人体有机地结合联系起来。针灸治疗的特点是通过刺激局部的经络，产生治疗作用，从而达到治病的目的。临床上，一方面我们运用西医的检查手段，将针灸临床与西医学的诊断进行有机结合，取长补短，大大提高了辨病的准确率。例如，面瘫有周围性面瘫和中枢性面瘫之分，可借助西医的CT或MRI检查手段以明确诊断，我们在针灸临床中每每借鉴，获益匪浅。另一方面，我们可以在针灸治疗中运用中西医结合的方法来治疗疾病，如用穴位注射治疗过敏性紫癜；穴位注射治疗哮喘、慢性支气管炎；用自血疗法穴位注射治疗慢性荨麻疹；药物离子导入治疗小儿支气管肺炎，且效果显著。

穴位注射疗法是根据所患疾病，按照穴位的治疗作用与药物的性能选用相应的穴位和药物，将药物注入人体穴位内，以充分发挥经穴和药物对疾病的综合治疗效能，从而达到治病目的的一种治疗方法。穴位注射药物，一方面通过针刺和药物对穴位进行刺激来调节脏腑功能，疏通经络气血，平衡机体阴阳；另一方面，使药物沿着经络系统直达病所，充分发挥药效。因此，经穴与药效协同作用，充分发挥两者的共同治疗作用，达到治病目的。同时，穴位注射药物后，药物在穴内存留时间较长，故可加强和延续穴位的治疗效能。

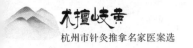
提倡针灸药并用　擅用电疗法镇痛

任何疗法都不是万能的，每一种方法都有其适应证。《针灸大成》有"一针二灸三服药"的说法，即指临证时法随证变，对不同的病证应采用不同的方法，或针或灸或药，或二法三法并用。针灸属外治法，着重于疏通经络、调和气血；药物属内治法，长于协调脏腑、扶正祛邪。《素问·移精变气论》曰："毒药治其内，针石治其外。"针灸与中药虽然有外治和内服之区别，但针药同源，其理相通，都是以调和阴阳气血、扶正祛邪、治愈疾病为目的。"凡病药之不及，针之不到，必须灸之。"这说明灸法可以弥补药物、针刺的不足。陈英主任认为针、灸、药三者不可偏废，应随证立法，针药得体，才能事半功倍，收效迅捷。例如，在腰椎间盘突出症各个时期，针灸都可以配合中药内服，急性期组织结构以充血、水肿为主，多因气滞血瘀或六淫之邪郁结，则多用行气活血或清热化湿之药，佐以利水消肿之品；慢性期往往存在炎性渗出物积聚、潴留，伴有周围组织增生、肥厚，则可用行滞利浊、软坚化瘀之品；久病患者往往会出现组织粘连、肌肉萎缩、结构变形等，多为正气虚弱、阴阳失衡导致，则可用温通活血、益气扶正之品，使机体气血畅通、阴阳平衡。

温针灸是针刺与艾灸结合运用，针刺后将艾绒或艾条段置于针柄上施灸的一种治疗手段。温针灸可使针刺作用与艾灸作用相互协同，从而增强疗效。"温针"由张仲景正式提出，至明代已很盛行。杨继洲的《针灸大成》载述："其法，针穴上，以香白芷作圆饼，套针上，以艾灸之，多以取效。"温针疗法既能留针，增强针感，又宜于施灸，起到温经通络、散寒行气、活血化瘀、消肿止痛的作用，在临床上往往能取得满意的疗效。温针灸具有针刺不可取代的作用，正所谓"针所不为，灸之所宜"，故被大力推崇。温针灸与灸法各有千秋，温针灸取艾火之温热，非灸法之热。温针之温，犹如春日之和煦，人人可近，故虚者得之有助，实者得之有散，寒者得之能温，热者得之疏泄也。正如《医学入门》提到："虚者灸之，使火气以助元气也；实者灸之，使实邪随火气而散也；寒者灸之，使元气之复温也；热者灸之，引邪热之气外发也。"《千金翼方》亦曰："凡病皆由血气壅滞，不得宣通，针以开导之，灸以温暖之。"故针得温而阳气行，气得温而营卫和。温针灸法意在导气，且简单易行，若辨证精当，则疗效颇佳，可在临床上多多使用。

温和灸法能温通经脉，活血逐痹，散寒消瘀，通阳化结。温和灸法操作简单，点燃艾条即可使用，不用借助其他物品。这正如晋代名医陈延之在《医心方》中所言"……凡人便施"，可自行灸治。温和灸简便易行，且在治疗时热力徐徐入于体内，不温不火，作用偏于温补，适用于治疗虚寒之证。温和灸临床非常实用，若将方法授于患者，即可达到"己病自医"的目的。例如，胎位不正的患者，即可用艾条温和灸至阴来调整胎位；也可以授于患者家属，让其为患者灸治。这样既取得了治疗效果，又节省了人力。

电针是目前针灸临床治疗疼痛类疾病的主要疗法之一。陈英主任师从方剑乔教授，将他的经皮穴位电刺激疗法应用于临床，并取得了很好的疗效。经皮穴位电刺激作为一种镇痛的治疗手段，具有较强的镇痛作用，且镇痛效应不易耐受，可反复使用，在临床上用于治疗各种急、慢性疼痛。经皮穴位电刺激不但能有效、快速地缓解疼痛，而且能改善局部关节之粘连。他认为电针镇痛的最佳刺激参数应为：波形为连续波，频率是高频100Hz，刺激10分钟后转为低频2Hz，刺激时间一般为30分钟，对急性疼痛刺激时间可延长至60分钟，强度以局部肌肉有明显收缩、患者能耐受为度。我们将经皮穴位电刺激应用于临床，每每获得很好的疗效，尤其是对肩周炎患者效颇佳。

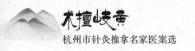

临证医案

1. 肩痹（肩关节周围炎）

【案例1】

患者资料　程××，女，62岁。1999年1月12日就诊。

主　　诉　右侧肩臂疼痛，活动不利1个多月，加重1周。

病　　史　1个月前无明显诱因出现右肩疼痛，昼轻夜甚，受凉后加重，热捂后能缓解。近1周来诸症加重，夜间受凉后会痛醒，甚至彻夜难眠，穿衣、梳头等不能完成，遂来我处就诊。

检　　查　痛苦面容，精神疲乏。右肩部压痛（＋），右肩关节前屈45°、后伸30°、外展55°，臂丛牵拉试验（－），肌力5级。饮食及二便尚可。舌质暗红，苔白腻，脉弦细。

西医诊断　肩关节周围炎。

中医诊断　肩痹，气滞寒凝证。

治　　则　行气散寒，通络止痛。

治　　法　患者取坐位，给予经皮神经电刺激治疗。采用LH402型穴位神经刺激仪。取患侧穴位：肩髃、肩髎、肩贞、臑俞、臂臑、阿是穴、外关、合谷等。两对电极放置于以上任选两组穴位上，治疗波形选用2/100Hz的疏密波，电流量调至患者耐受量，每次30分钟。每日治疗1次，一周治疗5次。同时嘱患者配合进行患肩爬墙、甩臂等功能性锻炼，共治疗12次，痊愈。

按　　语　肩痹多因营卫虚弱、筋骨衰颓，复因局部感受风寒、筋脉痹阻、气血阻滞而成肩痛。本方以患部取穴为主，祛风、行气、散寒、活血、通络、止痛；辅以远部外关、合谷疏导阳明、少阳经气，清化湿热。

2. 腰痛病（腰椎间盘突出症）

【案例2】

患者资料 章××，男，49岁。2016年1月8日初诊。

主 诉 右侧腰腿痛伴活动受限10天，加重4天。

病 史 10天前在工作时不慎闪腰，即感腰背部疼痛，转侧不利，右下肢有麻木感，卧床休息后疼痛可稍缓解。近4天来诸症加重，不能行走，遂来我处就诊。

检 查 痛苦貌，身体侧弯，腰部压痛明显，L_{3-4}、L_{4-5}、L_5—S_1椎旁压痛（＋），右臀部压痛（＋），右下肢直腿抬高试验（＋），肌力5级，右下肢感觉减退。舌红苔白，边有瘀斑，脉弦涩。汪木英医院检查提示"L_{4-5}、L_5—S_1椎间盘突出"。

西医诊断 腰椎间盘突出症。

中医诊断 腰痛病，气滞血瘀证。

治 则 活血化瘀，行气止痛。

治 法 取足太阳、足少阳、足少阴和督脉经为主。取穴：华佗夹脊、肾俞、气海俞、大肠俞、腰阳关、委中、阳陵泉、昆仑、阿是穴等。患者取俯卧位，行针刺平补平泻法。电针以疏密波治疗30分钟，患部配合特定电磁波治疗仪照射，针后拔火罐15分钟。每天治疗1次，一周治疗5次，休息2天，继续第2个疗程。嘱卧硬板床休息，注意腰部保暖。同时配合中药内服。方用身痛逐瘀汤加减：当归12g，川芎10g，桃仁10g，红花6g，乳香10g，没药10g，五灵脂10g，地龙12g，制香附9g，川断12g，川牛膝30g，鸡血藤30g，青皮9g，陈皮9g。2周后疼痛基本缓解，行走自如，但仍有右下肢麻木感，继续针灸配合中药治疗4周，诸症消失，活动自如。

按 语 腰痛多见于腰部软组织损伤、脊柱病变等。每因劳累闪挫、经络受损、气滞血瘀即可致腰痛发生。委中疏通足太阳经气；腰阳关助阳散寒化湿；阳陵泉舒筋；肾俞、气海俞、大肠俞补肾，治腰肌强直；阿是穴止

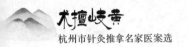
痛。诸穴配伍，加上中药内服，共奏活血化瘀、行气止痛之效。

代表作

《穴位注射治疗过敏性紫癜18例》

《中药离子导入配合药物治疗小儿支气管肺炎疗效观察》

《耳压法行无痛人工流产术36例》

《H·A·N·S治疗肩周炎92例疗效观察》

（撰稿人：陈　英）

周志华
医师临证经验总结

　　周志华，男，生于1965年，浙江余杭人。主任中医师，杭州市名中医。毕业于浙江中医学院（现浙江中医药大学）。曾任杭州市余杭区第一人民医院中医康复科主任。现任杭州市余杭区佳辰中西医结合门诊部主任。兼任浙江省针灸学会常务理事、浙江省针灸学会针推结合专业委员会主任委员、杭州市针灸推拿学会民营民间分会主任委员。先后获"杭州市德技双馨名医师""浙江省基层名中医"等荣誉称号。浙江省中医药（针灸学）重点学科带头人，余杭区高层次领衔（A类）人才。

　　从事针灸临床工作30多年，继承和倡导《黄帝内经》齐刺针法、汉章针刀法，博采众长，自成"一针二刀三用药"治疗体系并运用于临床，对颈肩腰腿痛，以及腱鞘炎、跟骨骨刺、肱骨外上髁炎等慢性疼痛疾病疗效显著。

　　获科研成果奖8项，发表学术论文30多篇。

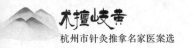
学术思想及经验

一针二刀三用药——擅治顽痛

多年来，我们在继承和发扬汉章针刀医学的基础上，不断实践，不断创新，打破了以往的传统模式，提出了新的观点，形成了一整套完整、独特的治疗体系——"一针二刀三用药"，尤其是在水针刀治疗慢性软组织疾病方面，在传统针灸的基础上结合现代医学，开创了治疗慢性软组织疾病的新篇章。在用水针刀对软组织病变部位进行松解分离操作前，直接注射消炎镇痛液。消炎镇痛液不仅可以直接消除病变部位的炎性致痛物，而且具有镇静、镇痛的作用。同时，消炎镇痛液可以抑制痛觉神经的向心性传导，从而起到止痛的作用。身有千千"结"，水针刀在松解病变结节的同时，直接注射止血止痛、抑制粘连的药物，具有一定的抗复发作用。实践证明，水针刀治疗定位非常重要。定位就是治疗点，又称靶点，是针刀取效的关键所在。一般我们可以从以下几个方面进行定位。

第一，以阿是穴定位。①大多数是软组织损伤的结疤粘连点（筋结）；②无菌性炎症部位（压痛点）；③全身滑囊、关节囊分布点，即静态张力点（即静痛点）。

第二，以骨、关节突定位。①全身骨关节骨突就是软组织附着点；②肌肉肌腱的起始点、终止点、交会点、肌纤维起止处，为软组织动态凝力点；③肌肉筋膜受力点、牵拉点，如肩胛提肌终止受力点在C_{1-4}横突点及肩胛骨内上角（即动痛点）。

第三，以穴位定位，如枕大神经痛取天柱，枕小神经痛取风池，耳大神经痛取完骨。

第四，以经验定位，如肩周炎常取肩三针。

水针刀既有针的调节作用，又有刀的切割之功，其通过调整机体的动静态平衡来达到消除无菌性炎症的目的，解除神经血管卡压，松解粘连，切开瘢痕，因而可以疏通筋脉，以通治痛，消除临床症状。临床上常见的腱鞘炎、肱骨外上髁炎、跟骨骨刺症等疾病，通过水针刀治疗，通常起效迅速，效果显著。

针药结合解心结——神经痛消

心有千千"结"，我们在临床上发现很多慢性疼痛患者均伴有焦虑不安、失眠多梦、疼痛游走不定，且常见于更年期综合征、不定陈述综合征、焦虑症等患者。针刺治疗首先打开心结，取心经穴位，选内关、神门，采用针刺补法安神定志，再配合中药逍遥丸、酸枣仁汤加减治疗，待睡眠改善、心情好转，疼痛症状自然就会消失，常可收到事半功倍的效果。

妙用古典齐刺法——诸疾自安

齐刺法出于《灵枢·官针篇》："齐刺者，直入一，傍入二，以治寒气小深者，或曰三刺，三刺者，治痹气小深者也。"这种刺法与恢刺相反，恢刺为一穴多刺，或称多向刺；齐刺为三针集合，故又称三刺。"齐刺"适用于病变范围较小而病变部位较深的病症，如用齐刺法治疗腰三横突综合征，首先用0.3mm×75mm毫针指切横突处直刺一针，再上下或左右各刺一针至横突处，针下有抵触感，患者有酸胀感。齐刺法治疗腰椎间盘突出症，根据椎间盘突出部位，如是（L_{4-5}椎间盘）向左突出，则在左大肠俞处先直刺一针，用0.3mm×75mm毫针，寻找有无向下触电感，如没有，则再上下或左右各刺一针，三针齐下探索，询问患者有无下肢酸胀麻重感应，此处恰好是坐骨神经侧隐窝出口，若能够找到向下传导的针感，则效果更佳。治疗时以局部病变为主，在扳机点上齐刺，以增加针刺的面积与得气感应，加强刺激，增强针感，从而加强经络通调气血的作用，提高效果。齐刺法尤适用于经络不敏

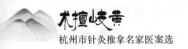

感、针感差及病程较长的患者。需要注意的是，如扳机点不宜选用，则宜选择邻近点取穴及采用稍缓循序渐进的方式。此外，齐刺亦用于穴位的取法，如肩周炎取肩三针，腰痛取命门、两肾俞等，由于在患病部位数针同用，加强了病变局部的针刺范围和针刺刺激量，使针刺的感应直至病所，因此能更有效地激发经气，振奋阳气，起到舒经活络、宣通气血、祛瘀消肿、散寒止痛等作用，从而加速损伤组织的修复，促进疾病痊愈。

临证医案

1. 痹证（狭窄性腱鞘炎）

【案例1】

患者资料 朱××，性别不详，52岁。

主　　诉 右拇指疼痛反复1年余。

病　　史 右拇指疼痛反复1年余。期间经多科医生治疗，曾予服用消炎镇痛药、外敷云南白药膏、施予针灸、注射封闭针等治疗，症状时轻时重，始终未能康复。近2个月疼痛加重，活动障碍，遂来诊治。

检　　查 右拇指屈曲困难，呈伸直位，局部近掌指关节处触及一结节状物，压痛明显。

西医诊断 狭窄性腱鞘炎。

中医诊断 痹证，气滞血瘀证。

治　　则 活血化瘀，舒通鞘管。

治　　法 医者采用水针刀，治宜切开结节，舒通鞘管。操作如下：用甲紫笔在阿是穴处定点，并用碘附消毒。用5ml 7号针筒抽取2ml混合液（2%利多卡因注射液1ml和生理盐水1ml），在离定点0.5cm处进针，由近端向远端缓慢推入2ml。然后用刀口0.8mm的汉章牌3号针刀从针眼进针直至结节处，纵行切割，听到"咯咯"声，边切边推边嘱患者屈伸患指。医者手下凭针感慢慢把结节松开，然后针刀提至皮下，嘱患者活动患指，无弹响，活动如常。出针刀，用消毒干棉球按压5分钟，再贴上防水创可贴，嘱患者2天不能沾水。一次治疗诸症消失，至今未复发。

按　　语　水针刀治疗狭窄性腱鞘炎效果显著，验证了"针到病除"。需要注意的是，定位要准，要纵切，不要横切，不用深切，不在横纹上进针刀，术后勿用暴力进行功能检查，切开鞘管、瘢痕结节即可。水针刀的优点：①操作简单，容易掌握，化繁为简；②操作时间短，只需2～5分钟；③相对安全；④痛苦小，患者易接受；⑤起效快，疗效显著，一般治疗一次即可痊愈；⑥有利于推广和发展。

2. 痹证、郁证（不定陈述综合征）

【案例2】

患者资料　沈××，男，61岁。2017年2月2日初诊。

主　　诉　全身疼痛游走不定2年余。

病　　史　2年前患者在无明显诱因下出现颈部、背、肩胛、腰臀部疼痛，逐渐扩大至双膝关节、肘、腕部；活动尚可，伴有失眠多梦、焦虑不安、记忆力减退。经多方治疗，曾服用消炎镇痛药，静脉滴注抗生素和地塞米松，服用抗焦虑药，施行针灸、推拿、理疗及服用中药，效果欠佳。曾在上海、北京等地多家三甲医院治疗，施予针刀、注射封闭针均无效，经人介绍前来诊治。

检　　查　CT及MRI显示颈椎间盘轻度突出，胸部无异常，腰椎间盘膨出，轻度骨质增生。男性肿瘤、抗核抗体、风湿、甲状腺、生化全套、红细胞沉降率、血常规、尿常规均正常。体征：关节活动正常，颈、腰、背部有明显压痛点。声音洪亮，脾气急躁，睡眠有障碍，恶热，便干，多虑。舌质红，苔少，脉弦。

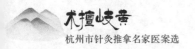
西医诊断 不定陈述综合征。

中医诊断 痹证，行痹；郁证，气郁化火证。

治　　则 清肝理气，宁心安神，通络止痛。

治　　法 （1）针灸取心经、肝经、督脉、膀胱经诸穴。处方一：四神聪、上星、本神、安眠、神门、内关、三阴交、曲池、合谷、足三里。处方二：风池、天柱、巨骨、天宗、大椎、肾俞、大肠俞、命门、腰阳关、委中。每日一组，交替使用，均采用中等刺激，平补平泻，每日1次，周日休息。

（2）配合中药丹栀逍遥丸合酸枣仁汤加减，每日一剂，分2次服用。

（3）氟哌噻吨美利曲辛片，每天早上1片。治疗7天后，患者自诉疼痛明显减轻，睡眠改善，神清气爽，心情愉悦。连续治疗1个月，症状消失，后巩固半个月结束治疗，至今6个月未再反复。

按　　语 针药结合治疗不定陈述综合征效果显著。临床上治疗此类疾病，尽管采用了多种方法，但效果总不理想。我们临床诊治的重点是患者，应以人为中心，治病先治心，首先要倾听患者的心声，加强与患者的沟通，取得患者的信任，然后采用"一针灸、二中药（逍遥丸合酸枣仁汤）、三西药（氟哌噻吨美利曲辛片）"的诊疗思路，三者有机结合，一旦有效，患者信心增强，则治愈指日可待。在治疗期间应禁辣、酒等刺激性食物，并保持心情舒畅，保证足够睡眠。

代表作

《鲑鱼降钙素穴位注射治疗绝经后骨质疏松症：随机对照研究》

《水针刀治疗慢性软组织损伤2080例》

《水针刀与电针肺俞穴治疗过敏性鼻炎对照研究》

《针刺对脑出血后偏瘫患者血脂的影响》

《腰椎胶囊为主治疗慢性腰痛症临床研究》

（撰稿人：周志华）

周东辉
医师临证经验总结

··

　　周东辉，男，生于1970年，浙江萧山人。主任中医师，浙江中医药大学兼职教授。1992年毕业于浙江中医学院（现浙江中医药大学），毕业后在杭州市萧山区中医院长期从事推拿临床工作。兼任浙江省中医药学会推拿分会委员、杭州市针灸推拿学会理事、萧山区中医药学会骨科分会常务理事。

　　在继承传统推拿手法的基础上，博采众长，擅长用一指禅推拿、脊柱正骨等手法治疗颈椎病、颈性头痛、胸椎小关节紊乱症、急性腰扭伤、腰椎间盘突出症、退行性腰椎滑脱症等脊柱相关疾病，同时擅长小儿保健推拿，并运用手法治疗小儿泄泻、小儿厌食、小儿肌性斜颈等疾病。

　　获杭州市医药卫生科技进步奖三等奖1项。发表论文多篇。主编出版《儿童哮喘外治法》（VCD）一部。

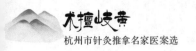
学术思想及经验

治病求因，对症施治

治病先求因，一为诊断提供依据；二为治病求本，确定辨证论治思路与方法；三为判断疾病的预后，如起病缓急、诊疗经历、病程长短与最终预后均密切相关。

首诊患者问病史为先，尤其是要理清本次发病的原因、诊疗经过，对于曾经多方治疗的患者，切不可人云亦云。我们曾遇一胸椎结核误诊误治患者，患者诉因腰背酸痛在多家医院诊治，腰椎X线检查无明显异常，大多数医生按腰背肌劳损予内服活血化瘀、消炎镇痛类药物治疗，嘱其加强功能锻炼，但均不能完全缓解症状。经人介绍来我处治疗，经仔细询问发病史及诊疗经过，发现患者一年内曾多次因低热使用抗生素治疗，查体发现患者主要不适部位在胸椎，即予胸椎X线摄片检查，诊断为T_5、T_6椎体结核，后于浙江大学医学院附属第二医院骨科行手术治愈。

动态切诊，贯穿始终

《丹溪心法》云："欲知其内者，当以观乎外；诊于外者，斯以知其内。盖有诸内者形诸外。"透过现象看本质，运用四诊等手段，从疾病的症状和体征来诊断其病因、病机，从而为辨证论治提供依据。将中医四诊之"切诊"（按诊）应用于整个疾病诊治过程中，引入"动态按诊法"概念。在初接诊时，将按诊用于疾病的辅助诊断；在手法治疗过程中，用按诊来寻找患病部位阴阳失衡之处，以确定手法治疗的重点部位，这是一个不断发现失衡点和调节平衡的动态过程，同时有助于评估手法的有效性和刺激量。"动态按诊法"贯穿推拿治疗的全过程，且作为手法疗效的动态评估方法，有利于提高推拿手法的针对性，从而提高治疗效果。

手法为介，阴阳平衡

《易传》云"一阴一阳之谓道"，疾病往往发生于人体某一方面阴阳失去平衡时。手法通过对人体腧穴、经筋、皮部等进行刺激，由外及内，调整人体阴阳，使之阴阳平和，恢复机体健康，实乃平衡之道也。

阴阳学说认为，人体是由阴阳结合而成的一个有机整体，而各组织结构又都可以根据其所在的部位、功能特点来划分阴阳属性。手法治疗其实是一个发现人体因疾病所导致阴阳失衡之处并通过不同的手法操作将它调整恢复至平衡状态，从而获得治疗效果的过程。譬如手法治疗腰痛病，用左右对比按诊法检查患者腰脊柱两侧、臀部及下肢的体征差异，重点是确定患者健侧与患侧间肌张力、压痛点（或部位）、腰脊柱侧偏或歪斜、下肢抬举高度、下肢长度等体征的差异。异常之处即可视为阴阳失衡，医者通过不同的手法操作使其恢复至平衡状态，从而达到治疗的目的。在腰痛的整个治疗过程中，作为评估每次手法疗效的方法，"动态按诊法"贯穿始终并据此对治疗手法进行相应的调整。

防治并举，擅治未病

推拿门诊的患者以颈肩腰腿痛最为常见，此类疾病多与日常不良的生活习惯或姿势密切相关。我们在诊疗过程中十分注重预防与治疗并重，动静结合。预防不仅仅在疾病发生前有效，在疾病的诊疗过程中预防各种可加重病情及不利于疾病痊愈的因素同样重要。对于疾病急性发作的患者，适当的静养更利于病情康复。我们采用手法为主、纵贯中西的综合疗法，力求快速减缓患者的不适主诉。

《黄帝内经》云："上工治未病，不治已病，此之谓也。"我们常借用此条文向患者阐述"中医治未病"理论，引导患者发挥主观能动性，促其平时重

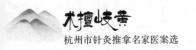

视对相关疾病进行调养与防护，并授其针对性功能训练的方法。

医者与患者的配合度往往与最终疗效直接相关。

勿忘调神，事半功倍

俗语云："久病成医。"在资讯发达的当今社会，大多数患者可通过各种信息渠道对自己的身体状况（或者疾病）有些许认知，但往往存在一定的片面性。如病程日久，则可见患者因思虑过度而神情焦虑、失眠，甚者因对疾病的预后抱有悲观态度而产生抑郁情绪。

在与患者进行交流、沟通时，我们要善于发现患者对疾病认知的偏差并加以引导，通过调理情志来改善患者的焦虑状态。我们曾诊治一位20多岁的女性患者，诉因腰部酸痛不能久坐2年余，每次坐的时间不能超过40分钟，一旦超过，腰部酸痛难忍，在家休养1年未见好转。分析病史后我们认为该患者诸症为腰肌筋膜炎失治所致，病程迁延，患者对能否治愈该病缺乏信心，存在一定的焦虑情绪。我们遂向患者详细解释，使其正确认知所患之疾及其预后，然后给予常规舒筋活血通络手法治疗，嘱其必须配合治疗并做适当的功能锻炼，引导患者渐渐克服久坐必腰部酸痛的主观思想。经过2个多月的治疗，患者腰痛渐缓，久坐后腰部不适感已微，问能否外出旅游，告之当然可以。旅游归来复诊，诉旅途坐车6小时腰部也无明显不适，心结彻底解除，腰痛告愈。此类患者，不胜枚举。

俯卧旋压，筋骨整复

通过借鉴国外整脊手法，结合中医正骨手法，我们研究总结出治疗胸椎小关节紊乱症的一种独特的整复手法——俯卧旋压整复法。该方法主要适用于治疗中上段胸椎小关节紊乱症患者。临床实践表明，该方法操作简便易学，患者配合度较好，见效快。具体操作如下。

（1）放松手法　患者取俯卧位，医者立于其一侧，以滚法、按揉法在患者胸背部两侧交替操作，上下反复3～5遍。若患者患部肌张力增高明显，则可配合施于脊柱两侧竖脊肌的轻柔的弹拨法，以松解肌痉挛。

（2）整复前准备　同上体位，在患者胸椎小关节紊乱节段胸部下方垫一枕头，嘱其头部保持中立位，双上肢自然下垂于治疗床的两侧，以使其胸椎小关节周围的肌群处于轻度的拉伸状态。然后用三指触诊法（中指置于患者棘突上，示指和无名指分别置于棘突两侧，自上而下进行触诊的方法）确定偏歪的棘突节段以及偏歪方向，做好标识。

（3）俯卧双手旋压整复法　承上体位，医者立于患者右侧。以棘突向右侧偏歪为例，医者左手掌根部置于偏歪棘突所在胸椎右侧横突下方，右手掌根置于偏歪棘突所在胸椎左侧横突上方，两手相对，同时用力按压，按压时左手斜向左上方用力，右手斜向右下方用力，两手相对产生旋转与按压的合力。同时，医者可感觉到手下弹响声，提示复位成功。上述方法首次治疗后，若无效，则隔天重复治疗，所有患者治疗都不得超过3次。

临证医案

1. 关节错缝（胸椎小关节紊乱症）

【案例1】

患者资料　李××，女，61岁。2014年4月25日初诊。

主　　诉　胸背部疼痛反复发作2年余，加重半个月。

病　　史　患者2012年1月初因一手抱孙女，一手拎重物上五楼后出现胸背部疼痛，疼痛以两肩胛骨内侧为甚，卧床翻身不利，当时来我院骨科门诊就诊，诊断为"胸背肌劳损"，予麝香追风止痛膏外贴治疗，疼痛略缓解。此后2年余，患者自诉感胸背部疼痛时缓时剧，经多家医院诊治，均按肌肉劳损、筋膜炎等治疗，给予膏药外贴及消炎镇痛药、活血化瘀类中成药等内

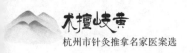

服，始终未能将疼痛根除。期间曾行胸椎X线检查，结果提示"胸椎生理曲度正常，局部椎体前缘可见轻度唇样骨质增生"。半个月前患者因家务劳累，自觉胸背部疼痛加重，于2014年4月12日再次来我院骨科专家门诊就诊，胸椎MRI检查报告提示"胸椎生理曲度、序列尚可，椎体前缘可见轻度唇样骨质增生，T_4椎体血管瘤考虑，T_{12}椎体许莫氏结节形成"。予利多卡因注射液结合复方倍他米松注射液局封、塞来昔布胶囊及乙哌立松片内服、麝香追风止痛膏外贴治疗，未见明显疗效，经骨科医生介绍转来我处诊治。自发病以来，患者胃纳佳，二便调，睡眠可，舌质红，苔薄，脉弦。患者无外伤手术史，无结核病病史，无高血压、糖尿病、心脏病病史，无药物、食物过敏史。

检　　查　胸椎无畸形，T_{5-6}椎旁两侧肌张力略增高，左侧可触及条索状物，T_6棘突上压痛（＋）、叩击痛（±），T_6棘突向左侧偏歪。

西医诊断　胸椎小关节紊乱症。

中医诊断　关节错缝，瘀血阻络证。

治　　则　滑利关节，通络止痛。

治　　法　用自拟俯卧旋压整复法治疗。2014年4月25日初次施术后患者即感疼痛较术前减轻，嘱回家后避免劳累，注意保暖，5天后复诊。4月30日复诊时，患者诉胸背部疼痛已解，略有酸胀感，再次予上法治疗一次而愈。

按　　语　胸椎小关节紊乱症又称胸椎小关节错缝病，属中医"筋出槽、骨错缝"范畴，临床以急性发病多见，本例患者因最初治疗失当而致病情迁延。俯卧双手旋压整复法治疗胸椎小关节紊乱症的机制在于纠正骨错缝，滑利关节，舒筋通络止痛。

本法具有以下一些特点：

（1）放松手法以轻柔刺激为主，通过对比施术前后脊柱两侧肌痉挛状态、压痛减缓程度及患者的自我感受来确定手法放松是否到位。

（2）用三指触诊法对相邻棘突正中及旁开两侧上下左右部位进行对称性对比，确定棘突偏歪的节段及左右方向，从而准确定位整复节段。

（3）整复时，在患者受累胸椎节段对应胸下垫枕，使胸廓后部略呈弓状张开，胸椎椎体间略呈前屈位。此体位使胸椎后关节充分打开，令后关节处于比较容易复位的状态。

（4）复位发力前嘱患者深吸气，呼气时在胸椎双侧横突部位施加按压和旋转的复合力来整复错位的后关节。复合用力时，双手先同时向下按压至略有紧绷感，后旋转瞬时发力，动作连贯而不迟滞，按压和旋转合力产生的扭力使复位更易成功。整个施术过程讲究放松到位、定位准确、用力轻巧、发力疾速、中病即止，力求使患者在治疗过程中无加重疼痛感。整复时，由于采用俯卧位姿势，医者施术时定位方法简便、精确，操作力度轻巧、易控，而患者亦处于相对放松的治疗姿势，有利于整复时配合医者动作，从而提高整复的成功率。

2. 项痹（颈椎间盘突出症）

【案例2】

患者资料 许××，男，47岁。2013年3月21日初诊。

主　　诉 颈肩上背部及左上肢疼痛伴手指麻木半个月。

病　　史 患者半个月前因连续工作劳累后出现颈肩上背部疼痛，并且疼痛向左上肢放射，同时伴有左手示、中二指麻木不适，颈部运动时疼痛加重，休息后症状不能缓解，因疼痛而夜寐不安。遂往武警浙江总队杭州医院骨科就诊，行颈椎MRI检查。MRI报告提示"C_{6-7}颈椎间盘突出，硬脊膜囊及C_{6-7}左侧神经根受压，局部椎管狭窄"。当时予塞来昔布胶囊及活血化瘀类中成药（具体不详）口服。经上法治疗1周，疼痛未止，麻木未除，转至浙江大学医学院附属第二医院骨科就诊，医生建议手术治疗。患者考虑手术风险拒绝，后经人介绍来我处就诊。自发病以来，患者胃纳一般，二便调，夜寐欠安，舌质暗，苔薄，脉弦。患者无外伤手术史，无结核病病史，无高血压、心脏病、糖尿病病史，无药物、食物过敏史。

检　　查 颈椎居中，生理曲度略变浅，颈椎活动度前屈40°，后伸35°，左旋30°，右旋40°，左侧屈30°，右侧屈45°。C_{6-7}棘突间压痛（＋），C_{5-7}棘突旁开左侧压痛（＋），左肩胛骨内上侧局部压痛（＋），叩顶试验（＋），左臂丛神经牵拉试验（＋），双手握力对称，双上肢皮肤痛觉未减退，

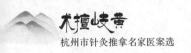
霍夫曼征（－），巴宾斯基征（－）。

西医诊断　颈椎间盘突出症（C_{6-7}）。

中医诊断　项痹，气滞血瘀证。

治　　则　活血通络，理筋止痛。

治　　法　先用OL-1100计算机牵引床对患者进行牵引治疗。牵引重量8～12kg，采用间歇牵引方式，牵引持续90秒，放松5秒，牵引总时间30分钟。接着用推拿手法治疗，具体操作如下：患者取坐位，用一指禅推法从风池沿颈项两侧推至颈肩交界处，往返10～20遍；用按揉法按揉两侧颈肩部，以C_{5-7}椎旁左侧及肩部的压痛点为重点，同时配合颈部的小幅度被动屈伸运动，时间5～8分钟；用拿法拿肩井，约1分钟；用拇指按揉法按揉天鼎、天宗及阿是穴，每穴约1分钟；以轻柔一指禅推法沿放射性神经痛路线循经操作3～5分钟，缓解疼痛；做颈椎肘托拔伸法1～2分钟，再缓慢屈伸患者颈部5～10次。以上述方法隔日治疗一次，10次为一个疗程。为配合治疗，嘱患者卧硬板床，低枕；注意颈部保暖，保证休息，避免劳累；乘车时应戴颈托保护，以防紧急制动时引起颈椎挥鞭性损伤而加重病情。该患者经过3个疗程的治疗，诸症消失而愈，随访1年未复发。

按　　语　颈椎间盘突出症于1928年由斯图基（Stookey）首先报道，近年来颇受国内学者的关注。本病以急性起病多见。在该案例的诊治过程中，我们体会到本病发作时患者往往疼痛感非常明显，故在每一次牵引与手法治疗过程中，牵引重量与手法的刺激量要根据患者的反应及时进行调整，以不超过患者耐受度和不加重原有症状为限。在操作被动运动手法时，尤其要密切关注患者的即时感受，随时调整被动运动幅度，动作以和缓、轻柔为宜。同时，患者配合治疗、自我调养也是取得较好疗效的重要因素之一。

代表作

《俯卧旋压整复法治疗胸椎小关节紊乱症》
《肌平衡三步手法治疗落枕》

（撰稿人：周东辉）

夏粉仙
医师临证经验总结

夏粉仙，女，生于1965年，浙江富阳人。主任中医师。1991年毕业于浙江中医学院（现浙江中医药大学）针灸学专业，自毕业后在杭州市富阳区中医院针灸推拿康复科工作至今。现任杭州富阳区中医院针灸推拿康复科主任。兼任浙江省针灸学会针推结合专业委员会委员、浙江省针灸学会经络腧穴专业委员会常务委员、杭州市针灸推拿学会理事。

在多年的临床工作中，对失眠、小儿抽动症、腰椎间盘突出症、颈椎病、肩周炎、面肌痉挛、三叉神经痛、痛经、妇科病、面神经炎、肥胖等病症形成了行之有效的治疗方法，积累了丰富的临床经验。

发表论文10余篇。主持课题6项，其中杭州市医药卫生科技项目4项。

学术思想及经验

　　在长期的临床工作中，夏医师传承发扬针灸医学，师古又不拘泥于古人，重视辨证论治、得气治神和针法，以及与综合疗法治疗并重，同时大胆创新，形成了将传统疗法与现代科技融会贯通的学术思想。在临床上辨证施治，精于针术，中西汇通，逐渐形成一套具有自己学术特色的诊疗方法，并积累了丰富的临床经验。夏医师从事针灸临床工作近30年，在继承和发扬传统中医针灸的同时，独具匠心，将穴位埋线技术灵活运用于临床并广泛推广。夏医师不拘泥于理论，胆大心细，独创了肩关节粘连松解术，为众多患者解除了病痛。

一、注重辨证论治

　　针灸治病，始终遵循中医整体观念和辨证论治，重视辨证与辨经辨病相结合。辨证论治是中医针灸诊治疾病的特色之一。辨经，即运用经络理论，根据患者的症状和体征来辨别其病变经脉脏腑归属，从而选择相应的经络腧穴进行治疗，这是针灸临床辨证论治的核心。明·张三锡《经络考》载："脏腑阴阳，各有其经，四肢筋骨，各有其主，明其部以定经。"围绕脏腑经络进行辨证，复杂的证候即有所归属，可以有的放矢地指导循经取穴，同时注重阳性反应点，做到标本兼治。此外，又强调"辨病与辨证相结合"，认为辨病有利于了解病因及疾病发展变化之规律；辨证则有利于从整体观念出发，全面分析疾病的病位、性质及邪正盛衰的情况，以使诊断更加具体化、个体化，其治疗可因人而异，酌情选用各种治疗方法。如颈椎病，以华佗夹脊为主穴，根据临床表现，进行辨证分型，或用电针，或用温针，对于症状重者，再加刺络拔罐、穴位注射等，可大大提高疗效。

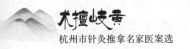
二、针刺施治注重治神、得气

《素问》曰："凡刺之真，必先治神。"调神贯穿于针灸治病的全过程，在针刺进针前要求医者全神贯注，做到目无旁人，严禁医者或旁人与患者谈笑。《灵枢》曰："凡刺之道，气调而止，补阴泻阳，音气益彰，耳目聪明，反此者血气不行。"针灸治病就是通过各种刺灸方法刺激相应的腧穴，以激发经气，疏通全身气血。故每次针刺时，要求取穴准确，针感明显，每穴均得气。经络是人体的最高级调控系统，其调控作用是双向的。行针时，强调针四肢穴位针感根据临床需要尽量向上或向下传导，力争达到气至病所的境界。如治腰椎间盘突出症，华佗夹脊、环跳、秩边针感一定向下放射到脚趾或脚底；头痛针风池针感向头部传导。夏医师认为，气至病所可明显提高针灸的临床疗效，更是获效的关键所在。

三、全面继承，不断创新

针灸是祖国医学的主要组成部分，在治病防病、保障人们身体健康方面发挥着重要作用，但传统治疗方法也有其局限性，并不能完全解决临床所有问题。"治中医必兼通西医，通西医而广中医，中西融通，西为中用"，我们既要善于学习古人的经验，也要善于吸收近代的新理论、新技术，从而制定出行之有效的治疗方法。传统针灸方法需每天或隔天进行治疗，但随着现代生活节奏的加快，这种治疗模式阻碍了部分患者的求医之路，故摸索出一种既有针灸治疗效果又省时的方法迫在眉睫。2002年，夏医师是杭州地区较早开展穴位埋线治疗腰椎间盘突出症的医生之一，且取得了较好的疗效，并在杭州市针灸推拿学会年会上作专题讲座。之后，夏医师将该疗法推广应用于临床多种疾病，不仅用于治疗常见病，还用于治疗临床疑难病，如穴位埋线治疗颈椎病、失眠、面肌痉挛、乳腺增生、三叉神经痛、消化不良等。作为一种特殊的针灸疗法，只要10～15天治疗一次，克服了针灸疗法疗程长、治疗次数多的缺点，满足了部分患者的需求。

四、针灸取穴灵活，善用特定穴

针灸取穴犹如处方用药，夏医师从事临床工作近30年，对针灸治病的选穴和配伍运用自如，辨证对症选穴，对每一个病症选择精当的穴位，并制定针对性的治疗方案。特定穴是十四经中具有特殊治疗作用的腧穴，因分布、特性和作用不同，故有较广的临床应用范围。《素问·咳论》曰"治脏者，治其输"，故心病取神门、大陵。又曰"治腑者，治其合"，故胃病可取足三里，胆病可取阳陵泉。《灵枢·邪气脏腑病形》曰"输治外经"，故颈肩胛部疼痛取后溪。其他如本经子母补泻，他经子母补泻，及俞募原络相配应用亦相当熟练。临床上，夏医师善用特定穴配伍治疗临床常见病、多发病，如失眠、月经不调、小儿抽动症、湿疹，常收到事半功倍之效。

五、不拘一格，大胆创新

夏医师在临床上发现运用传统技术治疗某些病症往往难以取得效果。如粘连性肩周炎患者痛苦大、病程长，无论针灸或药物治疗都无法在短时间内取得效果。而在与患者交谈中夏医师发现，某些患者在劳动中不小心扳拉后，疾病很快就会痊愈。夏医师从中受到启发，独创了肩关节粘连松解术，为众多患者解除了病痛。

六、多种疗法结合运用，扬针灸医学之长

不同的针灸疗法有其各自的适应证和治疗范围。古代即有"针所不为，灸之所宜"之说，表明针与灸的适应证并不完全相同。现代疾病谱病情复杂，病邪深痼，病变广泛涉及脏器，故依靠单一疗法，往往难以奏效。目前临床上各种新的针灸方法层出不穷，如何掌握其适应证，扬长避短，发挥出针灸疗法的最大效应，是临床医生面临的一个新课题。实践证明，只有在精确辨证的前提下，将多种临床证明确有良效的针灸方术予以有机组合、综合

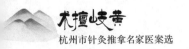

应用，发挥其各自特色和技巧，才能收到满意的效果。在长期临床实践的基础上，夏医师针对不同疾病形成了不同的针灸疗法组合，其中针刺、电针、穴位注射是最基本的组合，应用得当，确实较单一疗法疗效更好。如对于颈肩腰腿痛、顽固性面瘫患者，联合采用电针、放血疗法、远红外线照射、火罐、穴位注射等疗法，才能取得较好的疗效。

七、因人制宜，治疗与防病兼顾

《灵枢》曰："年质壮大，血气充盈，肤革坚固，因加以邪，刺此者，深而留之。……婴儿者，其肉脆血少气弱，刺此者，以毫针，浅刺而疾发针，日再可也。"因此，临床上应根据患者的性别、年龄、体质等制定适宜的治疗方法。唐代孙思邈曰："上工治未病，中工治欲病，下工治已病。"针灸科病种大多为痹病等病证，临床上易复发。夏医师针对这一特点，注重疾病防治，在治疗疾病的同时，反复向患者交代治疗后的注意事项，并嘱其在痊愈后进行功能锻炼。

临证医案

穴位埋线疗法是一种特殊的针灸疗法，是传统医学与现代医学在针灸领域相结合的一门技术。其优点是疗效好，操作方法简便，特别是对路途遥远的求诊者更为方便，10～15天治疗一次即可。该疗法选择一定型号的羊肠线埋入穴位，最初机械性地刺激穴位，产生针灸效应，以后随着羊肠线的分解、液化，可对穴位产生持久的良性刺激作用。2003年，夏医师开展的穴位埋线疗法被列为富阳市科技项目。2005年，经省内外有关专家评定通过，认为该穴位埋线疗法达到省内先进水平。在此后的临床工作中，夏医师将穴位埋线疗法广泛应用于针灸临床上的众多病症，并取得了很好的疗效。

1.腰痛病（腰椎间盘突出症）

【案例1】

患者资料 章××，女，52岁。2015年5月21日初诊。

主　　诉 腰痛伴右下肢麻木，行走不利半年，加重1个月。

病　　史 患者于半年前弯腰拿物时不慎扭伤腰部，疼痛难忍，直腰困难，2天后出现右下肢放射性疼痛及麻木。腰椎CT示：L_{4-5}椎间盘向左后突出，L_5—S_1椎间盘膨出。曾予静脉滴注地塞米松、甘露醇、中药内服、针灸推拿等多种治疗，疼痛症状有所缓解，但下肢麻木无明显减轻。1个月前患者因较长时间保持坐姿，症状突然加重，上述治疗均无法缓解，前往杭州某医院治疗，医生建议行腰椎间盘摘除术。患者因害怕手术治疗，遂来我院针灸科就诊。

检　　查 患者腰不能直立，直腿抬高试验（＋），右下肢肌肉萎缩明显。舌红，苔薄白，脉弦。

西医诊断 腰椎间盘突出症。

中医诊断 腰痛病，气滞血瘀证。

治　　则 活血化瘀，舒筋通络。

治　　法 因患者在外地，路途遥远，传统治疗方法难以坚持，故决定对其进行穴位埋线治疗。主穴：患椎及上下各一节的夹脊穴。配穴：环跳、风市、阳陵泉、足三里、阳交等。患者取俯卧位或侧卧位。医者选准穴位，局部皮肤进行常规消毒，用无菌镊子夹取一段待用的羊肠线放入针头的前端，后接针芯。将针头快速刺入穴位的肌层，稍作提插，待患者有针感时，将针芯向前推进，边推针芯边退针管，将羊肠线埋入穴位中，再用棉球按压针孔片刻，检查无出血后贴上创可贴，以防针孔发生感染，并嘱3天不洗澡。每10天埋线1次，3次为1个疗程。3个月后，患者症状消失，临床痊愈。

按　　语 腰椎间盘突出症为针灸临床常见病症之一，除小部分患者具有手术指征外，大多数患者可以通过针灸、推拿、牵引、中药等手段治愈。

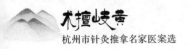

在长期的临床实践中我们发现，对于有手术指征的腰椎间盘突出症患者，只要坚持长时间穴位埋线治疗，也能取得较好的效果，更有甚者多年未再发作。穴位埋线疗法以针灸理论为依据，在留针和埋针的作用机制基础上发展而成，是一种独特的针灸疗法。操作如下：选择一定型号的羊肠线，根据需要有选择地埋入穴位，最初机械性地刺激穴位，产生针灸效应，之后随着羊肠线的分解、液化吸收，可对穴位产生持久、温和的良性刺激作用。因此，该疗法可弥补针灸治疗次数多、疗效无法巩固、易复发的缺点。穴位埋线疗法的作用机制可能与以下几个方面有关：①羊肠线作为一种异体蛋白埋入穴位的肌层，使局部肌肉的合成代谢水平升高，分解代谢水平降低，肌蛋白、糖合成增加，乳酸肌酸分解减少，从而增加了肌肉的营养，提高了其代谢水平。②羊肠线埋入穴位，使局部血管新生，血流量增加，血液循环得到改善，炎症消除，并加强了局部水肿的吸收，解除了局部肌肉痉挛，进而改变神经根的受压状态，为患肢的恢复创造了条件。

肩周炎是一种临床常见病，是以肩关节疼痛和功能障碍为主要症状的病症。肩周炎早期症状以疼痛为主；时间久后，以功能活动受阻为主。当活动受阻时，治疗一般以功能锻炼为主，但病程长，患者痛苦大。夏医师运用特创手法——肩关节粘连松解术能较快地解除患者的痛苦。具体操作如下：患者取仰卧位，去枕，医者立于患侧，右手托住患上肢的肘部，左手握患肢的腕部，帮助患者尽量将上肢往上举，当患者的注意力分散时，骤然用力使患肢向后靠近床面，此时常可听到肌肉的撕裂声，即提示粘连成功解除。待患者疼痛减轻时，将泼尼松龙、利多卡因及维生素B_{12}混合液分别注入结节间沟的肩前、肩峰下及肩后的肩贞处。绝大多数患者术后第二天疼痛即明显减轻，1周后功能逐渐恢复，疗效比其他方法明显。

2. 肩凝症（肩周炎）

【案例2】

患者资料　丁××，男，59岁。2014年8月9日初诊。

主　　诉　左肩关节疼痛伴功能活动受限7个月。

病　　史　患者1年前在无明显诱因下渐觉左肩关节疼痛，3个月后左肩不能上举后伸。行针灸、内服中药及西药（药名不详）等治疗，均无明显效果。经介绍来我科治疗。

检　　查　左肩关节外观无明显肿胀，肩关节上外侧广泛压痛，三角肌轻度萎缩，肩关节外展40°，前屈上举35°，内旋后伸至L_5、S_1部位。舌暗红，苔薄白，脉弦。

西医诊断　肩周炎。

中医诊断　肩凝症，气滞血瘀证。

治　　则　舒筋通络。

治　　法　采用肩关节粘连松解术治疗1周后痊愈。约1年后，患者左肩关节又发相似症状。要求同前治疗，经松解1次，1个月后随访已愈。

按　　语　肩周炎也是针灸临床的常见病症之一，常见于50岁左右的中老年人群。其症状轻重不一，初期见于肩关节周围广泛疼痛，该阶段经有效的积极治疗后，大部分人能较快痊愈。但对于部分人群，因个体差异或失治误治导致病程延绵而进入中期，该阶段疼痛减轻，而肩关节上举、后伸、内旋等功能仍受限，可严重影响患者的生活质量，且传统治疗往往难以取得满意的效果。按照以往的学术观点，在该阶段，切勿使用粗暴的手法进行治疗。夏医师推陈出新，大胆运用肩关节粘连松解术进行治疗，能快速解除患者粘连的症状，而在治愈的数百例患者中，未发生任何意外情况。

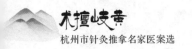
代表作

《穴位埋线治疗腰椎间盘突出症的临床观察》
《手法加针刺拔罐治疗胸痛》
《针刺加拔罐治疗小儿抽动症 23 例》
《内关穴埋线结合耳穴贴压治疗失眠的临床观察》
《高频电针加穴位埋线治疗面肌痉挛临床观察》

（撰稿人：夏粉仙）

诸国庆
医师临证经验总结

诸国庆，男，生于1959年，浙江富阳人。主任中医师，杭州市名中医。兼任浙江省中医药学会推拿分会委员、杭州市中医药协会中医医院管理专业委员会副主任委员、杭州市中医药协会中医社区专业委员会委员、下城区中医药协会会长。国家中医药管理局专家库成员。

从医近40年，一直从事基层中医药工作。自创的拔伸牵引点压手法治疗腰椎间盘突出症引起的腰腿痛效果显著。

在针灸、推拿治疗脊柱疾病方面具有丰富的临床经验，能综合运用推拿、针灸、中药内外辨证用药和功能锻炼四大无痛无创疗法，采取上病下治、下病上治、腹病治脊、筋骨并重、动静结合、内外兼治六大应策治疗颈椎病、肩周炎、腰椎间盘突出症、腰肌劳损等脊柱及其相关疾病。

发表论文20余篇，承担课题3项。获"杭州市劳动模范""杭州市首届基层名中医""下城区首届名中医"等称号。

学术思想及经验

一、师法于古，开拓创新

诸氏临床尊古而不崇古，坚持继承发扬祖国医学辨证论治和整体观，并不断创新。例如，其冬病夏治疗法临床上仍尊重古法，以三伏天时间给予治疗，但不拘泥于头伏、二伏、三伏的时间限制，而是通过临床不断进行总结，认为只要室外温度达到35℃即可治疗。经过30多年临床反复实践，其特有的隔药饼灸治疗脊柱相关疾病效果显著。又如，诸氏治疗腰椎间盘突出症一直遵循整体治疗的原则，认为腰痛亦可从颈椎入手进行治疗，下病可以上取，不可见腰治腰，在临床上既要有树木，也要有树林。同时，诸氏坚持腰椎间盘突出症治疗要"以筋为先"，筋柔则骨正，手法治疗要以软组织松解类手法为主。诸氏通过临床实践，将传统推拿的点按手法、拔伸手法、关节类手法进行有机结合，独创"拔伸牵引点压手法"。该疗法治疗腰椎间盘突出症较传统手法更安全，患者痛苦少，且不易复发。此外，诸氏在腰椎间盘突出症发病机制方面的研究亦独树一帜，提出了"陈旧性腰椎间盘突出症"这一学术观点，为患者的治疗和康复提供了很好的理论依据。

二、慎守伏天，妙用灸法

隔药饼灸主要用于治疗脊柱的相关疾病。脊柱相关疾病是近10年渐趋成熟的一门新兴的边缘学科。杭州地处我国南方，多湿。源于气候及环境湿润，季节温差较大，故南方人以寒湿痹证为多。治疗所选用的病种均属于中医"痹证"范畴。《素问·痹论》云："风寒湿三气杂至，合而为痹也。"《素问·调经论》曰："血气者，喜温而恶寒，寒则泣而不流，温则消而去之。"

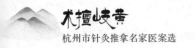

《灵枢·官能》曰："针所不为，灸之所宜。"依据《素问·调经论》"病在血，调之络"及《灵枢·九针十二原》"苑陈则除之"的原则，治疗上应以通为用，隔药灸有扶阳益气、散寒止痛之功效。药饼中肉桂、血竭、麝香、生姜等中药均具有温补、散寒、祛风、胜湿、消肿止痛之功效。加之艾绒使热力温和持久、直达病所，起到温散寒邪、活血祛痹的作用，从而达到活络止痛、滑利关节之功效。

隔药饼灸对治疗脊柱相关疾病有一定的临床效果。目前，颈椎病、腰椎间盘突出症已有成为流行病的趋势，而社区卫生服务亦发展迅速。隔药饼灸作为中医药适宜技术之一，具有简便、易行的特点，治疗上无须服药，加之传统的治疗方法在社区民众中有很好的社会基础，因此该治疗方法易于推广运用。而传统的温针灸疗法因艾条暴露在外，燃烧速度较快，产生的热量向四周散发，浪费了药源。通过此次的改良运用，我们可克服传统意义上的"三伏天灸"仅30天的治疗期限和易起泡的缺点。同时结合以上特点，可节约大量的人力、物力、财力等，会带来一定的社会效益，也为中医药适宜技术进入社区卫生服务起到抛砖引玉的作用。

药饼制作：将肉桂粉与面粉以2∶1的比例混合，每100g肉桂放入5g冰片、5g血竭，加入麻油、加饭酒若干拌匀，制成长15.0cm、宽10.0cm、厚1.5～2.0cm左右的中间凹陷的长方体饼状物。药饼的厚度不宜过薄，也不宜过厚。过厚热力不达肌肤，药饼的作用也就无法渗入；过薄热力传递过快，药效作用尚未全部发挥，患者皮肤就会出现烧灼样疼痛。目前通常采用的厚度约2.0cm。因此，厚度也是影响疗效的一个重要因素。将0.3g麝香分别置于脊柱相应节段两侧的华佗夹脊、两侧膀胱经经穴，以及督脉经穴。预备生姜，切成3.0mm的薄片状若干，患者感觉烫时垫入药饼与皮肤之间。将苏州产艾绒若干堆在药饼上，呈鱼背状，备灸；在施灸前根据病情选择穴位或欲施灸的部位，并采取固定、舒适且能坚持较长时间的体位；在施灸时必须注意防止艾炷滚翻、艾火脱落等，以免引起烧伤；对于局部知觉迟钝的患者，应防止施灸热力过强导致皮肤烫伤、起泡化脓，以免遗留瘢痕；以灸三壮为限，每壮为1小时；治疗每5天一次，计6次为一个疗程结束。该方法改变了传统意义上的"发泡灸"，掌握灸的温度，可防止皮肤起水泡，从而避免产生瘢痕。因此，将传统的伏里十日一灸改为每五日一灸，通过增加灸的次数可以达到相同的治疗效果。

三、筋柔骨正，腰疾自解

腰椎间盘突出症按其发病时间进行分期治疗是临床的一种需要。其急性期、缓解期、再发期的致病机制各不相同，故推拿治疗方案不能一概而论。临床上时有治疗不当，导致出现急性期病情加重、缓解期疾病迁延难愈的情况。通过研究发现，经推拿治疗后，患者的自觉症状较前有明显的好转，但影像学数据提示治疗前后患者的病变椎间盘改善情况的比较无统计学意义，以上结果值得深思。在CT及MRI检查普及之前，推拿治疗该病的有效性虽得到了绝大多数人的认可，但其治疗原理一直无法解释，多数观点认为推拿治疗腰椎间盘突出症的原理在于手法复位可以回纳突出的椎间盘，使其不再对周围组织产生压迫，从而减轻或消除临床症状。20世纪80年代后期，随着影像学技术的不断发展，研究者通过对治疗前后影像的对比，发现多数患者并未有所谓的"回纳"现象，故提出了椎间盘位移学说。两种学说均认为椎管内的椎间盘突出压迫神经是该病的发生原因。治疗时不对该病进行临床分期，无论病程长短，均采用相同的手法予以治疗，强调手法复位，"以骨为先"，但这样的治疗理念颇有不妥。

诸氏在临床上发现既往有腰椎间盘突出症病史的患者再次发病后，腰部症状往往并不明显，形成鲜明对比的是下肢症状的迁延难愈。采用具有松解软组织粘连的拔伸牵引和点压手法后，症状获得缓解，但治疗前后比较，影像学上的变化并无统计学意义，原因可能是硬膜外软组织的无菌性炎症刺激继发病变软组织痉挛急性压迫神经根，从而导致神经功能障碍。具体说来，就是腰椎间盘突出症患者首次发病后，因神经受损导致相关神经支配的肌肉、软组织发生损伤粘连。经寒冷、疲劳等因素刺激后，损伤粘连部位产生无菌性炎症，继发疼痛并压迫相关节段神经，引起类似于神经根受压症状。由此推测再次发病的腰椎间盘突出症（陈旧性腰椎间盘突出症）患者其致病并不是由椎管内的因素造成的，故手法治疗当以软组织松解为主，"以筋为先"。

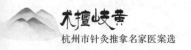
诸氏手法治疗腰椎间盘突出症的操作方法如下：先予一指禅、滚法，沿患者背部的足太阳膀胱经经络循行线，自上而下，在腰背部进行滚法操作，放松肌肉；患者取俯卧位，双手抓住床头边沿或者助手拉住患者两腋下，以固定患者上部躯干。助手握住患侧的足踝部，待手法操作时缓慢用力，做对抗拔伸牵引；施术者站于患者患侧，以一手抓住床的另一边，另一手用肘关节的鹰嘴部置于患侧的腰部（一般距正中线1.0～1.5寸，以免引起腰椎横突骨折）、两侧骶棘肌、患肢疼痛点，特别是在两侧骶棘肌上进行点压。同时，助手握住患侧的足踝部进行拔伸牵引。此时施术者与助手要配合得当，尤其是在点压时，由轻而重用力，又由重而轻一起放松，反复多次，切勿施用暴力或猝然用力。待上述手法完成后，患者取仰卧位，双手抓住床沿，施术者和助手握住患者膝关节，使患者快速屈髋屈膝；最后患者取俯卧位，施术者一手压住患者腰部，另一手抱住患者膝部，两手配合用力，行后伸扳法。

临证医案

1. 痹证（强直性脊柱炎）

【案例1】

患者资料　毛××，男，41岁。2016年6月初诊。

主　　诉　腰及髋部疼痛，腰部活动受限11年，加重半年。

病　　史　11年前患"强直性脊柱炎"，腰及髋部疼痛，腰部旋转活动困难，两腿不能下蹲，步履蹒跚，生活不能自理，面容憔悴，骨瘦如柴，体重仅51kg。长期服用布洛芬等缓解疼痛，近半年来服药效果已不明显，来我院推拿科门诊就诊。

检　　查　腰部僵硬，腰椎各方向活动受限，双侧骶髂关节叩击痛（＋），双侧"4"字征（＋）。舌淡红，苔白，脉细弦。X线检查示：双侧骶骨关节模糊，关节面破损，密度增高。实验室检查：红细胞沉降率60mm/h；HLA-B27（＋），C反应蛋白（－），类风湿因子和抗"O"均（－）。

西医诊断　强直性脊柱炎。

中医诊断　痹证，痛痹。

治　　则　温散寒邪，活血祛痹。

治　　法　（1）药饼制好备用。

（2）取大椎及腰阳关，分别放置麝香0.3g，生姜切3.0mm薄片备用。

（3）将苏州产艾绒呈鱼背状堆于药饼表面备灸。

（4）在施灸前嘱患者调整好体位（俯卧位），并采取固定、舒适且能坚持较长时间的体位；在施灸时必须注意防止艾炷滚翻、艾火脱落等，以免引起烧伤；以灸三壮为限，每壮为1小时；治疗每5天一次，计6次为一个疗程结束。

该患者共治疗10次，腰及髋部疼痛消失，脊柱活动恢复正常。1年后随访未复发，X线检查显示骶髂关节病变未再进展。2017年7月初再次来我科进行巩固治疗。

按　　语　强直性脊柱炎治疗上采取以通为用，隔药饼灸有扶阳益气、散寒止痛之功效。药饼中诸药共奏温补、散寒、祛风、胜湿、消肿止痛之功。兼用艾绒温散寒邪、活血祛痹，从而达到活络止痛、滑利关节之功效。

2. 腰痛病（腰椎间盘突出症）

【案例2】

患者资料　杜××，男，49岁。2015年3月7日初诊。

主　　诉　下腰部坠痛，臀以左侧为甚近10年，加重1年。

病　　史　慢性腰腿痛10年，臀部酸痛不适，时发时愈。近年来症状加剧，下腰部坠痛，臀部酸痛不适，以左侧为甚。

检　　查　腰椎生理曲度消失。腰椎活动度：前屈70°，后伸10°，左侧

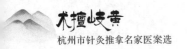

弯20°，右侧弯30°。L₄—₅椎旁有压痛和叩击痛，并向左下肢放射。直腿抬高试验：左侧60°，右侧70°；加强试验左侧（＋），右侧（－）。双膝腱反射及跟腱反射（－），双侧髌、踝阵挛及双侧巴宾斯基征（－）。外院CT检查，考虑为"L₄—₅椎间盘突出"。舌暗红，苔薄白，脉弦。

西医诊断　腰椎间盘突出症。

中医诊断　腰痛病，气滞血瘀证。

治　　则　活血化瘀止痛。

治　　法　采用诸氏手法治疗腰椎间盘突出症。操作要点：治疗此患者时，肘关节的鹰嘴部应置于左侧L₄—₅椎旁1.5寸。该患者共治疗3次，腰部及左下肢症状消失，腰部活动恢复正常。1年后随访未复发。

按　　语　在临床上，既往有腰椎间盘突出症病史的患者再次发病后，采用具有松解软组织粘连的拔伸牵引和点压手法治疗后效果明显。

代表作

《老年腰椎管狭窄的病因分析及不同治疗方法选择》
《隔药饼灸治疗脊椎相关疾病128例及其与气温的影响》
《刺络放血治疗膝关节内、外副韧带慢性积劳性损伤的疗效分析》

（撰稿人：诸国庆）

黄 振
医师临证经验总结

黄振，男，生于1979年，安徽界首人。副主任中医师。1999年毕业于安徽中医学院（现安徽中医药大学）中医学专业。1999年7月—2005年8月，安徽省界首市中医院工作，任住院医师。2005年9月—2008年6月，浙江中医药大学第三临床医学院针灸推拿学专业学习，获针灸推拿学硕士学位。自2008年7月以来，在杭州市第一人民医院针灸推拿科工作。兼任浙江省针灸学会医学美容专业委员会委员、杭州市针灸推拿学会理事。国家中医药管理局"穴位埋线协作组"成员单位杭州市第一人民医院技术负责人，浙江省科学技术厅科技专家库入库专家。

从事中医针灸临床工作近20年，积累了较丰富的临床经验。擅长运用穴位埋线疗法结合中药治疗单纯性肥胖症、继发性肥胖症、产后肥胖症、青少年肥胖症、更年期肥胖症、脂肪肝、月经失调、痛经、便秘、颈肩腰腿痛等；运用刺络放血疗法治疗头痛、咽喉肿痛、荨麻疹、湿疹、皮肤瘙痒症等；运用药饼灸结合中药治疗膝骨性关节炎、颈椎病、腰椎间盘突出症、网球肘等；运用针灸综合疗法治疗顽固性面瘫、中风偏瘫、眩晕、顽固性失眠等神经系统疾病。

主持及参与厅局级课题4项。以第一作者发表论文16篇，第二作者及通讯作者发表论文7篇。2016年主持举办杭州市继续医学教育项目"穴位埋线疗法及其临床应用"学习班，2017年主持举办杭州市继续医学教育项目"针灸特色疗法在骨关节及软组织疾病中的应用"学习班。

学术思想及经验

一、 擅长运用穴位埋线疗法与刺络放血拔罐法结合治疗湿疹等慢性顽固性皮肤病

湿疹是一种具有明显渗出倾向的炎性反应性皮肤病。该病病因复杂，一般认为其发生与变态反应有关，临床上皮肤损害以丘疹、水疱、渗出、糜烂、瘙痒为主，具有瘙痒剧烈、多形损害、反复发作而缠绵难愈等特点，可严重影响患者的生活质量和健康。在我国，一般人群的湿疹患病率约为7.5％。目前，西医主要采用H_1受体拮抗剂、糖皮质激素、免疫调节剂、抗菌药等药物进行治疗，虽短期疗效显著，但痤疮样皮疹、皮肤萎缩、毛细血管扩张、色素沉着、激素依赖性皮炎及嗜睡、口干、乏力、头晕、恶心等不良反应极大地限制了其在临床的广泛应用。湿疹又称"湿疮"，属中医"癣疮""浸淫疮""湿毒"等范畴。中医认为本病的发生内、外因兼有之，内因主要与体质、情志、脏腑功能失调相关；外因主要与外感风、湿、热邪及饮食不当相关。机体禀赋不足为本，风、湿、热邪客于肌肤为标。湿邪是主要病因，涉及脏腑主要在脾。中医针灸治疗本病具有独特的优势。穴位埋线疗法是一种新兴的穴位刺激疗法，是针灸的改良和延伸。该疗法集针刺、刺血、留针及埋针等多种疗法于一体，可发挥多种刺激效应，具有刺激性强、疗效持久、操作简便、就诊次数少，且无明显不良反应等优点。刺络放血疗法是中医针灸的独特疗法之一，源于《灵枢·官针》"络刺者，刺小络之血脉也""始刺浅之，以逐邪而来血气"。拔罐的目的是增加放血量，泻血祛热邪。《医学源流论》云："凡血络有邪者，必尽去之。"本病在治疗上以健脾祛湿、祛风止痒为治则。刺络放血拔罐疗法应用于湿疹急性期、亚急性期，急治其标，具有泻热解毒、活血祛瘀、祛风止痒等作用，常用腧穴有大椎、委中、

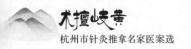

血海、膈俞等。穴位埋线疗法应用于本病慢性期，缓治其本，具有健脾祛湿、祛风止痒、补中益气、增强体质等作用，常用主穴有曲池、足三里、阴陵泉、三阴交、皮损局部、血海等，辨证加减：湿热浸淫者加脾俞、水道、肺俞，以清热利湿；脾虚湿蕴者加脾俞、胃俞，以健脾利湿；血虚风燥者加膈俞、肝俞，以养血润燥；痒甚失眠者加安眠、百会、神门、内关等。两者结合应用，可祛邪扶正，标本兼治。慢性湿疹病程较长、反复发作、迁延难愈，易给患者带来心理负担，故治疗时加用肝胆二经腧穴以调节气机，并给予心理疏导，有利于机体的康复。

二、以温针灸为主治疗手术后胃瘫

术后胃瘫是腹部手术，尤其是胃癌根治术和胰十二指肠切除术后常见的并发症之一，是指腹部手术后继发的由非机械性梗阻因素引起的以胃排空障碍为主要征象的胃动力紊乱综合征。其临床特征是患者多于术后数日内停止胃肠减压、进食流质或由流质饮食改为半流质饮食后，出现上腹饱胀不适、恶心、呕吐及顽固性呃逆等症状，一般疼痛不明显；食后吐出大量胃内容物，可含有或不含胆汁，吐后症状暂时缓解；胃肠减压抽出大量液体，每日1000～3000ml。胃镜和X线检查的主要表现为胃液潴留，胃无蠕动或蠕动减弱，吻合口水肿、慢性炎症，对比剂在胃内潴留，但部分对比剂或胃镜仍能通过吻合口，不存在消化道机械性梗阻。当胃瘫发生时，小肠及结肠动力功能一般不受影响，故患者可正常排气、排便。流行病学资料显示，本病发病率国内为0.47%～3.60%，国外为5.00%～24.00%。本病病因及发病机制目前尚未完全明确，一般认为与胃的破坏、迷走神经损伤、吻合口炎症水肿及胃肠激素失调等有关。西医目前尚无特效治疗方法，通常以保守治疗为主。西药治疗主要采用促进胃肠动力的药物，包括：①多巴胺受体拮抗剂，如甲氧氯普胺和多潘立酮；②苯酰胺衍生物，如西沙必利；③大环内酯类抗生素，主要为红霉素及其衍生物。本病属中医"腹胀""胃反""呕吐"范畴。手术损伤脉络，脾胃受损，脾失健运，胃失和降，中焦气机升降失调，导致食水停滞；其病在胃，与肝脾密切相关，肝喜条达，主疏泄；脾主运化、升清；胃主受纳、降浊；三者功能协调统一，是胃肠道内容物顺利推进的动力机制。本病属虚实夹杂之症，虚乃脾胃之虚，实乃气滞、血瘀、湿阻之实。中医针灸治疗本病具有显著优势，尤以温针灸疗效较好。温针灸是针灸的常用灸法之一，是针刺与艾灸相结合的一种治法。针刺疏通经络气血的作用较好，而艾灸则兼具温通和温补的双重功效，两者结合则可补泻兼施，具有温通经脉、疏通经络、行气活血等作用。《黄帝内经·异法方宜论》曰："藏寒生满病，其治宜灸焫。"《难经·三十一难》曰："中焦者，在胃中脘……主腐熟水谷。"腐熟者，需温热也。《医学入门》云："凡病药之不及，针之不到，必须灸之。"由此可见，艾灸强于温补阳气、温通经络，是调补中焦、助胃腐熟的利器；针刺与艾灸可协同作用于机体，增强治疗效果。本病病变在胃，胃属六腑之一，"六腑以通为用"，故治宜健脾化湿，和胃降逆，理气通络。取穴以足阳明胃经、手厥阴心包经及相应募穴为主，常用主穴为足三里、内关、中脘、三阴交、头皮针胃区。随症配穴：肝气犯胃者加太冲，脾胃虚寒者加脾俞、胃俞。操作如下：内关用泻法，中强度刺激，以患者能耐受为度；三阴交用补法；余穴均平补平泻。留针30分钟，每日治疗1次。温针灸的疗效显著优于常规针刺，能减少治疗次数，缩短疗程。手术后胃瘫是一种功能性疾患，恢复时间可能很长，有时可达10周，因此在治疗过程中保持耐心十分重要。本病患者多数有较大的心理压力，在常规选穴的基础上加用安神穴，如百会、印堂、神门等，可以改善患者的焦虑、抑郁症状，同时给予心理疏导，常能取得较好的疗效。

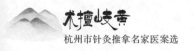
临证医案

1. 风疹（慢性湿疹急性发作）

【案例1】

患者资料 费××，女，34岁。2014年7月5日初诊。

主　　诉 皮肤多处多形性皮疹反复发作5年，加重7天。

病　　史 患者既往诊断为"湿疹"，曾在我院及杭州市第三人民医院皮肤科诊治，给予抗过敏、抗炎等治疗，服用氯雷他定片、复方甘草酸苷片等药物，外用丁酸氢化可的松软膏等，亦曾接受自血疗法，病情好转，但反复发作。7天前患者因食用海鲜而致皮疹复发，遂来我科就诊。

检　　查 患者面部及整个颈部密布点状红斑、丘疹，皮疹成片，腹部、腿部、手臂等多处均有散发红斑、皮疹、丘疹，剧烈瘙痒，无发热，伴纳差、胸闷，小便清长。舌淡红有齿印，苔白腻，脉滑。神志清，精神欠佳，双肺呼吸音清，心率73次/分，律齐。腹平软，无压痛及反跳痛，肝脾未触及，肠鸣音无亢进。双下肢无明显水肿，神经系统检查无异常。

西医诊断 慢性湿疹急性发作。

中医诊断 风疹，脾虚湿蕴证。

治　　则 健脾祛湿，泻热祛风。

治　　法 取穴：以皮损局部和足太阴经腧穴为主。委中、大椎、曲池、足三里、阴陵泉、三阴交、皮损局部、血海、脾俞、胃俞。

给予刺络放血拔罐法，取大椎、委中（双侧），每穴用一次性采血针点刺10～15下，即刻于刺血处拔罐，每穴放血3～5ml，急性期每周放血2次；放血治疗2周后，给予穴位埋线治疗，取穴曲池、足三里、阴陵泉、三阴交、皮损局部、血海、脾俞、胃俞，选取约1.0cm长的可吸收性羊肠线，左右侧穴位交替使用，每7天1次。经过2个月的治疗，患者湿疹基本全部退去，未再复起；之后为巩固疗效，每半个月埋线1次，共埋线4次，患者湿疹未再复发。

按　语　本例患者湿疹发病加重与其喜食海鲜发物致使机体发生迟发性变态反应有关。目前现代医学治疗本病仍以对症治疗为主，最常选用皮质类固醇软膏，但其长期使用不良反应多，可产生依赖性，且面部皮损患者限制使用。非激素类软膏（如新型钙调磷酸酶抑制剂他克莫司等）则价格昂贵，而且存在潜在的风险。中医认为，本例患者湿疹急性发作是患者素患湿疹，禀赋不耐，加之喜食海鲜发物，饮食不节，伤及脾胃，致使脾胃失常，脾失健运，水湿内蕴，湿邪浸淫蕴阻肌肤所致。治宜健脾祛湿，泻热祛风。急性期取大椎、委中（双侧），施以刺络放血拔罐泻热祛风。大椎为督脉经穴，是督脉与手足三阳经交会穴，具有清热泻火的作用，为泻热之要穴；委中又名血郄，点刺放血具有泻热解毒、活血祛瘀、祛风止痒等作用。慢性期取穴曲池、足三里、阴陵泉、三阴交、皮损局部、血海、脾俞、胃俞，给予穴位埋线治疗，健脾祛湿，祛风止痒，补中益气。阴陵泉、三阴交、脾俞、胃俞健脾祛湿；足三里补中益气，为人体强壮要穴；曲池祛风止痒；血海活血祛风。两法合用，切合病机，故疗效满意。

2. 胃岩（胃癌术后胃瘫）

【案例2】

患者资料　陈××，男，66岁。2013年4月26日初诊。

主　诉　上腹胀1个月。

病　史　因"上腹胀1个月"入院。既往体健，否认高血压、糖尿病病史。

检　查　体温36.1℃，心率105次/分，呼吸19次/分，血压138/109mmHg。神志清，精神可，皮肤、巩膜无黄染，全身浅表淋巴结未及肿大。双肺呼吸音清，未闻及干湿啰音；心律齐，未闻及病理性杂音。腹部平软，剑突下轻压痛，无反跳痛，墨菲征（－），肝脾肋下未及，移动性浊音（－），肠鸣音3～4次/分。双下肢无水肿，神经系统（－）。辅助检查：胃镜（2013年4月2日我院）显示胃窦占位，十二指肠球部黏膜下隆起。患者入院后胃镜下病理活检结果提示"胃窦"低分化腺癌。免疫组化结果：特殊染色幽门螺杆菌（－）。患者入科后确诊：①胃癌；②十二指肠球部黏膜下隆起。完善相关辅助检查，予半流质饮食、质子泵抑制剂抑酸、胃黏膜保护剂口服、营养支持治疗。待各项指标结果显示无明显手术禁忌后，于2013年4月9日在全麻下行胃癌根治术（远端胃切除＋毕Ⅰ式吻合＋D$_2$淋巴结清扫）。手术顺利，术后病理图文报告（2013年4月15日）："胃癌根治标本"。①胃窦、幽门小弯侧浸润溃疡型低分化腺癌，肿瘤大小5.0cm×3.5cm×1.5cm，浸润至浆膜外脂肪组织伴癌结节形成，累及神经束，脉管内见癌栓，上、下切缘未累及，周围淋巴结见转移（小弯侧：11/15；大弯侧：8/14；幽门上：4/5；幽门下：4/4）；②网膜组织伴间质出血。患者术后胃瘫，治疗上予禁食，胃肠减压，甲氧氯普胺注射液、红霉素注射液促进胃肠蠕动，生长抑素注射液抑酸等，术后约17天胃瘫不见好转，仍予禁食，西医无特效办法，特请我科会诊协助治疗。

西医诊断　胃癌术后胃瘫。

中医诊断　胃岩，水湿内停证。

治　　则　健脾化湿，和胃降逆，理气通络。

治　　法　取穴：以足阳明胃经、手厥阴心包经及相应募穴为主。足三里、内关、公孙、中脘、三阴交、头皮针胃区（以瞳孔直上发际为起点，向上取平行于前后正中线2.0cm长直线）、神门、百会。随症配穴：肝气犯胃者加太冲，脾胃虚寒者加脾俞、胃俞。

针刺上述诸穴，中脘穴因手术有切口，旁开0.5～1.0寸取穴，内关用泻法，中强度刺激，以患者能耐受为度；三阴交用补法；余穴均予平补平泻。温针灸足三里、内关、中脘、三阴交，红外线照射胃脘部，留针30分钟，每日治疗1次，周六、周日休息。经治疗15次后，患者逐渐由禁食改流质饮食，再改半流质饮食，之后能食用包子、水饺，无恶心、呕吐，无腹痛、腹泻，病情达临床痊愈而出院。嘱患者注意休息，合理饮食，少量多餐，忌食辛辣、油腻食物。

按　　语　术后胃瘫多见于上腹部手术后,特别是胃和胰腺手术后,通常持续时间较长,可严重影响术后机体功能的恢复及下一步的治疗。其确切的发生机制目前尚不清楚,普遍认为与神经系统参与胃肠动力的调节有关。本病属中医"胃反""呕吐"范畴。中医认为腹部手术后脾胃受损,脾失健运,胃失和降,脉络损伤,致气滞血瘀,中焦受阻,出现腹胀、恶心、呕吐及呃逆等症状。温针灸是治疗本病有效的重要的方法之一。足三里为胃之下合穴,"合治内腑",疏调胃腑气机,和胃降逆;内关为手厥阴心包经络穴,宽胸理气,和胃降逆;中脘为胃之募穴,可健运中州,调理气机;三阴交为足三阴经交会穴,健脾化湿,补益肝肾;头皮针胃区对胃脘部不适具有良效;公孙调理脾胃;神门、百会安神镇静。现代研究表明,针刺足三里具有调节气机、增加胃张力、促进胃蠕动的作用,从而使胃排空时间缩短,促进胃内滞留液的排空;针刺内关可调整胃酸的分泌,对肠的蠕动具有双向调节作用。诸穴配伍,具有补益脾胃、和胃降逆、理气活血、疏通经络的作用,从而促进胃瘫患者胃肠蠕动和功能恢复。

代表作

《刺络放血配合针刺治疗痤疮疗效观察》
《电针对实验性2型糖尿病大鼠胰岛素抵抗和瘦素的影响》
《温针灸配合乌蛇土鳖胶囊治疗膝骨性关节炎临床研究》
《针灸治疗非酒精性脂肪性肝病的临床研究进展》
《穴位埋线治疗肝郁脾虚型非酒精性脂肪性肝病:随机对照研究》

(撰稿人:黄　振)

楚佳梅
医师临证经验总结

楚佳梅，女，生于1973年，黑龙江齐齐哈尔人。主任中医师、医学博士。1992年考入黑龙江中医学院（现黑龙江中医药大学）。1997年本科毕业后考入本校攻读研究生，硕士研究方向为针灸治疗脑与脊髓疾病，博士研究方向为针刺防治神经系统疾病，师从高维滨、孙忠人教授。2003年就职于杭州市中医院。国家中医药管理局"十二五"重点专科（针灸学）后备学科带头人，杭州市医学重点学科（一类针灸学）后备学科带头人。2008年被聘为浙江中医药大学硕士研究生导师。兼任浙江省针灸学会理事、浙江省针灸学会针灸康复分会委员、杭州市针灸推拿学会治未病分会副主任委员。

临床上善于治疗面神经麻痹、中风后遗症、吞咽障碍、肩关节疾病、便秘、痛经等，且效果显著。

主持及参与厅局级课题10余项，发表论文多篇。

学术思想及经验

妙针药香愈沉疴

功能性便秘是目前消化系统的常见病、多发病之一。该病临床多表现为粪便干结、排便困难、排便次数减少及排便不尽感，病程至少持续6个月，并且要排除相关器质性病变，且不符合肠易激综合征（便秘型）的诊断标准。而楚氏善用芒针深刺结合穴位贴敷来治疗功能性便秘，且方法简便，临床效果显著。

芒针由九针中的长针演变而来，现规格多为5～7寸（125～175mm）。芒针刺的腧穴宜少而精，楚氏主要选取腹部腧穴（如天枢、腹结等）以深刺。腹部穴位深刺的理论基础来源于《针灸大成》，书中有云："凡针腹上穴，令患人仰卧，使五脏垂背，以免刺患。"又云："前面深似井，后面薄似饼，用针前面宜深，后面宜浅。"也就是常说的"腹如井，背如饼"，这反映了当时医者对不同部位腧穴安全性的认识，既言明了腹部的穴位需要深刺，也提醒了胸腹作为"脏腑之郭"，需要注意针刺的体位及安全性。《素问·刺要论》曰："病有浮沉，刺有浅深，各至其理，无过其道……浅深不得，反为大贼，内动五脏，后生大病。"故而作为针灸医师，应系统掌握各部位的解剖结构，在操作时严格把握针刺的深度，浅深不当易对患者造成伤害。天枢为大肠之募穴，是其经气输注于胸腹部的部位，归经属胃，能总调脾胃并畅通大肠。而腹结居下腹部，别名腹屈、临窟。"屈"与"窟"在此意"亏""空"，指脾经气血在此薄弱，常与天枢相配用以治疗便秘。

芒针的一大特点就是其针身较普通针具长，可直达病所，仅以此特点使其在泌尿系统及消化系统疾病的治疗中应用广泛。《灵枢·官针》云："病在中者，取以长针。"便秘主要病位在大肠，位居深处，适宜长针深刺，而芒针

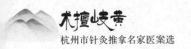

可透过腹膜，刺激肠壁，加快肠管的蠕动，从而使该疗法的即时疗效显著。楚氏所用的芒针规格为 0.35mm×125mm，针刺深度因人而异，突破腹膜即止，适时患者局部可有明显的揪痛感，不可再大幅度提插捻转，如未到腹膜但患者本身不能耐受，则也应停止进针。有关深刺安全性的问题，目前在对腹部穴位深刺的各项研究中均无因深刺致腹痛、便血或感染等不良反应的案例报道；同时，芒针深刺施术较普通针刺要求更高，须严格执行无菌技术操作，双手挟持迅速进针，并且深度以突破腹膜即止。肠道本身有规避的功能，加之针具直径只有 0.35mm，一般不会对其构成损伤，故芒针深刺天枢及腹结尚安全。

楚氏在治疗上除局部选穴外，另有远端取穴及对症选穴相配伍，如配伍上巨虚、足三里、大肠俞、支沟等。《灵枢·邪气藏府病形》云："胃合于三里，大肠合入于巨虚上廉……"此处三里是为足三里，巨虚上廉则为上巨虚，两者为胃及大肠的下合穴。下合穴是六腑气血注入足三阳经之处，针之可治疗六腑相关疾病，故而《黄帝内经》有"下取六合之输，疗内腑法也"的记载。而有关此中所谓"合"到底是五输穴的合穴还是下合穴确有争议，但张景岳在《类经》中提到"此下言六阳之经，内属于腑，因以明手之三阳，下合在足也"，其认为此处合穴为下合穴，而非五输穴之合穴。另有便秘的经验效穴支沟，别名飞虎，为三焦经之经穴，可通调气液的运化，梳理少阳之气机。中医认为便秘多为腑气不通、三焦气机不运、津液失布、糟粕内停所致，故支沟在本病的治疗中也是常用腧穴。在常规针刺留针结束后，楚氏常嘱患者取俯卧位，在大肠俞处行快针，即在常规消毒后，取 2 寸毫针于大肠俞进针，进针得气后根据患者的虚实辨证，虚则补之，实则泻之，行补泻手法 1 分钟后再出针，其与大肠募穴天枢成俞募配穴，共奏理气通腑之效。

功能性便秘的发生通常与患者的不良生活习惯及精神紧张相关。同时，近年来相关研究表明，长期便秘的患者常常伴发焦虑、抑郁等情绪障碍，从而导致其生活质量进一步下降。因此，聆听患者的倾诉，关注患者情志方面的问题也是楚氏在临床上的一大特色。"中镇六穴"是高立山主任医师提出的一组具有镇静安神作用的处方，由体针的足三里、神门、迎香，及耳针的心、肺、神门组成。神门为心经之原穴，可宁心安神；迎香以疏经通窍，调和气血；足三里可扶正培元，通经活络。辅以心、肺、神门三个耳穴，可有镇静安神、舒畅患者情志之效，故在治疗部分病程较长的便秘患者时，"中镇六穴"也较常用。

楚氏在针灸治疗之余，常结合通便贴穴位贴敷以提高治疗效果。在《五十二病方》中，敷贴的疗法已有记载。《灵枢》对"颏下有寒"治"以白酒和桂，以涂其者"，则开创了膏药外用治疗疾病的先河。而后在历朝历代的医书中均有关于贴敷的记载，但尚未形成一种规范化的疗法，直到《理瀹骈文》的问世，在理论、用药、应用方面详细阐述了内科病的中医外治法，将中医辨证理论贯穿于遣方用药之中，其中许多经典配方依然是现在外治法的不二选择。该书将便秘分为热结型、阴寒积滞型及阳虚型，针对寒热有别，用以不同的方药。楚氏所用的通便贴，其中药物主要为生大黄、厚朴等。其操作如下：将它们各等份研磨后，取清水调和，然后取适量置于神阙中，以敷贴固定，4小时后取下。生大黄味苦性寒，虽其攻下积滞通便力强，但内服恐有损伤脾胃之虞，取其外用既可存其通便之功，又可防其苦寒伤及中焦。另外，《本经》有云："厚朴治中风、伤寒头痛，温中益气，消痰下气，厚肠胃，去腹胀满。果泄气乎？果益气乎？若与枳实、大黄同用，则能泄实满。"厚朴功著下气除满，与大黄相佐通便力尤佳。穴位贴敷操作方便，不用口服，各年龄段患者皆适用，是楚氏常用的治疗功能性便秘的疗法之一。

功能性便秘属中医"便秘"范畴，古有称"大便难""脾约"等，其大体上可分为实秘与虚秘两大类。实秘如热秘、气秘，虚秘如血虚秘、阴虚秘等。楚氏在治疗中多用芒针以深刺直达病所，促进肠管蠕动，配以通便贴穴位贴敷除满通便，针灸及药物外治并用，以期解决患者便秘的苦恼。中医在诊治上讲究辨证施治，故因人而异，根据每位患者的具体情况选穴施针尤为重要，辨证施治方是保证疗效的不二法宝。

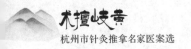
临证医案

芒针针体细长，能刺"深邪远痹"，直达病所。在日常门诊工作中，除了便秘之外，楚氏在前列腺增生患者的治疗中运用芒针的频率也较高，故而选用功能性便秘及前列腺增生医案各一则，总结如下。

1. 便秘（功能性便秘）

【案例1】

患者资料 李××，女，45岁。2017年5月29日初诊。

主　　诉 排便困难2年余，加重1个月。

病　　史 患者在2年前因工作变动致失眠，之后出现排便困难，开始时仅排便次数减少，每周约2次，排便过程尚顺利。大便成形、偏干，无便血，无肛周疼痛。1个月前无明显诱因诸症加重，常感腹胀，有便意但虚坐努责，排便困难，每周1次，有时需使用开塞露帮助排便。大便坚硬如羊屎状，排便后肛周疼痛，无便血。自诉近2年来自觉脾气暴躁，易怒，偶感头胀痛，休息后可好转。

检　　查 病来神清，精神一般，胃纳较前稍减，夜寐不佳。腹部膨软，未及明显压痛及反跳痛，肝脾肋下未及。外院肠镜检查无殊。舌暗红，苔薄，脉弦数。

西医诊断 功能性便秘。

中医诊断 便秘，气秘。

治　　则 疏肝理气，导滞通便。

治　　法 取穴：天枢、腹结、大肠俞、中脘、水道、足三里、三阴交、公孙、太冲、照海、支沟。以上腧穴均取双侧，并辅以"中镇六穴"（耳针取单耳，每次治疗左右耳交替取穴，体针取双侧），其中天枢、腹结选用芒针深刺，余穴常规针刺即可；太冲及公孙行泻法，其余腧穴平补平泻，并予通便贴辅助治疗。

2017年6月4日二诊。患者诉初诊当天回家后排便1次，量多，后于来诊前2天排便1次，腹胀不甚，舌脉同前。二诊针灸处方未作改动，但在一诊基础上加用电针。嘱患者于每周一、三、五来门诊就诊，坚持2周后排便次数增加到每周3次，大便成形，便后肛门疼痛仍有，但较前明显减轻，嘱其去肛肠科就诊。后患者因工作未能再行针刺治疗，继续予通便贴贴神阙以助排便。共针刺治疗8次，穴位贴敷20次。症状较前明显好转，患者对疗效满意。

按　　语　功能性便秘主要病位在大肠，位在深处。取大肠之募穴天枢及局部取腹结予芒针深刺，可直达病所，并取大肠俞与天枢成俞募配穴。支沟为便秘之经验效穴，为手少阳三焦经之经穴，可通调气液的运化。另外，通过病史可知该患者的便秘为情绪不佳所致，辨证为实秘中的气秘，故取太冲及公孙予泻法，并辅以中脘、水道等腧穴，远道与局部取穴相配伍，效果颇佳。

2. 癃闭（前列腺增生）

【案例2】

患者资料　郑××，男，59岁。2016年10月12日初诊。

主　　诉　尿频半年余，加重4天。

病　　史　患者在半年多前无明显诱因出现尿频，白天及夜间小便次数均增加，且尿量少，有尿不尽感。当时于外院就诊，诊断为前列腺增生，予非那雄胺片支持治疗，后尿频症状好转。4天前患者受凉后夜尿次数明显增加，每晚5～6次。就诊前一晚达到每小时1次，严重影响患者睡眠；且每次尿量均偏少，排尿无力，尿色清，无尿流分叉，无尿痛，病来感腰部及下肢酸软无力。平素除三伏天外多畏寒。舌淡，苔薄白，脉沉细。

西医诊断　前列腺增生。

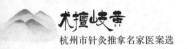

中医诊断　癃闭，肾阳虚证。

治　　则　温补肾阳，化气利尿。

治　　法　取穴：秩边、中极、膀胱俞、三焦俞、肾俞、次髎、会阳、地机、三阴交、阴陵泉。患者取俯卧位，在常规消毒后，除秩边及中极外，其余腧穴均予常规针刺，平补平泻，并留针30分钟。秩边及中极在常规消毒后取芒针深刺，以患者有排尿感或会阴部有放射感为度，得气后不留针；中极则待留针结束后患者取仰卧位再行操作。

2016年10月14日二诊。患者近2天夜间小便次数均为4次，白天尿频较前好转，夜间睡眠欠佳。选穴同前，加用安眠、百会安神助眠，并在针刺治疗结束后，加用王不留行籽贴耳穴：心、肺、神门及膀胱、三焦、交感。嘱耳穴治疗留待下次复诊时更换，每周一、三、五按时就诊。

2016年10月19日四诊。患者夜尿次数已减至2～3次，排尿无力感较前好转，睡眠随排尿次数减少亦有改善，治疗同前。

2016年10月24日六诊。每晚夜尿约2次，睡眠已同病前，停用王不留行籽贴耳穴，针刺治疗同前。前后治疗约4周，共14次，患者每晚起夜1～2次，对疗效满意，未再就诊。嘱其家中常予艾条灸下腹部，继续巩固治疗。

按　　语　癃闭一病小便或淋漓不尽，或点滴不出，均令患者苦不堪言。该病的产生与肾、膀胱、三焦等均有密切的关系。取局部秩边、中极予芒针深刺，配以膀胱俞、肾俞、三焦俞，既有前后配穴之意，又有俞募配穴之功。另外，该患者在本次发病受凉后尿频加重，询问病史方知平素多畏寒，故而辨为肾阳虚。会阳，其名主意为膀胱经经气由此会合督脉的阳气，故取名以振奋阳气。患者病来因起夜频繁而导致失眠，加用高立山主任医师的经验配穴——"中镇六穴"，配以百会、安眠及耳穴埋豆以安神助眠。同时，脾主运化，包括运化水谷和运化水液，故本病亦选用脾经三阴交、地机、阴陵泉以利尿通淋。针刺诸穴及多法并用，以解患者癃闭之苦。

代表作

《热敏灸预防脑卒中后便秘临床观察》

（撰稿人：邱周凌潇）

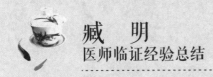

臧　明
医师临证经验总结

　　臧明，男，生于 1956 年，浙江桐庐人。主任中医师，杭州市名中医。1972 年 7 月拜名中医洪燧卿为师。兼任浙江省针灸学会理事、浙江省针灸学会针推结合专业委员会常务委员、杭州市针灸推拿学会常务理事、杭州市针灸推拿学会民营民间分会副主任委员。荣获浙江省五一劳动奖章。

学术思想及经验

委中刺络放血治疗内科急诊疾病

适应病证：气滞血瘀、血热络瘀、风痰郁瘀、暑湿郁络之证。

操作方法：委中部包括腘部的浮络处，三棱针刺络放血，落地3滴或1～3ml均可。

应用小结：委中是膀胱经之合穴，又为血郄。委中擅治瘀、痰、风、热、湿之邪客于经脉之证。

治法来源：桐庐县中医院洪燧卿名中医经验方法。洪燧卿擅长针灸治疗各种常见病症、疑难杂症。臧医师有幸跟随洪老，师承中医10余载，继承洪老的学术经验并发扬光大。

委中刺血方法是一个古老而又新兴的治疗方法，祖国医学用以治病且应用范围广泛，已有上千年的历史。随着时代的发展，其又有了新的用途和发展。臧医师在40多年的临床实践中，积极探索运用委中刺血方法治疗内科急诊病症，并积累了一定的经验。

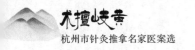
临证医案

1. 中风-中脏腑（脑血管意外）

【案例1】

患者资料 孙××，男，56岁。2016年5月12日初诊。

主　　诉 半身肢体活动障碍1天。

病　　史 素来血压偏高，时觉头目眩晕。当日晨起床时突然跌仆，渐至有半身肢体运转功能障碍，卧床不起，言语对答不利。随后右侧偏瘫，二便失禁，神志淡漠。

检　　查 血压170/96mmHg。两脉弦滑数，舌黯红，苔白腻中黄厚，颜脸红赤。

西医诊断 脑血管意外。

中医诊断 中风-中脏腑，阳闭证。

治　　则 平肝熄风，泻热和络，化痰开窍。

治　　法 取委中（双侧）刺血，以平肝泻热，开通经络。刺出血液2ml后，患者神志转为较平静。再以针刺百会、双侧风池、人中、内关、大椎、关元及健侧肺俞、肝俞、脾俞、肾俞、血海、阳陵泉、太冲等穴，以平肝熄风，化痰泻热，调和阴阳。复诊再加针刺患侧相应穴位，均施平补平泻手法。如此针刺20多天，大小便逐渐能自控。40天后，神志恢复正常，言语对答流利，右侧偏瘫肢体功能渐复。坚持治疗2个多月，诸症基本恢复正常，能参加日常劳动。3年后随访，身体仍健康。

按　　语 中风病多因病体素来肝肾不足，心肝火旺，风阳内旋，夹带气、血、痰、火上冲头巅而发。与西医之脑血栓形成、脑出血等相当。重则危及生命，轻则后遗顽疾。其发病多有昏仆，或不省人事，伴半身不遂，甚至二便失禁，头痛昏眩，心烦急躁，两颊潮红。舌红绛，苔腻糙老，脉弦滑或弦数有力，呈现为肝阳上亢、风火内旋、痰浊内滞之象。治疗当以平肝熄风、凉血泻热为急务。《十四经要穴主治歌》云："委中刺血医前证，开通经络最相应。"近几年来，臧医师用此方法治疗中风患者100多例并观察疗效。结果发现，中风之初，先予以委中刺血方法，该疗法具有开通经络、平肝泻热泻瘀之功，对日后的康复治疗效果多有益处。由此可见，在中风治疗早期运用委中刺血是十分重要的。

2. 痧症（中暑）

【案例2】

患者资料 陈××，女，45岁。2017年8月11日初诊。

主　　诉 潮热，头昏体倦，胸脘满5天。

病　　史 发病5天，始觉恶风，继而潮热，头昏体倦，胸脘满闷，口干且苦，纳呆乏味，时有恶心。服用避瘟丹、藿香正气水等，病症未见减轻而来求治。

检　　查 诊脉濡数，按之有力，舌红，苔腻、根厚、浮黄。

西医诊断 中暑。

中医诊断 痧症，暑湿夹滞，内郁不化证。

治　　则 清暑化湿，泻热和中，通络祛痧。

治　　法 先取双侧委中部之瘀滞以浮络刺血，术后即觉诸症减轻；再配以针刺大椎及风池、曲池、足三里（均双侧）等穴，施以平补平泻手法，留针10分钟；再取肝俞、脾俞、大肠俞，针刺得气后不留针，后加背部拔罐15分钟。如此施治1次，遂告病除，并嘱饮食、风凉皆宜小心，回家调养。1周后随访，康复如常。

按　　语 夏暑时节，内伤饮食，外受暑热，内外之邪交互为患，脾胃之气失和，经脉气血郁滞不畅，易患痧症。其表现为恶心欲吐，口干且苦，

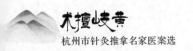
肢倦体乏，发热头昏，无汗或汗出不畅，胸闷纳呆。舌红，苔腻，脉濡滑或数等。治疗宜理气化浊，泻热和络，臧医师常以委中刺血治之。

3. 呕吐，泄泻（胃肠炎）

【案例3】

患者资料　程××，男，57岁。2015年6月21日初诊。

主　　诉　腹痛及腰背酸胀不适3小时。

病　　史　患者晨起突发腹痛难忍，连及腰背酸胀不适。数小时后上吐下泻交作，肢酸乏力，发热口干。

病　　史　体温37.5℃，腹部压痛（＋）。舌红，苔腻，脉浮滑而数。

西医诊断　胃肠炎。

中医诊断　呕吐，泄泻，湿热中阻证。

治　　则　和中化湿，泻热和络。

治　　法　先取双侧委中部刺血1～2ml，刺后自觉体轻病缓；再配合针刺膈俞、肝俞、三焦俞、大肠俞、承山（均双侧），得气后出针，复在背部肺俞、肝俞、三焦俞、膈俞、脾俞、大肠俞等处拔罐15分钟，以宣通经络，健运脾土；继以针刺中脘、足三里（双侧），平补平泻，留针20分钟。术毕，诸症皆消。

按　　语　吐泻之症，多因湿热之邪侵犯中焦，脾胃升降失司所致；或外受暑湿，或内伤饮食，以致湿热之邪壅结中焦，经络气血为之闭阻而病。其表现为恶心呕吐，大便泻泄，或上吐下泄交作不止，身热口干，神疲纳差，脘腹胀痛。舌红，苔白腻，脉数等。治宜清热化湿。《针灸聚英》云："霍乱上吐下利，或腹中绞痛，刺委中。"

代表作

《"治未病"贴膏辨证选穴冬病夏治治疗支气管哮喘疗效观察》
《〈太平圣惠方〉的灸法理论》
《针灸治疗脊柱相关性腹痛46例》
《补肾温针法治疗老年肾阳虚腰痛100例》

（撰稿人：臧　明）

王 斌
医师临证经验总结

王斌，男，生于1974年，浙江淳安人。副主任中医师。现任淳安县第二人民医院院长。兼任杭州市针灸推拿学会常务理事、杭州市针灸推拿学会治未病分会主任委员。

从事针灸临床工作20余年，重视情志对疾病的影响，倡导"心情好就是免疫力"的理念。擅长运用"未病先防"理论治疗疾病，在治疗面瘫、中风后遗症、脊柱疾病（颈椎病、腰椎间盘突出症、小关节错位）及各类软组织损伤等疾病方面，尤其在改良铺灸治疗脊柱相关疾病方面颇有见解、成效。

承担市级课题1项。

学术思想及经验

淳安改良灸法，是以王斌医师为首的医疗团队根据淳安山区地理气候、水湿环境等地域特征，结合近年来的临证应用，经过反复比较改良，选取其中疗效显著的改良铺灸方法而命名的。铺灸疗法是隔物灸的一种，又称"长蛇灸""督灸"。因在施灸时沿脊柱铺敷药物、姜或蒜，形状如长蛇，故名"长蛇灸"。取穴由大椎至腰俞，其施灸范围广、艾炷大、温通力强，疗效非一般灸法所能替代。督脉铺灸属"大灸"之法，集热疗、光疗、药物刺激及特定部位刺激等多种作用于一体，具有施灸面积广、艾炷大、火力足、温通力强的特点。艾叶辛温性烈，能通行十二经，振奋元阳，祛寒逐冷，除风燥湿，调理气血。铺灸中大量使用艾绒，使其功效更强。《本草纲目》谓："灸之则透诸经而治百种邪，起沉疴之人为康泰，其功亦大矣。"艾火燃烧中心温度可达数百摄氏度不等，产生包括红外线在内的特殊热信号。该热信号有较高的穿透能力，通过人体穴位对热信号的传递，温煦激发阳气，活跃脏腑功能，从而通过经络对脏腑起到特殊的调节作用。生姜含有姜辣素，挥发油含有姜醇、姜烯等，对皮肤有一定的刺激作用，可以渗透入人体，扩张局部血管，改善血液循环，且经艾炷加温后其作用可增强数倍。生姜、大蒜及各种铺灸药泥的化学性刺激与灸火的温热刺激叠加，可协同发挥功效，增强其温通效能。多种刺激共同作用于施灸部位，热力更加集中、均衡、温和、持久，渗透至表皮、结缔组织、血管、神经系统，被组织所吸收，借以激发经络之气，疏通经脉，调和气血，促进新陈代谢，调节自主神经，提高机体抗病能力。

但铺灸施术存在产生的艾烟较大、灸后皮肤发泡等诸多问题，故越来越多的针灸医师放弃了这一传统疗法。王斌医师结合山城水城的地域特点，针对较多风寒湿性疾病，采用三伏天铺灸疗法，取得了较好疗效。

铺灸施术时间多选在夏季三伏天，乃因三伏天是全年中最炎热之时，气

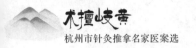
温最高，阳气最盛，此时人体腠理开泄，病邪浮于体表，有利于药物的渗透与吸收，为温煦阳气、驱散内伏寒邪的最佳时机。铺灸涉及督脉与膀胱经。督脉为阳脉之海，灸之能振奋一身之阳气，调整气血运行。膀胱经主一身之表，灸之能祛风散寒，回阳通络。艾灸燃烧时的物理因子和药化因子与经络、腧穴的特殊生理功能相结合会产生一种综合效应，经络、腧穴对机体的调节是灸法作用的内因，而艾灸时艾的燃烧和所隔药物（生姜、川芎、乳香、没药等）是灸法作用的外因，两者结合，温阳化湿，祛风散寒，活血通络，直达病所。

铺灸适用于所有寒湿痹痛、慢性虚寒性疾病。

（1）内科病症：体虚感冒、哮喘、慢性支气管炎、慢性胃肠炎、类风湿性关节炎、痛风、贫血、白细胞减少症等。

（2）外科病症：脱肛、颈椎病、肩周炎、强直性脊柱炎、腰椎间盘突出症、腰肌劳损等。

（3）其他病症：痛经、慢性盆腔炎、产后身痛、过敏性鼻炎等。

改良铺灸中药协定处方如下。

处方一：身痛逐瘀汤加减。功效：通经活络，宣痹止痛。适应证：瘀血痹阻经络之肢体疼痛或周身疼痛。

处方二：六味地黄丸加桃红四物汤加减。功效：滋阴补肾，活血通络。适应证：肾阴虚证兼有瘀血者。

处方三：苓桂术甘汤加减。功效：健脾渗湿，温中化饮。适应证：中阳不足、脾失健运之胃痞、胃痛。

1. 治疗方法

（1）时间　暑夏三伏天，以晴朗白天为宜（其他时间如遇合适患者，也可开展此项治疗）。

（2）取穴　取督脉，从大椎至腰俞，及足太阳膀胱经背部第1、第2侧线。随证选配局部穴，如类风湿性关节炎可加配手足各关节周边穴位，范围较针刺穴大。

2. 具体操作

（1）取新鲜生姜1500g，切成边长为0.4～0.8cm的立方体小块，阴干或太阳晒至无明显水分渗出，备用。改良后铺灸选用中药＋生姜。

（2）患者取俯卧位，裸露背部，对督脉穴进行常规消毒后，均匀涂抹适量白脉软膏，然后将治疗巾卷至长条状，在背部搭成长方形框架，上铺以长80.0cm、宽45.0cm的纱布两层，将备好的生姜丁均匀平铺于纱布上，厚度与铺灸框架齐平（厚约10.0cm），生姜条上再用细艾绒铺以宽6.0cm、高3.0cm的三棱柱体，然后分多部位点燃艾炷体，温灸至患者感到背腰部温热舒适为度。

（3）当患者有灼热感且不能忍受时，须拎起纱布或用硬纸板垫于皮肤上隔热（以患者感背腰部舒适为度），直至余温不明显。1壮燃烧完，更换新艾炷，依次更换3壮，总用时2～3小时。隔日铺灸1次，10次为一个疗程。

3. 注意事项

患者在铺灸当天禁止洗澡，如有水泡，须待水泡干后方可洗澡。对于老年人以及形体肥胖、心脏病、高血压、体质过于虚弱的患者，需严格控制铺灸时间，不可强求灸完3壮。对于皮肤敏感或细嫩的患者，可适当增加铺灸中药和生姜的厚度（厚度大于10.0cm），以减弱艾灸火力，缩短铺灸时间（小于2小时），上述变化因人而异。对于铺灸后皮肤红疹起泡的患者，可用烫伤膏外涂，避免出汗，并做好解释工作。

针对不同部位的病变，可选择不同的脊柱节段予以重点灸治，如对于呼吸、消化系统疾病，重点灸治背部胸椎节段；对于泌尿、生殖系统疾病，重点灸治腰骶部节段。根据每位患者所患病症选择个体化的施灸部位，有利于病症的治疗与机体康复。此外，对于某些疾病，也可选择其他部位进行铺灸，如颈椎病可选取颈项部，妇人痛经可选取少腹部，小儿泄泻可选取小腿前面足三里、上巨虚、下巨虚等胃肠下合穴区域，膝关节、足跟痛可选取患病局部等，且不一定完全局限在背部。对于某些疾病，在施术时应改变操作方式。改良铺灸并非一成不变，可随证取穴，临证加减中药及艾叶或生姜。淳安改良铺灸与传统温针及其他灸法相比，具有艾炷大、火气足的特点。取大椎至腰俞的督脉及膀胱经行铺灸治疗，施灸面积大，且避免了直接灸温热感不强又易烫伤等缺点，疗效显著。

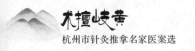

临证医案

1. 痹证（强直性脊柱炎）

【案例1】

患者资料 胡××，男，35岁。2014年6月初诊。

主　　诉 下背部及腰部疼痛伴晨僵1个多月。

病　　史 患者下背部及腰部疼痛伴晨僵1个多月，伴有轻度乏力不适。检查见骶髂关节局部压痛及叩痛（＋），腰部及颈部前屈活动时疼痛加重，影响日常工作及生活。实验室检查：HLA-B27（＋），红细胞沉降率45mm/h。X线检查无明显异常。曾于其他医院行甲氨蝶呤治疗，未见明显改善。

西医诊断 强直性脊柱炎。

中医诊断 痹证，痛痹。

治　　则 温经散寒，祛风除湿。

治　　法 取督脉，从大椎至腰俞，及足太阳膀胱经背部第1、第2侧线。

三伏天经铺灸治疗10次，隔日1次，关节疼痛、僵硬等症状明显减轻，脊柱关节活动范围增大，红细胞沉降率下降，X线检查无明显改变，能从事一般工作。2015年6月20日回访，腰部疼痛及活动度较前好转，晨僵时间及次数较前减少。2016年治疗后再次回访，疼痛明显减轻，活动较灵活，红细胞沉降率恢复正常，腰骶、髋关节疼痛完全缓解，活动范围正常，恢复正常工作和生活。随访2年，无复发。

按　　语 强直性脊柱炎是一种以中轴关节慢性炎性反应为主的全身反应性疾病，主要侵犯骶髂关节、脊柱骨突、脊柱旁软组织和外周关节，也可伴发关节外表现，严重者可发生脊柱畸形和强直。我国强直性脊柱炎的患病率在0.3％左右。本病多发于青壮年，病程较长，致残率高，社会危害大，目前尚无特效的治疗方法。

强直性脊柱炎属中医学"痹证"范畴，其发病机制为肾气虚弱、督脉空虚致邪毒壅滞、督脉受阻。灸法治疗强直性脊柱炎有一定优势，并已广泛运用于临床。灸法是我国传统的外治法之一，具有温通经络、消瘀散结、祛散阴寒、益气升陷、回阳救逆及保健强身、预防疾病等作用。生姜和艾灸的双重功效，能补益肝肾，温经散寒，通络止痛。督脉铺灸施灸部位为脊柱，是督脉循行之所在，具有维系人身真元、调节阴阳真气的作用。督脉铺灸用生姜解毒散寒、温通经脉，艾叶芳香走窜、透骨通络散结为引药。通过艾灸温和火气的逐步渗透，激发督脉经气，调整人体阴阳真气，内达脏腑，外通肢节，调整机体功能，直达病所。现代研究表明，温针铺灸可使施术部位发热，提高局部组织温度，使毛细血管扩张，促进血液循环，改善局部微循环，从而直接发挥治疗作用。故温针铺灸治疗强直性脊柱炎能解除椎旁肌肉紧张，使局部肌肉痉挛缓解，对早期的纤维增生与韧带钙化反应有阻滞作用，并对预防椎间骨桥形成、避免脊柱畸形有积极作用。

王斌医师认为，此病需早发现早治疗，一旦累及整条脊柱关节，治疗效果往往不佳。该病主要累及腰脊部，中医属"痹证"，与肾和督脉关系最为密切。治疗宜顺应炎热之气候，加之铺灸温通督脉及膀胱经诸腧穴，能强壮真元，从而鼓舞一身之阳气，使闭阻之脉气血和煦流畅，则痹证自愈。之后配合日常进行适度功能锻炼，以预防脊柱关节炎性增生。

2. 感冒（过敏性鼻炎）

【案例2】

患者资料　李××，女，38岁。2013年6月初诊。

主　　诉　鼻塞、流清涕3天。

病　　史　鼻塞、流清涕3天。经药物治疗未缓解，特来就诊。患者自

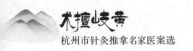

20年前始，每遇天气变化即出现上述症状，每年10次以上，曾诊断为"过敏性鼻炎"。平素怕冷，夏季仍需穿秋裤。舌淡红，苔薄白，脉细弱。

西医诊断　过敏性鼻炎。

中医诊断　感冒，肺卫气虚证。

治　　则　温阳固表，宣通鼻窍。

治　　法　取督脉，从大椎至腰俞，及足太阳膀胱经背部第1、第2侧线。随证选配肺俞、脾俞、肾俞等加强灸，范围较针刺穴大。选初伏、中伏、末伏分别施铺灸治疗7次。2014年3月20日回访，仅感冒3次。

按　　语　感冒的基本病机为肺卫不固，外邪侵袭。中医学认为，风寒型感冒乃风寒之邪外束肌表，致腠理密闭，卫阳拂郁，故见恶寒发热、无汗；清阳不展，络脉失和，则头痛、肢节酸痛；风寒上受，肺气不宣，故鼻塞流涕。《症因脉治·伤寒总论》曰："外感风寒，从毛窍而入，必从毛窍而出。"故治疗当以发汗为主。督脉灸法通过温灸刺激肌肤上相关的经络和穴位，激发和调节经络及脏腑功能，疏通经络，调和气血，从而增强人体自身的抗病能力。足太阳膀胱经为六经之首，主一身之表，固护于外，为诸经之藩篱，五脏六腑之经气皆输注于此。督脉总督一身之阳气，为阳脉之海，对人体阳气起着重要的调节作用。足太阳膀胱经与督脉并行于脊背。背部温灸，通过刺激患者背部督脉、膀胱经乃至整个颈肩腰背部，令局部皮肤发红充血，腠理得以开泄，风寒、疫毒之邪，脏腑秽浊之气，瘀血，浊毒通达于外，呈现于表，从而达到祛风散邪、宣肺解肌、解表退热、通窍解鼻塞的目的。大椎为督脉与手足三阳经的交会穴，纯阳主表，具有振奋阳气、清热散寒、理气降逆之功；肺俞、脾俞、胃俞、肾俞皆为足太阳膀胱经经穴，又分别为肺、脾、胃、肾的背俞穴，具有宣肺解表、健脾和胃、温阳益气之效。故应顺应"春夏养阳"的原则，选择三伏天铺灸，鼓舞阳气，振奋卫气，增强人体的抵抗力，从而达到预防体虚感冒的目的。生姜味辛，性微温，归肺、脾经，具有发汗解表、温经散寒、通络止痛的功效。姜汁是一种很好的透皮剂，渗透入里，可增强治疗效果。清代名医徐洄溪曰："用膏贴之，闭塞其气，使药性从毛孔而入其腠理，通经贯络，或提而出之，或攻而散之，较之服药尤为有力，此至妙之法也。"通过生姜和艾绒的温通作用，如刺激大椎、肺俞、脾俞、胃俞、肾俞，能迅速在相应的组织器官产生较强的药理效应，并共同快速发挥作用，使感冒所致的风、寒、湿被彻底清除。本疗法取材方便，操作简便，疗效确切，具有祛邪与扶正兼施、发汗而不过汗、无不良反应等优点。王斌医师认为，此病要早发现早治疗，一旦日久，就会造成疾病迁延不愈。平日可配合锻炼八段锦及五禽戏来强身健体。

代表作

　　《针刺联合六味地黄丸治疗2型糖尿病脂代谢紊乱的临床疗效及其对胰岛素抵抗的影响研究》

（撰稿人：王　斌）

王仲明
医师临证经验总结

　　王仲明，男，生于1969年，浙江富阳人。副主任医师，针灸推拿学硕士。师承浙东詹氏中医第七代传人、浙江省名中医詹强教授。兼任杭州市针灸推拿学会理事、杭州市康复协会理事、杭州市中医药科普协会理事。杭州市拱墅区名中医，杭州市电视台特邀健康保健专家。

　　从事临床工作20多年，学贯中西。深得富阳骨伤精髓，并独创"三合针"法，用于治疗颈肩腰腿痛等疾病，且疗效显著，尤其是治疗肩周炎，一次见效。此外，还擅长运用传统针灸和经方治疗顽固性失眠、便秘、带状疱疹、中风后遗症。使用穴位埋线法治疗更年期综合征、月经不调、单纯性肥胖也取得了非常好的效果。

　　获国家专利4项，主持省级课题1项，发表学术论文多篇。

学术思想及经验

一、"三合针"法概述

"三合针"，顾名思义即将三种针法合在一起使用的方法。"三合针"法主要用于治疗病情复杂、病程较长、病位层次较多的疾病。其综合运用不同针法的特长，将传统针灸和现代针法相结合，对不同病位层次，如皮部、筋部、肌肉等进行分层、分部治疗。此外，"三合针"法也可以对不同症状分别进行对症治疗，如疼痛、粘连、水肿等。在临床实践中，要根据具体病情选择合适的针法并加以灵活运用，可取得比单一针法更显著的疗效。

二、"三合针"法治疗肩周炎

所谓"三合针"，就是采用浮针、微针刀、温针灸三针合用，利用各针的不同特点，有针对性地分层治疗肩周炎的多层病位、病证。

肩周炎全称肩关节周围炎，又可称为"漏肩风""肩凝症""冻结肩""五十肩"。肩周炎是临床多发病、常见病之一，且女性发病率高于男性。肩周炎是由肩关节囊及周围韧带、肌腱、滑膜囊等肩关节周围软组织的退行性病变引起的肩部酸重疼痛及肩关节活动受限、强直的一种临床综合征。该病早期症状以疼痛为主，晚期则疼痛与功能障碍并存。临床上以肩部疼痛、压迫、肩关节活动受限，甚至出现肌肉萎缩与痉挛症状为主要特征，如发展至粘连期，则会出现粘连性功能障碍，患者上肢抬举、外展、内收、后伸勾背受限，梳头、穿衣、提裤均难自理，严重时患者彻夜难眠，影响正常生活和工作。

肩周炎属于中医学"肩痹"范畴。中医学认为，本病的病变部位在肩部

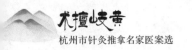

的经脉和经筋，五旬之人正气不足，营卫渐虚，若局部感受风寒，或劳累闪挫，或习惯偏侧而卧，则筋脉受到长期压迫，遂致气血阻滞而成肩痹。肩痛日久，局部气血运行不畅，气血瘀滞，以致患处肿胀粘连，最终关节僵直，肩臂不能举动。

诊断标准：参照《中医病证诊断疗效标准》（1994版），诊断为肩周炎，排除由骨折、骨结核、骨肿瘤、肩关节脱位等其他因素引起的肩周疼痛。

治疗方法（三合针）如下。

第一针，采用浮针治疗。在患肢的上臂外侧或下臂的桡侧探摸到阳性反应点作为进针点，进针方向指向肩关节，让患者边阻抗运动患肢，边进行扫散，如手电筒光照射的区域扫散。

第二针，采用微针刀治疗。探摸到患者在肩关节活动时的痛点，用微针刀进行局部松解，必要时重复上述操作。

第三针，在肩三针、臂臑、大椎及阿是穴行温针灸，灸2壮。

疗效评估：疼痛采用视觉模拟评分法（VAS）进行疗效评估。

0分：肩关节静息时及活动时均无疼痛；

1～3分：肩关节静息时无痛，日常活动时轻微疼痛，不影响睡眠；

4～6分：肩关节静息时轻微疼痛，日常活动时疼痛加重，不影响睡眠；

7～10分：肩关节静息时及活动时均疼痛剧烈，影响睡眠。

肩关节活动度则采用关节活动度（range of motion, ROM）分级进行评估。

上举外展：0级<60°，1级<90°，2级<120°，3级<150°，4级>150°。

外旋：0级<0°，1级>10°，2级>20°，3级>40°，4级>60°。

后伸内旋：0级为手不能触及骶骨；1级为手能触及尾骶骨；2级为手能触及 L_5 以上；3级为手能触及 T_{12} 以上；4级为手能触及 T_6 以上。

经"三合针"法治疗1次后的患者，一般其VAS评分平均降低4～6分；起始评分较低的患者，一次治疗就可以减至3分以下甚至0分；一般7～10分的患者，经过2～3次治疗也可降至3分以下。采用ROM分级的肩关节活动度则经过一次治疗后，上举外展一般可以提高1～2级；外旋和后伸内旋一般可以提高1级。上举外展一般经过3次治疗就可以达到4级及以上。对于特别严重的病患，则需要进行多次治疗。

需要特别指出的是，对于肩袖损伤患者，也可以运用"三合针"法进行治疗，且疗效非常好，但切勿在肱二头肌长头肌腱处行针刀切割。

讨论：肩周炎是好发于中老年人群的常见病、多发病之一。本病属中医"痹证"范畴，《素问·痹论》认为痹证发生多由正气亏虚、营卫不固、风寒湿三气侵袭人体，经络血脉痹阻，营卫气血运行不畅，筋肉失于濡养而挛缩变生诸证。肩痛日久，肩部气血运行不畅，寒湿凝滞，筋脉痹阻，导致关节僵直，患肢可发生肌肉萎缩。现代医学认为，肩关节是全身活动范围最大的关节，其周围软组织经常受到上肢重力和关节大范围活动的牵引，较易发生劳损而变性，使韧带、肌腱、关节囊等组织局部发生炎症，继发关节粘连、挛缩，从而出现不同程度的疼痛和运动障碍。

肩周炎的病机是寒湿凝滞，筋脉闭阻。在临床上，其主要表现为关节的粘连、挛缩和疼痛。因此，浮针对大范围的粘连可以起到很好的筋膜松解作用。微针刀可以对关节深部的粘连及筋结点进行点对点的松解，是为治标。寒湿凝滞，筋脉痹阻，不通则痛。采用温针灸，温通经脉，祛风散寒，是为治本。三针合用，标本兼治，疗效甚笃。

三、"三合针"法治疗带状疱疹

王仲明医师采用微针刀＋穴位注射＋平刺电针的"三合针"法治疗带状疱疹后遗神经痛，取得了非常不错的效果。带状疱疹后遗神经痛常使很多患者痛不欲生。带状疱疹后遗神经痛是带状疱疹所遗留的疼痛，属于后遗症的一种。临床上认为带状疱疹的皮疹消退以后，局部皮肤仍有疼痛不适且持续1个月以上者，称为带状疱疹后遗神经痛。其表现为局部阵发性或持续性的灼痛、刺痛、跳痛、刀割痛，严重时可影响患者的休息、睡眠、精神状态等。

据报道，带状疱疹的发病率为1.4‰～4.8‰，约20%的患者遗留有神经痛。50岁以上老年人是带状疱疹后遗神经痛的主要发病人群，约占受累人数的75%。目前该病是医学界的疼痛难题之一，是中老年人健康的一个潜在"杀手"。

神经痛是带状疱疹的一个主要特征，是由带状疱疹病毒侵袭神经末梢造

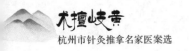

成的，可在发疹前或伴随皮疹出现，少儿不明显，青年人略轻，老年人较重。疼痛以胸段肋间神经和面部三叉神经分布区多见。

我们在临床上也遇到很多这类患者，他们大多数在西医皮肤科治疗，表皮的疱疹虽已结痂脱落，但仍留下严重的神经痛，服用镇痛药也无法解决根本问题。单用毫针治疗起效缓慢，单用针刀则持续时间短。因此，王仲明医师采用微针刀＋穴位注射＋平刺电针的"三合针"法进行治疗，取得了较好的效果。

下面介绍一下具体的操作方法。

（1）在被累及的神经根部用微针刀刺2～3下，深浅视具体部位而定。

（2）微针刀治疗后，在累及的神经分布的区域外围用毫针平刺，并将整个区域围起来，接电针治疗半小时。

（3）电针治疗结束后，在神经根部及神经循行路线上的压痛点注射甲钴胺注射液0.1～0.3ml，剂量视具体部位而定。

具体疗程：电针每天1次，穴位注射隔天1次，微针刀每周1次，1周为一个疗程。

疗效评价：疼痛采用视觉模拟评分法（VAS）进行疗效评估。

0分：静息时及活动时均无疼痛；

1～3分：静息时无痛，日常活动时轻微疼痛，不影响睡眠；

4～6分：静息时轻微疼痛，日常活动时疼痛加重，不影响睡眠；

7～10分：静息时及活动时均疼痛剧烈，影响睡眠。

一般带状疱疹后遗神经痛患者就诊时的VAS评分在7分以上。第一次三针合用治疗后，大多数患者可以下降2～3分。一个疗程后，一般可以不再服用任何镇痛药物。4～5个疗程后，大多数患者可以痊愈，少数患者的VAS评分也在1～3分。

综上所述，微针刀＋穴位注射＋毫针平刺的三合针法治疗带状疱疹后遗神经痛，具有疗效显著、安全可靠、简单价廉的优点，非常适合基层推广运用。

讨论：带状疱疹病毒侵犯神经后，往往会引起局部炎性水肿，内在压力增高。用微针刀治疗，可以释放局部神经根的压力，起到立竿见影的镇痛效果。用毫针沿神经分布平刺并通电，是借鉴针麻的刺法，阻断神经传导，降低局部痛感。最后局部注射甲钴胺，起到促进受损神经修复的作用。三效合用，疗效可得到极大提升。

临证医案

1. 蛇串疮（带状疱疹后遗症）

【案例1】

患者资料 章××，男，70岁。2017年5月10日初诊。

主　　诉 左胸背剧烈疼痛，且伴有簇状疱疹3天。

病　　史 患者因左胸背剧烈疼痛，且伴有簇状疱疹3天，入某皮肤专科医院住院治疗，诊断为"带状疱疹"。予抗病毒、神经营养、止痛治疗。半个月后表皮的疱疹已结痂脱落，但仍有严重的后遗神经痛，予带药出院。虽多方求医，但仍无法治愈。后经人介绍于2017年7月6日前来我科就诊，含胸弓背（痛苦貌）走入诊室，敞开上衣，面色黧黑，自诉衣服碰到胸口皮肤如针刺样剧痛，晚上疼痛以致无法入睡，服用塞来昔布胶囊加复方对乙酰氨基酚片无效。

检　　查 沿右胸1、2、3、4肋间神经循行区域至后背脊柱右侧，放射至右腋下及右上臂内侧，散在分布色素沉着，局部皮肤触痛（＋），胸肋关节压痛（＋）。白细胞计数4.30×10^9/L。胸片示：心肺无殊，肋骨未见明显异常。VAS评分10分。

西医诊断 带状疱疹后遗症。

中医诊断 蛇串疮，气滞血瘀证。

治　　则 活血化瘀，通络止痛。

治　　法 在压痛点予微针刀直刺、沿疼痛部位外周一圈平刺及电针30

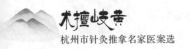

分钟，循经敏感点及神经根部予甲钴胺注射。治疗结束后，即可穿衣，挺直胸背，无针刺样感觉。

第2天来诊，诉当晚服用一颗塞来昔布胶囊安然入睡到天亮。

治疗1周后，晚上睡觉不再服用镇痛药，VAS评分7分；第二个疗程结束后，VAS评分在3分以下。因患者惧怕注射，遂予中药7帖调理，1周后完全康复。

2. 漏肩风（肩周炎）

【案例2】

患者资料　管××，男，68岁。2016年6月18日初诊。

主　　诉　肩关节疼痛半年余。

病　　史　肩关节疼痛半年余，初起无明显诱因出现疼痛，逐渐加重，静息时疼痛，活动加重，至夜卧痛不能寐。

检　　查　局部压痛（＋），肌肉有萎缩，上举外展60°，后伸内旋在环跳穴附近，外旋10°左右，无法穿衣、提裤、梳头。白细胞计数$4.1×10^9$/L。MRI：肩关节腔内少量积液。VAS评分为10分。ROM分级：上举外展1级，后伸内旋0级，外旋1级。

西医诊断　肩周炎。

中医诊断　漏肩风，寒湿凝滞证。

治　　则　祛湿止痛。

治　　法　第一针浮针，进针点选在三角肌下缘近臂臑，针尖向上，一手执患者手，嘱其对抗运动，一手持针扫散，约3分钟。治疗完成后，针芯退出，套管留在皮下，贴上敷贴，嘱其回家4小时后取下。VAS评分可达7分。ROM分级：上举外展2级，后伸内旋1级，外旋1.5级。

第二针微针刀，嘱患者活动手臂，找到痛点并进行针刺，深度以撕裂声消失为度；刺完一个点后，再嘱其活动手臂，找出下一个痛点。重复上述操作，直到不再有明显痛点为止。VAS评分可达5分。ROM分级：上举外展3

级，后伸内旋2级，外旋2级。

第三针温针灸，在肩三针和肩贞、臂臑、大椎针刺加艾灸，灸2壮。VAS评分可达4分。ROM分级同上。嘱其回家加强功能锻炼，1周后复诊。

1周后复诊时已能毫不费力穿脱衣服和提裤，夜卧无痛。再用"三合针"治疗一次，治疗后VAS评分在3分以下。ROM分级：上举外展4级，后伸内旋3级，外旋3级。嘱其回家加强功能锻炼，1周后复诊。

复诊时已无明显疼痛，上举外展自如，后伸内旋达T_6时仍有牵拉感，外旋50°左右。再行"三合针"治疗，后伸内旋再无牵拉感，外旋可达60°。经过3次治疗，疼痛完全消失，活动度基本达到生理功能位，完全治愈。

代表作

《缪刺治疗痛症和中风的研究概况》
《缪刺结合推拿与普通针刺结合推拿治疗肩周炎的对照研究》
《参松养心胶囊治疗心肾不交型更年期综合征68例》
《缪刺同时推拿治疗肩周炎疼痛缓解曲线分析》
《浮针缪刺法结合康复治疗中风后肢体痉挛疗效观察》

（撰稿人：王仲明）

王建之
医师临证经验总结

··

王建之，男，生于1979年，浙江舟山人。副主任中医师。2003年毕业于浙江中医学院（现浙江中医药大学）针灸推拿学专业。2003—2013年就职于杭州市余杭区第一人民医院，从事针灸临床工作。2005年于中国康复研究中心进修康复治疗技术。2013年调至杭州市余杭区第五人民医院组建康复科并全面负责管理工作。现任杭州市余杭区第五人民医院康复科副主任。2012年杭州市首批"双百工程"人才。

从事针灸、康复临床工作10余年，善于将传统针灸与现代康复治疗技术相结合，治疗脑卒中、脑外伤、脊髓损伤等疾病导致的肢体运动功能障碍。治疗上主张通经活络——"通"，中西并重，针药结合，内外并施；"活"，以诱发及强化躯体运动控制为外在表现。

发表论文多篇，参与课题多项，并获浙江省科学技术进步奖三等奖、浙江省中医药科学技术奖二等奖等。

学术思想及经验

中西互参，结构针灸

王建之医师在针灸治疗上较早接受了现代康复理念，并将该理念应用于针灸临床，善于中西医结合治疗肢体运动功能障碍类疾病。王医师认为，针灸治疗瘫痪患者肢体活动不利离不开通经活络，虽言"刺之要，气至而有效"，但得气与否，较其他疾患多难判断。盖因瘫痪肢体多感觉障碍与运动障碍并存，甚者，时下随着早期康复介入，患者多有意识障碍或是认知障碍，是故往往不能以患者感受到酸麻肿胀为度。而仅凭医者针下沉紧、针体颤动，尚有主观意识之嫌，故若能针下诱发肌肉抽动，即可视为"活"。手法运针并进结合运用电针技术，有助于诱发肌肉反复产生抽动，而肌肉持续抽动产生的反馈信号有助于促进神经功能修复，恢复人体对肢体的主动控制。当然，针下得气则更佳，可将得气感直接视为反馈信号，有助于人体对失衡的主动控制作出调整。

人体的各腧穴定位来自于实践总结，又与现代解剖中的神经分布高度相关，这不可能单单是偶然性所致，至少在"通经活络"上必然与神经、肌肉高度相关。《灵枢·本输》言："凡刺之道，必通十二经络之所终始，络脉之所别处，五输之所留，六腑之所与合……阔数之度，浅深之状，高下所至。"此为针刺施治需明辨经络，人体结构中的神经、肌肉也同此理，施治时应兼顾涉及的神经和肌肉：神经控制肌肉，肌肉反馈神经。除按照经络辨证、八纲辨证、脏腑辨证等选穴对疾患整体进行调整外，还要注重解剖上的神经、肌肉分布：哪块肌肉筋膜受累？对应哪路神经？选择神经走行对应区域的穴位针刺，哪怕是阿是穴，也往往能取得事半功倍的效果。例如，颈椎病所致偏头痛，常由颈枕部肌肉、筋膜紧张，神经受卡压所致。根据疼痛部位，辨

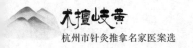
别是枕大神经还是枕小神经区域，然后在相应的神经走行部位，无论是按照胆经取穴、头皮针取穴，抑或是选择阿是穴等，只要把这个部位松解了，就能取得很好的止痛效果。又如，面瘫和面肌痉挛均为神经失支配，导致表情肌失用或过用，针灸治疗均常选用患侧颧髎，因其下有面神经分布。作为以运动神经为主的混合神经，面神经主同侧面部表情肌，针刺颧髎有助于恢复对表情肌的主动控制。需要注意的是，神经、肌肉的分布走行不仅要考虑平面上的部位，更要有解剖层次的深浅之分，诚如《灵枢·卫气失常》所言"夫病变化，浮沉深浅，不可胜穷，各在其处。病间者浅之，甚者深之，间者小之，甚者众之，随变而调气"。对神经、肌肉而言，在确定涉及的神经和受累肌肉后，应根据解剖结构采用适当的针刺深度和刺法，以达到调气之目的。又如汪机所说："夫病变无穷，灸刺之法亦无穷。或在上，下取之；或在下，上取之；或正取之，或直取之，审经与络，分血与气，病随经所在，穴随经而取，庶得随机应变之理。"肌肉亦有大有小、有薄有厚、有浅有深，即使明确了选穴部位，尚须循穴而后下之。《灵枢·刺节真邪》曰："用针者，必先察其经络之实虚，切而循之，按而弹之，视其应动者，乃后取之而下之。"对于瘫痪患者而言，常有因肌肉萎缩、陷下、瘦弱而定位走行，需找到受累肌肉再予以针刺。至于筋肉拘急挛缩，则更应找到硬结之所在。

对于瘫痪患者，结合现代医学体系理念，可采用针刺进行分型论治。

（1）对于肌肉无主动收缩的患者，针刺以诱发为主，刺法选用"五刺法"中的关刺。"关刺者，直刺左右尽筋上，以取筋痹，慎无出血，此肝之应。"这种刺法多在关节附近的肌腱上进行针刺，因为筋会于节，四肢筋肉的尽端都在关节附近，故名关刺。选择下有肌腱组织的穴位，以期通过刺激引出腱反射，如针刺鹤顶诱发伸膝动作。根据神经生理学原理可知，发生在短时间内的一连串的阈下刺激可以引起兴奋，产生肌肉收缩。腱反射是一种简单的牵张反射，较易引出。在有目的的诱发下，原始的、反射性的动作随着运动行为的发生过程而变化，可逐渐被有控制的运动姿势所代替，最终成为自动和有意识的活动，从而达到诱发肌肉主动运动的目的。

（2）对于肌肉存在主动收缩但收缩无力的患者，针刺以强化为主，刺法选用"九刺法"中的分刺。"分刺者，刺分肉之间也"，是指针刺直达肌肉部的一种刺法。《素问·调经论》曰："病在肉，调之分肉。"分肉指附着于骨骼部的肌肉。由于肌肉的运动以肌纤维的收缩为主，且此型患者肌肉主动收缩已经出现，故此时不应以刺激肌腱为主，而改以刺激肌腹附近为主。盖因肌腹部肌纤维最为丰厚，通过刺激能获得最大效果，大脑能获得的反馈信号更明确，有利于强化主动控制。

（3）对于肌肉存在主动收缩但肌张力过高的患者，考虑为主动肌运动控制被单纯强化而拮抗肌缺乏约束所致。故应对拮抗肌施针，或为诱发，或为强化，视拮抗肌主动收缩存在与否而选择关刺或分刺；对于主动肌过于拘急的患者，施针可选用"十二刺法"中的恢刺。"恢刺者，直刺傍之，举之，前后恢筋急，以治筋痹也。"这种刺法是专对筋肉拘急痹痛的部位四周进行针刺，先从旁刺入，得气后，可进行肢体功能活动，不断更换针刺方向，以疏通经气、舒缓筋急。

三种类型的针刺治疗，若能针刺后配合肢体康复运动训练，则效果更佳。

总而言之，若将中、西医理念互参，在针灸治疗选穴及刺法上注重人体解剖结构，并应用于筋骨肌肉疾患，则针灸大有可为之处。但西医注重表象症状，对病根、病源的治疗理念不足，岂可望中医之项背。是故，在针灸治疗内科杂病方面，万不可以此为鉴。

临证医案

1. 痿证（脑幕瘤术后）

【案例1】

患者资料　马××，男，52岁。2004年1月5日初诊。

主　　诉　右下肢行走无力伴麻木6个月。

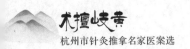
病　　史　患者右下肢行走无力6个月，伴右下肢麻木不仁，无明显腰腿疼痛症状，二便调。因近期发现面部麻木，查头颅CT，提示：脑幕瘤。故于上级医院行手术治疗。术后右下肢活动不利，足背伸、屈不能，遂至我科就诊。

检　　查　右下肢近端肌力2级，远端肌力1级，踝背伸不能，肌张力降低，腱反射消失，右下肢浅感觉较左侧减退，肌肉萎缩，皮温、皮色正常，各关节活动度可。

西医诊断　脑幕瘤术后。

中医诊断　痿证，瘀阻脉络证。

治　　则　通经活络，活血化瘀。

治　　法　取穴：患侧伏兔、血海、犊鼻、阳陵泉、阴陵泉、足三里、丰隆、地机、解溪。脾俞、胃俞、肝俞不留针，足阳明经排刺。每日针1次，每周5次。阳陵泉与丰隆接电针，疏波电刺激至踝、趾抽动出现，余予常规电针。2周后足掌屈出现。1个月后足背伸出现，但仍无力，各趾活动仍不能，右下肢肌力较前改善，开始自我站立行走训练。继续针灸治疗5个月，诸症状持续改善，站立行走可，稍有足下垂症状，足趾活动出现，但足趾背伸仍无力。复又继续治疗2个月，之后停止治疗。术后1年随访，下肢各关节活动可，行走自如。

按　　语　该患者起病日久，虽为术后瘀阻脉络，但实中夹虚。治以通经活络为主，活血养血为辅。治痿独取阳明，故选穴以足阳明经为主。阳陵泉与丰隆相配，能很好地诱发足背伸活动持续产生，且筋会阳陵，该组穴在治疗中贯穿全程。当然，阳陵泉与阴陵泉相配、足三里与丰隆相配，均能诱发足背伸，并可视个人擅长而定。治疗时待肌肉主动控制出现后辅以肢体康复运动训练，效果甚佳。

2. 痿证（神经根型颈椎病）

【案例2】

患者资料 李××，男，68岁。2016年4月22日初诊。

主　诉 双上肢无力10余年。

病　史 患者双上肢无力10余年。2007年因双手持物不能，拟"C_{5-6}椎间盘突出"行颈椎前路手术。术后双上肢肌力改善，但无力症状始终存在，无明显疼痛及麻木症状。术后10年来，双上肢无力感进行性加重，目前双手背伸不能，抓握无力。经复旦大学附属华山医院检查，提示：双手桡神经、正中神经损伤。遂至我科行康复治疗。

检　查 双前臂及双手肌肉萎缩明显，左上肢远端肌力2级，右上肢远端肌力2＋级。双前臂旋后受限，肌张力降低，浅感觉减退，皮温、皮色正常。各关节活动度可，双手废用。

西医诊断 神经根型颈椎病（C_{5-6}椎间盘突出术后）。

中医诊断 痿证，瘀阻脉络证。

治　则 通经活络，活血化瘀。

治　法 取穴：双侧鱼际、合谷、阳溪、外关、手三里、曲池。每日针1次，每周5次。手三里与外关接电针，合谷与鱼际接电针，疏波电刺激至腕、指抽动出现，余予常规针刺，配合自我对掌、对指、侧捏训练。治疗1个月后双上肢肌力、双手握力改善，拇、食指对指、侧捏出现。因医生外出停诊1周，患者诸病症复旧。考虑上述取穴为治标之法，予加刺C_5夹脊及后溪，持续治疗2个月，双上肢远端及双手肌力、肌萎缩改善，腕背伸、拇背伸出现但仍无力，双前臂旋后可。继续治疗4个月，双手精细活动可，打牌、持筷夹菜均可，生活可自理，双前臂及双手肌肉萎缩仍略存，嘱患者继续自我锻炼手功能。

按　语 该患者起病日久，又有术后瘀阻脉络，虚实相杂，治以通经活络为主。治痿独取阳明，故选穴以手阳明经为主。患者因双手背伸不能导

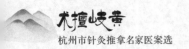

致废用萎缩，手伸不开也就无法抓取东西，日久以致屈肌亦受累萎缩，故治疗重在诱发强化手部伸肌的主动运动功能。由于指伸肌在手指及手腕背伸运动中占主导地位，因此选穴取指伸肌部位对应的手三里及外关贯穿全治疗过程。在治疗前期单纯治标，虽有效果但不能持久。加刺颈部穴位，祛瘀结之所在，标本兼治，疗效满意。

代表作

《针刺鹤顶穴对诱发脑卒中偏瘫患者股四头肌收缩的临床观察》

（撰稿人：王建之）

叶正茂
医师临证经验总结

　　叶正茂，男，生于1971年，浙江淳安人。副主任中医师，杭州市基层名中医。1991年毕业于浙江中医学院（现浙江中医药大学）针灸推拿学专业。曾任淳安县中医院针灸推拿科主任。兼任浙江省针灸学会针灸临床专业委员会委员、杭州市针灸推拿学会理事等。浙江省农村医疗机构针灸理疗康复专科带头人。

　　从事针灸推拿临床工作20多年，擅长治疗颈椎病、腰腿痛、胸椎小关节紊乱等脊柱相关疾病。以中医经络脏腑理论为依据，以现代医学脊柱解剖学为指导，利用传统的㨰法、一指禅、擦法等手法治疗急慢性脊柱疼痛、活动受限、四肢疼痛麻木不适等病症，效果显著。在20多年的临床工作中逐渐形成了一套有自己特色的颈项胸腰椎扳法。擅长开展针刺及创新脐疗、铺灸治疗各种疑难杂症，借助中药刺激神阙及背部膀胱经及督脉等。在中医辨证论治理论的指导下，针对不同病症及体质选择不同的中药对症治疗，将中药内服外用与经络腧穴结合，在反流性食管炎、胃溃疡、失眠、痛经、慢性盆腔炎、亚健康调理等方面取得了显著效果。

学术思想及经验

一、针推结合，擅治脊柱疾病

叶医师临床工作20多年，在治疗常见脊柱疾病方面积累了丰富的经验，并形成了一套有自己特色的诊疗方法，他擅长将传统针灸推拿与影像学结合治疗脊柱疾病。在颈椎病、腰腿痛、脊柱小关节紊乱等脊柱疾病的诊断与治疗方面，叶医师以中医经络脏腑理论为依据，以现代医学脊柱解剖学为指导，借助针刺，利用传统的㨰法、一指禅、擦法等手法治疗急慢性脊柱疼痛、活动受限、四肢疼痛麻木不适等病症效果显著，并形成了一套独具特色的颈项胸腰椎扳法。

在针刺选穴上，叶医师主要选华佗夹脊。这是因为华佗夹脊位于足太阳膀胱经之背俞穴与督脉之间，而膀胱经与督脉又有着密切联系，手足阳经与督脉相交会，膀胱经脏腑的经脉与督脉相互沟通，督脉为"阳脉之海"，故两者有共同之处，均能够温阳散寒，疏经通络。因此，华佗夹脊能够调整脏腑，补益气血，疏通经气，又能资助督脉，调整全身阳气，补充背俞穴之不足。考虑到脊柱疼痛多因遭受风、寒、湿邪侵袭后，气血欠畅，不通则痛，治则以通为主，故平素临床上擅长用温针灸针刺局部进行治疗。通过对患者脊柱的望、触、叩，必要时完善脊柱X线片检查，然后选取相对应穴位行补泻手法。同时，脊柱两侧膀胱经与五脏六腑关系密切，脊柱疾病亦可引起其他脏腑病变，当合并其他脏腑病变时，可配合募穴及远端穴位一同治疗。华佗夹脊穴的取穴方法如下：历代皆从第1胸椎下开始，在其两侧各旁开3～5分，直至第5腰椎，共17对穴，34针。针刺时可以进针1寸，但临床上仍要谨慎，所扎之针要上、下、左、右在一条直线上。总体功效不外乎调整脏腑，补益气血，疏通经气，又能资助督脉，调整全身阳气，补充背俞穴

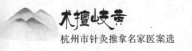

之不足。

在运用推拿治疗脊柱疾病时，往往采用常规滚法和一指禅推法先予以放松，必要时点按刺激局部穴位，再行相应节段扳法。如颈椎的不定点斜扳法和定点斜扳法，胸椎的旋转法、扩胸牵引法和对抗复位法，腰部的后伸扳法、斜扳法等均在临床上取得了立竿见影的疗效，获得了患者的一致肯定。叶医师在临床上擅长寻找脊柱的自我平衡点，习惯打破脊柱病态平衡，然后利用特色中药膏剂外用贴敷，必要时机动使用牵引等手法来恢复脊柱的正常平衡点；同时，他注重对患者的姿势、日常防护、功能锻炼等的宣教。

二、重用艾灸，勇于创新

在临床上，叶医师一直秉承"针之所不及，灸可为之"之念。灸疗是一种在人体基本特定部位通过艾火刺激以达到防病治病目的的治疗方法，其机制首先与局部火的温热刺激有关。正是这种温热刺激使局部皮肤充血，毛细血管扩张，促进局部的血液循环与淋巴循环，缓解和消除平滑肌痉挛，使局部的皮肤组织代谢能力加强，促进炎症、粘连、渗出物、血肿等病理产物消散、吸收；此外，这种刺激还可引起大脑皮质抑制性物质的扩散，降低神经系统的兴奋性，发挥镇静、镇痛作用；同时，温热作用亦能促进药物的吸收。近5年来，除了将普通针刺与艾灸相结合外，叶医师还创新了铺灸、脐疗的方法，将传统长蛇灸三伏天治疗顽疾的临床应用扩展至脊柱病、内科病治疗及治未病。《难经》指出："督脉者，起于下极之俞，并于脊里，上至风府，入属于脑，上颠循额至鼻柱。"督脉为"阳脉之海"，阳气者主卫主表，督脉经气旺盛，则卫阳始旺，腠理致密，外邪得以防御；疏通脊柱督脉可畅达十二经之脉气，振奋经脉所属脏腑功能，祛邪外透；任脉统领全身诸阴经之气，为"阴脉之海"。督脉与任脉同起于胞中，分行于身之前后，其络互有联系，任督二脉循环往复，维持着人体阴阳脉气的相对平衡。中医认为，脐作为十二经脉相连、五脏六腑相通之处，肚脐是心肾交通的"门户"。古有太乙真人用熏脐法治病，彭祖也用蒸脐法疗疾。晋代葛洪《肘后方》则率先总结和提倡脐疗，开创了药物填脐疗法的先河。现代医学认为，药物可穿透皮肤表面结构而被人体吸收，脐部皮肤除具有一般皮肤所具有的微循环外，脐下腹膜还有丰富的静脉网，腹下动脉分支也通过脐部，由此可知药物可在脐部扩散到静脉或腹下动脉分支而进入体循环；而叶医师认为此种特殊结构是药物能迅速被吸收的有利条件。叶医师在治疗脊柱疾病时，偏向于行任督二脉的灸法来巩固疗效。他将蒜泥、姜汁强刺激的长蛇灸改进为创新铺灸，即用中药铺灸，且在治疗强直性脊柱炎、类风湿性关节炎、亚健康调理、偏颇体质纠正等方面取得了较好的效果。通常叶医师先对患者进行辨证论治，然后开具相应体质的方药，或行背部督脉的铺灸，或予中药研粉填充神阙行任脉灸（一般10天为一个疗程），在颈椎病、腰腿痛、强直性脊柱炎、胸椎小关节紊乱等患者的后期疗效巩固及加强体质方面取得了显著的效果。临床脐疗及督脉灸治疗胃溃疡、反流性食管炎、痛经、慢性盆腔炎、腹泻、便秘、失眠、慢性阻塞性肺疾病、眩晕症等均有显著效果。艾灸背部脊柱膀胱经及督脉，可以起到很好的未病先防、既病防变的作用。

综上所述，脊柱相关疾病可以是局部的疼痛，亦可以是相关脏腑疾病的延伸，临床上对脊柱针刺、艾灸不仅是一种治疗手段，更是一种增强体质、防病保健的方法。同时，在整个治疗过程中针药不分家，在外治的基础上，结合中药内服，针之所不达，药辅助之，效果更佳。

临证医案

1. 腰痛病（腰椎间盘突出症）

【案例1】

患者资料 王××，女，42岁。2015年11月2日初诊。

主　诉 腰部及左下肢疼痛1个月，加重2天。

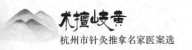
病　　史　患者在1个月前无明显诱因出现腰部疼痛，牵及左下肢后外侧至足跟，因疼痛不甚，未予重视。2天前在家中拖地时感腰部疼痛加重，伴活动受限，自行外用膏药未见明显缓解。现腰部及左下肢后外侧至足跟均疼痛明显。

检　　查　腰椎生理曲度尚存，功能活动略受限，L_{4-5}棘突下压痛（＋），L_{3-4}、L_{4-5}棘突旁开1.5cm处压痛（＋），左下肢直腿抬高65°，直腿抬高加强试验（＋），左侧环跳穴处压痛（＋），左侧蹈趾背伸肌力较右侧减弱，左膝反射存在，余专科查体无殊。舌质淡紫，苔薄白，脉沉涩。腰椎间盘CT示：L_{3-4}椎间盘膨出，L_{4-5}椎间盘向左侧突出，神经根受压。

西医诊断　腰椎间盘突出症。

中医诊断　腰痛病，气滞血瘀证。

治　　则　疏经通络止痛。

治　　法　取穴：肾俞、大肠俞、腰阳关、十七椎、环跳、阳陵泉、悬钟、昆仑、足三里。就诊当天考虑患者腰痛处于急性期，予左侧委中放血3ml治疗，并予电针刺激，针后疼痛稍缓解，腰带固定，嘱卧床休息。同时予中药行气活血止痛，方选身痛逐瘀汤加减。方药如下：当归12g，川芎9g，桃仁10g，红花12g，没药10g，五灵脂12g（包煎），牛膝9g，香附9g，羌活10g，炙甘草6g，共5剂。每日1剂，分服。第1个疗程针刺及中药口服共10次，疼痛明显缓解。第2个疗程开始针刺加推拿，患者腰部无明显疼痛，左下肢晨起仍有少许胀痛。第3个疗程加中药铺灸以巩固疗效，疏经通络，并嘱加强腰部功能锻炼。28天后腰部无明显不适感。

按　　语　叶医师在治疗腰痛过程中，急则治标，取委中放血以缓解疼痛。他认为在很大程度上痛的病机就是"不通则痛"，相应的治疗基本原则——通利之法，即所谓的"痛随利减，当通其络，则病痛去矣"。但是，疼痛大多是由寒邪侵犯所引起的，寒主收引和凝滞，妨碍气血运行。在治疗过程中，活血与温通并存，中药口服与温针灸结合，效果明显。最后对督脉及膀胱经行特色中药铺灸治疗以巩固疗效。

2. 痛经

【案例2】

患者资料　张××，女，25岁。初诊时间不详。

主　　诉　少腹隐痛，周期后错。

病　　史　患者13岁月经初潮，伴有少腹隐痛，周期后错。15岁时症状开始加重，经前一天少腹发凉，疼痛剧烈，大汗出，甚则晕倒在地。月经来后一天疼痛稍缓解，量少色淡。胃纳欠佳，夜寐不安，精神软。舌苔白，脉沉缓。

西医诊断　痛经。

中医诊断　痛经，气血不足，胞宫虚寒证。

治　　则　补气养血止痛，温暖胞宫。

治　　法　仰卧位取中脘、气海、关元、足三里、三阴交；俯卧位取五脏俞加膈俞，用温针。辅以中药：吴茱萸汤和四物汤加减。经前1周开始针灸，每日1次，再加脐疗2小时，神阙内放置穿山甲、干姜、肉桂等药粉。第1个月疼痛仍较明显，第2个月症状改善，但仍有明显不适。第4个月疼痛不明显，巩固艾灸10天，随访情况稳定。

按　　语　在痛经治疗方面，叶医师认为应根据患者症状、脉象区别虚实，而不外乎肝郁情志欠畅、寒凝气血不通、气血不足等。根据"虚则补之，实则泻之"原则，治疗以针刺及中药温补为主，以濡养冲任、活血疏通为辅。对于痛经实证，则以活血通瘀为主，寒证温而补之，热证清而通之，虚中夹滞者补中有通，纯虚者补益气血，使胞脉得养。在口服中药的基础上配合针灸，该患者以虚证为主，治以调中健脾，理气和血，以气海为主穴生气以助运化，通调任脉，温固下元；加关元以培肾固本，调气回阳。其中膈为血之会，女子以血为本，针刺膈俞疏通气血，与五脏俞配合调和气血，扶正固本。配合艾灸神阙温补，改善虚寒体质，针刺手法以补法为主。

（撰稿人：叶正茂）

卢建华
医师临证经验总结

　　卢建华，女，生于1973年，浙江天台人。副主任中医师。1997年毕业于浙江中医学院（现浙江中医药大学）针灸推拿学专业，毕业后一直在杭州市米市巷社区医院中医针灸推拿门诊工作。跟师张承烈主任医师抄方3年，师承浙江省新华医院针灸推拿科张雯主任。现任米市巷街道社区卫生服务中心中医馆主任。兼任杭州市针灸推拿学会理事、杭州市中医康复学会理事。杭州市社区科普讲师团讲师。

　　对腹针疗法及子午流注针法、9种体质调理有一定的心得体会，擅长治疗中风、面瘫、失眠、月经失调、慢性疲劳综合征及亚健康人群调理等，且效果显著。

　　在社区医院从事中医针灸推拿门诊工作20余年，熟悉疾病发病原因，能从根本上治疗或预防疾病，并且能在心理上给予患者安慰。在针灸推拿门诊工作中，善于博采众长，敢于尝试新技术、新方法。在临床上勇于创新，逐步在门诊医疗实践中形成自己的学术思想。其学术思想是整体观念、天人合一，强调时间、空间、取穴手法等在针灸推拿门诊工作中的重要性。以中医基础理论为基础，以脏腑和经络辨证为主，结合子午流注及其他方法进行综合辨证分析并施治，尤其重视病位深浅、病变经脉、发病及治疗时辰、补泻手法的应用。

发表学术论文多篇。

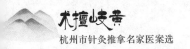
学术思想及经验

一、子午流注，治病求本

卢医师在日常门诊诊疗中发现许多病症的发生、消失与时间有非常密切的联系，如咳嗽发生在凌晨3：00，4：00后就好如常人；肩背痛常发生在晚上11：00；脾虚患者常在上午9：00发生困倦，稍作休息即可恢复等。多年来，卢医师关注时间和气候变化对人体的影响，并根据人体内十二经脉的气血循环"刚柔相配，阴阳相合，气血循环，时穴开阖"的规律，将子午流注纳支法用于临床病症的诊断和针灸取穴诊治，且效果均佳。古人根据十二经脉的气血循行流注，总结有十二经脉地支歌："肺寅大卯胃辰宫，脾巳心午小未中，申胱酉肾心包戌，亥三子胆丑肝通。"对于有明显时间规律的疾患，即疾病的发作加重与缓解有一定的明显的时间规律，如根据每天定时发作，过时则缓解；或者几天几日定时发作，过后又不发病等来进行诊断，判断哪个时辰对应于哪条经脉，哪一脏腑出现气机阻滞、经络不通等病变。例如，胸闷发生在中午11：00到下午1：00，下午2：00以后则胸闷不适缓解，根据人体经络气血"午时走注心"的流注规律及不通则痛的发病原因，提示此人心脏功能可能出现异常，需要关注和检查"心脏"是否发生病变。而在治疗有关胸闷、失眠、期前收缩、焦虑等"心脏"疾病时，应尽量预约在午时（中午11：00—下午1：00），选用心经相关穴位进行治疗往往效果较好，这遵循了"治病必求其本"的观点。

二、身心合一，整体论治

卢医师认同人体是一个有机整体，各脏腑有其独特的生理功能和病理变化，各脏腑之间又密切相连、互相影响，正如张锡纯先生所言"人之脏腑，一气贯通"。而《灵枢·海论》云："夫十二经络者，内属于脏腑，外络于肢节。"由此可知，人与大自然、人与社会、人体内部各脏腑经络之间是一个既对立又统一的整体，是互根互用、消长平衡的变化着的统一体。因此，在诊断疾病时，我们需要结合自然气候、生活环境对人体的影响，以及个体的禀赋强弱、饮食嗜好、情绪变化等因素，然后对发病时间、症状、病症缓解时间以及体表或机体阳性反应等信息加以综合分析，再将子午流注纳支法用于临床病症的诊断，并用针灸取穴进行诊治，而这体现了"有诸内必形诸外""天人合一"的观点。

卢医师在临床上常使用五行学说指导辨证和取穴。根据五行对应五脏六腑及人体的五体等出现的临床症状来判断发病的部位，如皮部、肉部、脉部、筋部、骨部有病，对应于指导在相应的时辰进行取穴治疗。判断五体病变的方法主要有以下几种：①以病症发生的部位，如病症在皮、在肉、在脉、在筋、在骨，对应相应的经络肺经、脾胃经、心经、肝胆经、肾和膀胱经；②以典型症状为主，如在皮为麻，在肉为木，在脉为病（病位周围颜色或红或紫），在筋为常有拘挛，在骨则为剧痛；③以发病五官来判断，眼、舌、口、鼻、耳对应肝、心、脾、肺、肾五脏，等等。

卢医师非常关注情绪变化对疾病的影响，她发现目前临床上绝大多数疾病是身心疾病，发病受情志影响，并会影响疗效和预后。七情，即喜、怒、忧、思、悲、恐、惊，对应于五脏和五行，治疗时可以采用五行生克规律来诊断疾病和选择治疗方法，对相应脏腑经络进行取穴。社区医生具有亲民的优势，常了解患者的脾气、嗜好、家庭背景、重大事件发生等致病因素，并根据病因及就诊时患者的情绪反应来制定合适的治疗方案。

三、当经而治，百病自消

"当经而治"，即时间、穴位、病症三位一体时疗效最好，也就是指患者来治疗的时间、此时间气血所流注的经络中所开的穴位，以及此穴位与病症（脏腑、经络）的联系相一致时，治疗效果最佳。因此，针灸医生在治疗前必

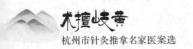
须明辨虚实，即通过四诊合参对病症作出正确诊断，了解人体气血的正邪活动、经气的虚实情况，虚则实之，满则泻之，才能取得最好的疗效。简单地说就是准确判断发病的经络、脏腑，采用恰当的方法（时间、穴位、针刺补泻手法等）治疗疾病，从而达到治疗的目的。这也遵循了"治病必求其本"的原则。

（1）定位定穴　根据发病时间规律、五行学说等方法诊断疾病，确定病变经络部位，然后进行治疗。治疗时可选以下相应穴位：①肉部。根据"脾主肌肉"，脾病常为湿阻经络，故选用公孙、三阴交、足三里、中脘健脾、祛湿、通络，辰时走注胃，巳时走注脾，建议在上午9：00—11：00进行治疗。基于"治痿独取阳明"的理论，对于中风、痿证等患者，基本上安排在阳明胃经和脾经经气循行的上午进行针灸、推拿康复等治疗。②骨部。根据"肾主骨"，酉时走注肾，故对于腰膝酸软、畏寒肢冷、夜尿多、宫寒、阳痿早泄等肾虚证者，选用肾俞、太溪、命门，再选骨会穴大杼，温肾散寒止痛，建议在下午5：00—7：00进行针推或者中药泡脚等来治疗骨病。

（2）得气与补泻　此外，当经而治还有非常重要的一点是针刺得气和补泻。"刺之要，气至而有效"，保证针刺（或运气）到病变经络（腧穴）和脏腑。《金针赋》云："观夫针道，须明于补泻。……补则补其不足，泻则泻其有余。"针刺补泻必须因时、因地、因人制宜。因此，针灸医师在治疗前必须明辨虚实，即通过四诊合参对病症作出正确诊断，了解人体气血的正邪活动、经气的虚实情况，虚则补之，满则泻之，选用恰当的经络穴位，采用适当的补泻方法进行治疗。也就是当经而治，以达到调理气血、扶正祛邪的目的。如果虚实判断失误，损其不足而益其有余，则病益甚。如果对一个体虚乏力、腰膝酸软者采用大幅度提插、捻转等强刺激（泻法）电针进行针灸治疗，那么很可能导致出现诸症加剧、病情加重的结果。手法中针刺穴位顺序、针尖方向及针刺深浅往往视临床需要进行操作。卢医师对补泻手法也非常重视，如向不同针尖方向针刺膻中，会导致胸闷加重或缓解的不同结果；对腰椎间盘突出症、肌筋膜炎和腰肌劳损等腰痛疾病患者进行针刺，针尖方向及得气反应不同，治疗结果也有所不同。

（3）病位与针刺深浅　病位有深浅，《灵枢·卫气失常》云"夫病变化，浮沉深浅，不可胜穷，各在其处，病间（轻）者浅（刺）之，甚（重）者深之，间者小之，甚者众之，随变而调气"，当经而治可以"刺荣毋伤卫，刺卫毋伤荣""气至而有效"。卢医师在临床工作中不断地尝试摸索，体会到疾病的病因和病程以及个人的体质会导致症状相似而病位有深浅，在针刺前必须了解病位的深浅、虚实，表证宜浅刺，里证宜深刺，她在临床上经常结合不同的解剖部位选择不同的针刺深度，以达到调气的目的。如果是筋经病或者是皮部疾病，那么主要沿皮下经络走向进针，针尖指向病所，施行摇摆手法后留针，可振奋皮部之经气，起到激发和推动气血运行的作用。如果是腰臀部肌肉丰厚处，且病位较深的疾病，那么需以长针直刺，直达病所。针刺任何深度都会调节各个层次的状态，导致出现引邪外出或病气不泻等后果。在治疗过程中不断调整和加强机体的气血，能疏通经络、活血化瘀，加速血液循环以促进病变炎症吸收，达到镇痛消炎、修复病变组织、促进新陈代谢、纠正气血偏盛偏衰的目的，最终使人体各部位平衡协调，治愈疾病。正如《灵枢·官针》所说："凡刺之要，官针最妙。疾浅针深，内伤良肉，皮肤为痛；病深针浅，病气不泻，支为大脓。病小针大，气泻太甚，疾必为害；病大针小，气不泄泻，亦复为败。失针之宜。大者泻，小者不移。"

临证医案

卢医师在临床上善于慎思明辨，对于有明显发病时间规律的病症，采用子午流注纳支法进行诊治；对于时间规律不是非常明显的病症，则会结合病因、病位，详细分析疾病的症状表现与理化指标的相符性，确定病变的部位和致病的具体原因，并根据"急则治其标""治病必求于本"的治疗原则，先止痛，后治本。

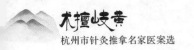
1. 项痹（颈椎间盘突出症）

【案例1】

患者资料　王××，男，60岁。2014年4月2日初诊。

主　　诉　颈项后背胀痛伴手背胀1周。

病　　史　因"颈项后背胀痛伴手背胀1周"就诊，舌质红，中裂，苔少。

检　　查　颈椎MRI：C_{4-5}、C_{5-6}、C_{6-7}椎间盘突出。脊正中，生理曲度变直，脊旁可及条索状物。压痛（＋），T_5旁压痛（＋）。

西医诊断　颈椎间盘突出症。

中医诊断　项痹，气阴两虚证。

治　　则　补气活血，通络止痛。

治　　法　2014年4月2日、3日予常规远近配穴法治疗，不适感缓解。白天缓解，晚上平躺后疼痛加重，4日凌晨1：30左右因右侧肩背部疼痛剧烈到附近医院急诊就诊，给予口服塞来昔布胶囊，服药后疼痛稍缓解，但不能长时间平卧，超过5分钟，肩背部疼痛剧烈，迫使坐起，故从3：00多到家，一直坐着休息。4月4日8：00来门诊就诊，精神稍紧张，痛苦面容。因疼痛，不敢平躺到治疗床上，在医师的坚持下平躺在治疗床上。舌质暗，边瘀斑。

取阳陵泉、蠡沟、太冲三穴，左右共六穴。针刺时观察患者的反应实施补泻手法，5分钟后疼痛明显缓解，之后平躺在治疗床上睡着。半小时后苏醒，疼痛消失。当晚背部疼痛明显好转，可以停服塞来昔布胶囊，能平躺睡觉。连续治疗3天，疼痛消失。

按　　语　在子午流注纳子法中，根据气血在十二经脉中流注运行的规律把一天分为十二个时辰，一个时辰分属一经，即寅属肺、卯属大肠……子属胆、丑属肝，哪个脏腑发生病变，按时循经取穴，凌晨1：00至3：00是丑时，肝经旺，肝血推陈出新，此时出现疼痛剧烈则提示肝经气血循行出现瘀阻，不通则痛。肝在体主筋，肝主风、主痛，故疼痛可以从肝经进行调理。"卧则血归于肝",气血瘀阻肝经又有全身血流归肝脏,从而导致瘀阻更甚,故该患者平卧则疼痛加剧。本病案采用阴阳五行学说中的扶土抑木法进行治疗,在气血流注到阳明胃经时(上午8:00)进行针刺治疗。"肝主痛"取穴采用原络配穴法,选取足厥阴经络穴蠡沟和原穴太冲疏泄肝胆,调经止痛,并选用八脉交会穴的筋会阳陵泉进行疏肝理气,抑木扶土。

2. 喘证（哮喘）

【案例2】

患者资料 林××,女,51岁。2016年9月22日初诊。

主　　诉 哮喘复发1周。

病　　史 有哮喘病史,近几年未发。1周前哮喘又发,每天晚上22:00至凌晨1:00胸闷气急,端坐呼吸,不能平卧,凌晨5:00缓解。其余时间一切正常。

西医诊断 哮喘。

中医诊断 喘证,肝气郁滞证。

治　　则 疏肝益肺平喘。

治　　法 2016年9月22日,考虑三焦经气血循行不通畅所致。取穴:膻中、内关、悬钟、孔最、尺泽。9月23日凌晨3:00后开始咳嗽1小时,4:00起床解手一次后,咳嗽停止,平睡到7:00起床。9月23日,考虑是肺经气血循行不畅所致。取穴:尺泽、孔最、四关、膻中。到9月24日凌晨5:00咳嗽几声即可。9月24日,考虑是大肠经气血亏虚、循行不畅所致。取穴:合谷、曲池、膻中、足三里、三阴交、阴陵泉。咳嗽痊愈,患者自己进行饮食调理。

按　　语 子午流注理论是把一天24小时分为十二个时辰,与人体十二脏腑的气血运行及五输穴的开合进行结合。在一天十二时辰之中,人体气血首尾相衔的循环流注、盛衰开合有时间节奏、时相特性。患者在亥时(21:00—23:00),三焦经最旺时出现胸闷气急、呼吸困难、端坐呼吸等哮

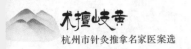
喘症状，提示此时三焦经主持诸气、疏通水道的作用发生障碍，气血运行不畅。如此时采用针灸补泻的作用宣通气血，则效佳。但限于时间及工作关系，只能在午时进行治疗，则选取三焦经经穴进行平补平泻调理气血，效果尚可。寅时（3：00—5：00），肺经气血最旺，患有哮喘（肺系）病者反应尤为强烈，剧咳、哮喘、呼吸困难，则选用肺经的原穴、郄穴及八脉交会穴中的气会进行治疗，并选用开四关调理全身气血，使肺主气司呼吸的功能得到充分调节。卯时（5：00—7：00），大肠经最旺。"肺与大肠相表里。"因此，肺的呼吸功能出现异常，就会影响气的升降出入的调节功能，也会影响大肠正常的生理功能。"大肠之所以能传导者，以其为肺之腑。肺气下达，故能传导。"瘀阻的大肠经需要辨证调理，故选取手、足阳明经的经穴，采用针灸补泻宣通气血，调整有关的人体各部病邪。

从该病案可以清楚了解人体气血是循经流动的，子午流注开穴正是基于这种规律，因时、因病、因人、因地制宜，从而准确、有效地调整患者气血，调理脏腑气血阴阳，在特定的时间调理人体，恢复患者气血运行的正常时间规律，从而达到治疗和预防疾病的目的。

代表作

《针灸治疗慢性胆囊炎致腰痛20例》
《针灸结合穴位贴敷治疗网球肘》
《腹针治疗慢性疲劳综合征的临床疗效观察》

（撰稿人：卢建华）

华 洪
医师临证经验总结

华洪，男，生于1975年，浙江桐庐人。副主任中医师。1994年8月—2011年8月任职于桐庐县中医院针灸科，2011年9月至今任职于桐庐县第一人民医院针灸推拿科。

熟练掌握针灸科所涉各种针法及灸法、推拿正骨手法、各类小针刀疗法。擅长针刀、针灸及正骨手法相结合治疗脊椎病（颈椎病、腰椎间盘突出症、胸椎小关节紊乱）、急慢性软组织损伤、风湿性关节炎、类风湿性关节炎、强直性脊柱炎、神经系统疾病（中风偏瘫、面瘫等）、脊柱相关疾病（眩晕、头痛、失眠、乳腺小叶增生、月经病、功能性心脏病、慢性胃肠炎、痤疮、肥胖症等）。

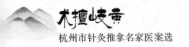
学术思想及经验

在20余年的针灸推拿临床工作中，华医师不断学习新的理论和疗法，并将之应用于临床实践以检验疗效，力争做到"针灸拔罐，病好一半"。华医师以传统中医的八纲辨证为框架，辨病（经筋、经脉）施治，辨位施治，并结合现代医学，以解剖学为基础，重视影像学在临床中的诊断地位，做到有的放矢，从而准确判断疗程长短以及预后。

颈椎病的临床经验总结：首先甄选出脊髓型颈椎病（通过临床症状、体格检查及影像学检查作出诊断）作为排除对象。根据患者的颈、肩、臂酸胀疼痛的程度和上肢、手指的麻木与否，结合影像学检查，可以准确判断出颈椎病的类型和罹患部位，并针对不同类型的颈椎病采用不同的方法（混合型需多种疗法相结合）治疗，可一次迅速改善患者的症状。

颈型颈椎病病程较短，患者以颈、肩部酸胀不适为主，无明显影像学异常。治疗方法：以双刃针刀疗法为主，治疗点包括枕外隆突、C_2棘突旁、锁骨外1/3处、喙突、冈下窝等，针刺手法轻、快，不做过度切割，激活情绪肌，使疗效叠加；再配合筋针疗法，卧针而刺，刺于扪及之筋结处，并嘱患者活动肢体"动筋激卫"，两者结合，相得益彰。其优点是治疗时间短，痛苦少，疗程短，疗效巩固。嘱患者调情志、避风寒，避免采用致病体位及呼吸模式，并适当进行功能锻炼，则可治病求于本。

椎动脉及交感神经型颈椎病患者除有颈型颈椎病的症状以外，还可伴有眩晕、头痛、恶心、耳鸣、失眠等症状，影像学可有颈椎生理曲度改变、寰枢关节错位、钩椎关节增生、小关节错位等征象。治疗方法：在颈型颈椎病的治疗方法上再结合龙氏正骨手法，整复错位的颈椎椎体小关节，如有必要，可追问病史，对于单侧颈、胸、腰、腿多处症状都有同侧关节扭伤史的，可逐一进行整复处理，以巩固疗效，治病必求于本。

神经根型颈椎病患者除有颈型颈椎病的症状以外，还可伴有单侧或双侧上肢及手指麻木疼痛，MRI检查可有颈椎间盘膨出或突出，压迫硬膜囊。治疗方法：在颈型颈椎病的治疗方法上再加上肢的双刃针刀骨膜唤醒手法，激发机体强大的自愈能力，使受压的神经根逃逸及突出物与神经根位置关系发生改变。脊柱的代偿最终会使其重新保持稳定。

颈椎病好发于长期保持不良姿势的人群。新的学说是以陈振华为代表的"双刃针刀激活情绪肌"学派提出的。错误的呼吸模式会导致交感神经兴奋，引起骨骼肌尤其是斜方肌紧张，从而发生上交叉综合征。经大量的临床实践发现，双刃针刀疗法的即时疗效和远期疗效在颈椎病的诊治中都是独一无二的。龙氏正骨疗法无须赘述，该理论自成体系，既可单独使用，亦可与针刺疗法相结合，相得益彰。

临证医案

1. 痹证（左踝外侧副韧带损伤）

【案例1】

患者资料　李××，女，52岁。2016年12月10日就诊。

主　　诉　左侧踝部肿痛伴跛行1年余。

病　　史　患者1年前有崴脚史，当时即感左脚肿痛明显，行走受限，经多处治疗后肿痛有所减轻，但仍感行走时疼痛明显。

检　　查　左侧踝部外侧略感肿胀，压痛（＋）。

西医诊断　左踝外侧副韧带损伤。

中医诊断　痹证，气滞血瘀证。

治　　则　舒筋，活络，止痛。

治　　法　初诊于痛点（阿是穴）、跗骨窦处行0.4mm×25mm针刀松解

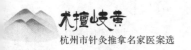

粘连，患者自诉症状立即好转一半。每周用本法治疗2次，经2周治疗后患者仍感左踝不适及轻微跛行，遂行骨盆平片检查和相关体格检查，补充诊断为"骨盆旋移症"。配合正骨手法和左侧臀部痛点（阿是穴）处行0.4mm×25mm针刀松解粘连，用本法治疗3周后左踝部疼痛基本消失，行走正常。

按　　语　踝关节扭伤是一种常见病，病程日久则气血运行不畅，长期跛行可影响同侧下肢力线和髋部软组织及骨盆运动，并逐步沿脊柱上行出现各种症状，远近结合治疗才能使疾病彻底治愈。

2. 腰痛病（腰椎间盘突出症）

【案例2】

患者资料　郑××，男，45岁。2017年11月18日初诊。

主　　诉　外伤后腰背部疼痛伴右下肢放射痛3天。

病　　史　患者3天前打球扭伤腰部，当时即感腰背部疼痛伴右下肢放射痛。外院CT检查示L_5—S_1椎间盘突出，予以药物治疗，疼痛未见好转，遂来我院门诊就诊。

检　　查　神志清，痛苦貌，强迫体位，脊椎无侧弯畸形，下腰椎叩击痛（＋），椎旁肌肉压痛（＋），右下肢直腿抬高试验（＋）（20°），加强试验（＋），右臀部及大腿后方皮肤感觉麻木，左下肢直腿抬高试验（－），双侧足背皮肤感觉可，背伸肌力正常。辅助检查：本院CT检查示L_5—S_1椎间盘向右后突出，右侧神经根受压。

西医诊断　腰椎间盘突出症。

中医诊断　腰痛病，气滞血瘀证。

治　　则　活血止痛，强筋壮骨。

治　　法　患者取俯卧位，予双刃针刀刺激右侧骶骨骨面，右侧髂后窝激活臀大肌，右侧股骨干、骨面刺激骨膜，患者右下肢放射痛当即缓解60%以上。直腿抬高达到50°，嘱予本法治疗，每3天一次，6次治愈，疼痛消失，直腿抬高70°。

按　语　该患者椎间盘影像诊断精确，L_5—S_1椎间盘压迫S_1神经根，突出物与神经根关系密切。双刃针刀用"骨膜刺激法"唤醒腰骶丛，加速其恢复，刺激垂体的内啡肽显著释放，给予充分的时间调动机体强大的自愈能力，L_5—S_1椎间盘突出症即可得到较好的改善。

代表作

《揿针埋针配合穴位注射治疗贝尔氏面瘫68例》
《针刺后溪穴结合委中放血治疗急性腰扭伤临床观察》

（撰稿人：华　洪）

刘颖东
医师临证经验总结

　　刘颖东，男，生于1971年，黑龙江五大连池人。副主任中医师。1994年毕业于黑龙江中医学院（现黑龙江中医药大学）针灸推拿学专业，2005年12月毕业于黑龙江中医药大学中医学专业。1994年7月于黑龙江省五大连池市龙镇中心卫生院参加工作，2010年底借调至五大连池中医院，2015年1月调至桐庐县中医院推拿科。

　　擅长运用针刺、推拿、正骨、拔罐等中医方法治疗疾病，尤其擅长推拿和正骨。师从黑龙江中医药大学王选章教授（推拿形气辨证）。形气辨证以整体观念和辨证论治为前提，是祖国医学辨证方法的一种，早期主要应用于推拿治疗伤科疾病。

　　从事针灸推拿临床工作20余年，根据"寒伤形，热伤气""喜怒伤气，寒暑伤形""皮肤坚，脉为营，肉为墙，筋为纲，骨为干"辨证，效果显著。将形气辨证从推拿到针灸、从伤科到内外妇儿科展开应用颇有心得，在治疗颈肩腰腿痛、面瘫、痛经、月经不调、股骨头坏死、呃逆、慢性胃炎等疾病方面效果显著。

发表论文5篇，其中发表于《针灸临床杂志》（2001年02期）的《拔罐治疗急性上呼吸道感染引起高热103例》被《中医杂志》（英文版）转载。参与编写《实用医学》。

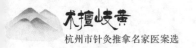

学术思想及经验

形气辨证，形气并调

刘医师师从王选章教授，以《素问·阴阳应象大论》所云"气伤痛，形伤肿"提出推拿辨证之形气辨证并应用于临床工作20余年。该理论不仅仅用于伤科，于内科、妇科等也多有应用；不仅仅用于推拿，在针灸治疗疾病方面也颇有效果。

形气辨证以祖国医学的两个基本特点整体观念和辨证论治为前提；而辨证是治病施治的前提。形气辨证是祖国医学辨证方法的一种，早期主要应用于推拿治疗伤科疾病。形气辨证在整体观念上尤其注重人体是一个有机的整体，这是因为人体的皮脉肌筋骨与经络气血脏腑构成了人的统一整体且密切关联、不可分割。古人云："皮肤坚，脉为营，肉为墙，筋为纲，骨为干。"《素问·宣明五气篇》曰："五劳所伤，久视伤血，久卧伤气，久坐伤肉，久立伤骨，久行伤筋。"《素问·阴阳应象大论》又有"怒伤肝，喜伤心，思伤脾，忧伤肺，惊恐伤肾"，由此可见形气辨证亦可用于其他科疾病的辨证。《灵枢·邪客》曰"人与天地相应也"，故也应注意环境因素对患者的影响。形气辨证遵循祖国医学两大基本特点，能有效避免头疼医头、脚疼医脚的单纯局部对症疗法，防止采用不分主次、不分阶段、一方一药对一病的治病方法。符合形气辨证的疾病在治疗原则上无论是审证求因，治病求本，调整阴阳，扶正祛邪，还是因时因人因地制宜，都可以用调整形气来指导。

气伤的主导症状是疼，形伤的主导症状是肿，既有疼，就有不仁不用的证候，既有肿就有陷。气无形，凡属感觉，如痛、酸、麻、木、胀、凉、热、痒、走窜，以及有力无力、拘急、弛张等，均属气伤的症候；凡有形态改变，如肿胀、凹陷、突起、萎缩、破裂、流血、青紫、蜕皮、筋移、骨折等，都属形伤，此即"气伤痛，形伤肿"。在疾病的形成发展过程中，气伤与形伤不是一成不变的，而是在不断转化的。如扭伤初始只痛不肿，次日不仅疼痛加剧，而且出现肿胀，这就是气伤形的表现，伤的实质不重。如骨折当时肿胀，活动受限，而不甚痛，2小时后疼痛加剧，肿也加剧，这就属于形伤气的表现，也就是器质性损伤而致功能损伤。此即《素问·阴阳应象大论》之"先痛而后肿者气伤形也""先肿而后痛者形伤气也"。凡是气伤，不一定都伤形，但凡是形伤，都一定伤气，即器质性损伤必然有功能损伤，只是功能损伤如疼痛、痉挛等不一定都有器质性损伤。伤气、伤形，不只是外伤独有。七情、六淫都有伤形、伤气之不同。故有"寒伤形，热伤气""喜怒伤气，寒暑伤形"之说。

形与气两者不能分开，这是因为人体是一个有机的整体，只是为了辨证而分为皮脉肌筋骨。伤气在皮为卫气伤，在脉为营气伤，在肌为腠理元真之气伤，在筋为经筋之气伤，在骨节为神气伤。皮脉肌筋骨与经络气血脏腑构成了人的统一整体且密切关联、不可分割，由气机变化贯通内外，故形伤虽然分皮伤、脉伤、肌伤、筋伤、骨节伤五部，但各部相互联系，也互有区别，即每一部的形伤迁延日久可以引起其余部位的损伤，每一部的形伤可以通过治疗另一部而得到治疗。

在形气辨证治疗疾病的过程中，在辨病的基础上首要分清是形伤还是气伤，更要分清是气伤重，还是形伤重，还是形气并重。气伤重者先以轻柔的手法从远端开始推拿，最后推拿损伤部位，治疗的面积要扩大，或针刺远端的穴位，或艾灸局部以调气，然后再形气并调。如腰部扭伤患者来诊时只有腰痛和腰部活动不利，无明显的肌肉痉挛和腰椎的形状改变，则此时应用轻柔的按、揉、擦法等从第10胸椎以下开始至损伤部位跳过，一直推拿到臀部以下，再回来推拿损伤部位，或针刺百会、人中、养老、委中等穴位（取一个穴位即可，如果损伤超过24小时且损伤部位无运动，那么还可以给予局部艾灸）以调气，再以腰椎斜扳法以调形，多数患者可一次痊愈；形伤重者先用偏重的手法推拿局部（由远端开始最后推拿局部）或用扳法等矫形，但要注意不要矫形过度而伤气，再形气并调。如腰部扭伤患者来诊时腰部活动不利，静卧时腰不痛或疼痛不明显，腰部活动时腰痛明显，腰部有明显的肌肉

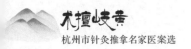

痉挛，腰椎棘突有偏歪，生理曲度改变，此时应用偏重的手法如擦、按、揉、弹拨法作用于痉挛处，或于痉挛处施温针灸、放血、走罐，再用腰部各种扳法以矫正腰椎的形变，最后以轻柔的按、揉、摩、擦、擦法等调气的治疗方法结束，大多数患者疗效颇佳，此时应注意在矫形时或矫形后如患者疼痛加重，则为矫形太过而伤气，须及时用轻柔的手法调气治疗并延长调气治疗的时间。形气并重者形气并调，形气并调应先调气后调形再调气。如慢性萎缩性胃炎患者，病史10余年，来诊时胃脘不适，进食后加重，胃脘轻按柔软，重按有手掌大的光滑硬物，背部第7胸椎至第12胸椎两旁竖脊肌痉挛且压痛明显，乏力，消瘦，气短，语声低微，面色萎黄，舌淡苔白滑，脉细弱，辅助检查排除其他疾病，可判断该患者为形气并伤，当先调气后调形再调气。此时当温针灸中脘、足三里，针刺内关、公孙以调气，再点、揉中脘，弹拨痉挛的竖脊肌以调形，然后横擦脾胃，直擦背部膀胱经，摩腹，艾箱灸胃脘以调气。该患者治疗1次后竖脊肌肌肉痉挛压痛减轻，3次后竖脊肌肌肉痉挛压痛及胃脘硬物消失，10次后乏力、气短消失，面色光泽，语声有力，饮食增加，胃脘无不适。

　　总之，形气辨证要有整体观念，在调整形气的过程中要审证求因，治病求本，无论是调整阴阳，还是扶正祛邪，都要因时因人因地制宜。此外，更要分清皮脉肌筋骨的形伤和气伤，应从人体的整体统一性及人生活的自然环境来分析，尤其是分清治疗的适应证，选择适合应用针灸、推拿等手段治疗的疾病，凡外伤导致的内脏伤、骨伤、枪弹利刃伤，以及形伤中的不完全断裂性损伤，皆不适于形气辨证基础下的针灸、推拿治疗。同样，内妇儿科等疾病符合形气辨证的，也可用之指导针灸、推拿治疗。随着现代解剖学的发展，病位定位准确、清楚，在中医基本理论的指导下，在中医人的共同努力下，形气辨证将会越来越完善，并在中医理论体系的完善过程中起到良好的作用。

临证医案

在形气辨证、形气并调的基础上，应用针灸、推拿等理疗手段会收到较好的疗效，尤其是对颈肩腰腿痛、面瘫、痛经、月经不调、慢性胃炎等病症，通过形气辨证而采用调形调气的理疗手段可使形气调和，则疾病自愈。

1. 腰痛病（腰椎间盘突出症）

【案例1】

患者资料 魏××，女，53岁。2007年5月14日初诊。

主　　诉 腰部疼痛伴右下肢疼痛半个多月。

病　　史 患者半个月前搬重物后出现腰部疼痛伴右下肢疼痛，于某医院推拿科住院治疗，诊断为腰椎间盘突出症。治疗后症状略有缓解，因经济因素出院而来我处就诊。现患者腰痛伴右下肢疼痛，活动受限，起坐、翻身、穿衣困难。

检　　查 腰椎生理曲度变小，L_4椎体棘突右侧偏歪，L_{4-5}棘间旁和L_5—S_1棘间旁压痛（＋），右侧环跳、风市、委中、足三里、昆仑压痛（＋），直腿抬高试验及加强试验（＋），"4"字试验（＋），右侧拇趾背伸跖屈肌力减弱。CT检查：L_{4-5}和L_5—S_1椎间盘突出，硬膜囊轻度受压。

西医诊断 腰椎间盘突出症。

中医诊断 腰痛病，形气并伤型。

治　　则 强腰通络止痛。

治　　法 取穴：腰部夹脊，次髎，环跳，秩边，风市，委中，承山，足三里，昆仑。

（1）患者取俯卧位，先用轻柔的㨰、按、揉从T_7开始至双下肢的踝部，

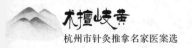
约10分钟。

（2）点上面所列穴，从远端开始，夹脊穴重按。

（3）扳腿按腰，先健侧后患侧。

（4）侧卧位腰部斜扳。

（5）重复（1）的治疗。

按　　语　该患者为形气并伤，因患者疼痛和活动障碍并重，故治疗先调气后矫形再调气，治疗一次后疼痛大减，5次后可自主起卧穿衣，16次后诸症状消失。嘱患者半年内勿弯腰、负重、受凉，多仰卧休息。随访7年未发作。

2. 口僻（面神经麻痹）

【案例2】

患者资料　赵××，男，36岁。2015年4月11日初诊。

主　　诉　左侧面部麻木3天。

病　　史　患者晨起突然发现左侧面部麻木。于某医院服用药物（具体药物不详），后听闻针灸可治疗，故第3天来我处就诊。

检　　查　左侧面部麻木且有肿胀感，左侧额纹消失，不能皱眉，言语不清，鼻唇沟变浅，嘴角向右歪斜，吹气示齿不能，舌体偏向健侧，口角流涎，饮水时外流，伴有左耳后部疼痛，口干，舌体胖大，边略有齿痕，舌淡苔白，脉弦滑数。

西医诊断　面神经麻痹。

中医诊断　口僻，气伤形（气伤偏重型）。

治　　则　祛风止痛。

治　　法　取穴：阳白，太阳，印堂，攒竹，丝竹空，鱼腰，听宫，牵正，四白，下关，颊车，禾髎，地仓，承浆，风池，翳明，翳风，人中，健侧合谷。阳白、攒竹、丝竹空均透鱼腰，颊车透地仓，地仓透颊车，牵正温针灸；余穴普通针刺，不行针，针后患侧闪罐，以潮红为度，每日一次。嘱患者外出戴口罩，忌食鱼虾烟酒等发物。治疗15次后痊愈。

  按 语 本病为气伤形，气伤偏重型。因是先有麻木后有不仁不用，且患者主诉是先感觉后活动障碍，故本病以远近取穴以调气，再局部闪罐以调形，气伤去则形自正。如形伤重则不灸牵正，温针灸太阳。

代表作

《中医治疗椎动脉型颈椎病疗效分析》

《综合疗法治疗腰椎间盘突出症72例临床体会》

《拔罐治疗急性上呼吸道感染引起高热103例》

《针刺二间穴治疗风火型牙痛》

《按摩治疗气厥32例》

（撰稿人：刘颖东）

孙 波
医师临证经验总结

　　孙波，女，生于1972年，浙江桐庐人。副主任中医师。1993年毕业于浙江中医学院（现浙江中医药大学）针灸推拿学专业，就职于杭州市中医院推拿科。兼任浙江省中医药学会推拿分会委员。

　　从事小儿推拿临床、科研及带教工作20余年，始终坚持运用中医整体观念和辨证论治理论指导业务工作，熟练掌握中医小儿推拿科的常见病、多发病及疑难病症的诊治技术，并应用中医脏腑辨证、六经辨证、气血津液辨证等方法对疾病的病和证进行辨别诊断。擅长在中医辨证的基础上运用推拿综合疗法治疗小儿肌性斜颈、腹泻、便秘、厌食、疳积、小儿感冒、发热、鼻炎、咳嗽、哮喘、遗尿、近视、脊柱侧弯等疾病，并在小儿保健、促进小儿生长发育方面积累了丰富的临床经验。

参与制定2014年国家中医药管理局立项的《中医治未病技术操作规范：小儿推拿（修订）》标准；主持浙江省中医药管理局适宜技术培育项目"摩腹捏脊推拿法治疗小儿厌食症技术"研究工作。发表论文10余篇。

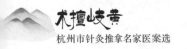
学术思想及经验

一、调补脾胃推拿法治疗小儿肌性斜颈

治疗方法：

（1）补脾土200次，运内八卦20次，揉板门200次，摩腹5分钟，揉足三里200次，捏脊5遍，揉脾、胃俞各200次。

（2）以示指、中指及拇指捏拿并按揉患侧肿块或挛缩部位5分钟。以拇指、示指指腹部提捏患侧胸锁乳突肌起止点肌肉僵硬处3分钟，用拇指按揉法在患侧颈项、肩背斜方肌以及患侧脸面下颌部施以手法3分钟；医者一手固定患儿患侧肩部，另一手扶住患儿头顶，使患儿头部渐渐向健侧肩部侧扳10～20次，然后医者一手扶患儿下颌部，一手扶患儿枕后部，使患儿头逐渐向患侧旋转，使下颌部尽量转至肩部，在旋转的同时稍用力向上拔伸20～30次。

目前，临床上治疗小儿肌性斜颈多采用局部推拿的方法，以达到舒筋活血、疏通局部血液供给、缓解肌肉痉挛、促进肿物消散的目的。但该疗法往往疗程较长，对伴脾胃虚弱的患儿往往疗效欠佳。手术治疗有见效较快、疗程短的优点，但通常损伤较大，对肿块不明显的病例疗效欠佳。运用调补脾胃推拿法可以增加疗效，缩短疗程。无论是挛缩型肌性斜颈（气血虚"不荣"之虚证），还是瘀结型肌性斜颈（气滞血瘀"不通"之实证），脾胃健运皆有重要意义。

二、推拿结合中药敷脐疗法治疗小儿遗尿

治疗方法：

（1）用拇指点揉气海、关元、中极、百会等穴各2分钟。

（2）用拇指揉三阴交、阴陵泉各2分钟。

（3）用拇指揉脾俞、肾俞等各2分钟。

（4）用大鱼际在腰骶部施以擦法，时间约3分钟。

上述方法每次反复操作2遍，每日1次，10天为一个疗程，疗程之间间隔2天。

中药敷脐治疗法：药物由益智仁、山药、乌药、黄芪和五倍子组成。用法：取上述中药各20g研成粉末，混合均匀，装瓶密封备用。每次取10g，临睡前用食醋调成糊状备用，用75%酒精棉球消毒脐部，再放入调好的药糊，外包纱布，用胶布固定即可。每24小时换药1次，10天为一个疗程，疗程之间间隔2天，继续用药。

中医认为，小儿遗尿多由先天肾气不足、下元虚冷所致，治疗宜温补肾阳，通调水道。揉气海、关元、中极、肾俞，擦腰骶部可以温补肾阳；揉百会可以温补提升；揉三阴交、阴陵泉可以通调水道，从而使水道通畅，故此可治疗遗尿症。敷脐治疗法属于中医外治法的一种，采用药物填敷在脐部——神阙穴上，利用脐部特殊的生理特性，使得药力从脐孔中借助腧穴渗透，从而治疗疾病。敷脐法中的益智仁、山药、乌药、黄芪、五倍子能补益肝肾，温补脾阳，涩精缩尿，全方具有调补心肾、健脾益肺、固精止遗、缩小便的作用。

三、推拿治疗小儿反复呼吸道感染

治疗方法：

（1）补脾经、肺经、肾经各200次，运内八卦100次。

（2）摩腹5分钟。

（3）揉天突、膻中、足三里、涌泉各200次。

（4）揉肺俞、脾俞、肾俞各200次。

（5）分推肩胛骨100次。

（6）捏脊5～7遍。

以上操作每日1次，10次为一个疗程。一个疗程结束后间隔2天继续下一

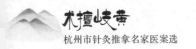
疗程，共3个疗程，伏天治疗尤佳。

推拿治疗小心反复呼吸道感染是基于小儿"脾常不足"的生理特点。同时，小儿生长发育极快，所需营养物质较多，因此脾胃负担相对过重，若喂养不当，则极易损伤脾胃。故推拿治疗重用补脾经、运内八卦、揉足三里、捏脊、摩腹等健脾和胃、消食导滞的方法，以补脾经、揉足三里来扶脾助运，生化气血；以补肾经、肺经来温煦肾元，益气纳气，加强卫外；以运内八卦来调和脾胃，理气化痰；配合传统捏脊法为其培元固本，调理脏腑气血，起到振奋气血、疏通气机的作用，从而达到扶正祛邪、提高免疫功能的目的。

四、推拿加拔罐治疗小儿外感咳嗽

治疗方法：清肺经300次，运内八卦50次，开天门、推坎宫、推揉太阳各100次，分推膻中1分钟，揉乳根、乳旁各50次。并取竹罐一只（直径6cm），于患儿肺俞处进行拔罐治疗，并留罐5分钟。

推拿疗法是通过推拿小儿的肺经等穴位来减轻咳嗽等症状的，且在治疗过程中具有很强的灵活性。在推拿时，可以结合不同患者的实际情况，针对其存在的各种临床症状，选择具体的推拿部位和穴位等。另外，中医理论认为，人体的经络、穴位与五脏六腑是相连通的。在治疗一些疾病时，可以积极尝试拔罐疗法。拔罐是一种重要的经络疗法类型。在拔罐的过程中，可以通过一定的外部吸力对患者身体表面的穴位产生有效的刺激作用，进而对人体内部相应的器官实施相应的调理，从而达到疏通经络、治疗疾病的目的。在治疗外感咳嗽患者时，可以通过拔罐的方式作用于相应的穴位，以达到宣肺益气、化痰、止咳、平喘的效果，从而显著改善患者的各项临床症状。

五、摩腹捏脊推拿法治疗小儿厌食症

治疗方法：首先采用捏脊法捏脊5~10遍，根据患儿的年龄确定捏脊次数，年幼者捏脊次数适当减少。每次捏脊均从长强穴开始，捏起患儿皮肤，按照推—捏—捻—提—放的顺序自下而上一直捏至患儿大椎穴，再重提胃俞、肝俞、脾俞。捏脊以患儿脊柱两侧皮肤潮红、微汗为度。然后进行摩腹治疗，首先逆时针摩腹50次，继而顺时针摩腹100次，共完成摩腹150次。摩腹捏脊推拿法每天1次，以连续治疗7天为一个疗程。

摩腹疗法以及捏脊疗法是小儿推拿治疗的常用保健手法。捏脊疗法主要刺激督脉上从长强至大椎，以及太阳膀胱经脉在腰背部的穴位，对五脏六腑具有较强的刺激作用，可增强五脏六腑功能及促进其气血的正常运行。摩腹疗法具有补泻之分，其中以顺时针摩腹为补，而以逆时针摩腹为泻。本项研究采用补泻相结合的摩腹法，针对脾胃气虚型患儿，补倍于泻，旨在理气消积，调和脾胃，促进胃肠蠕动。因此，采用摩腹捏脊推拿法治疗脾胃气虚型小儿厌食症具有显著的临床效果。

临证医案

1. 肌性斜颈

【案例1】

患者资料 王××，女，3个月。2015年5月初诊。

主　　诉 头向右侧偏，活动不便3个多月。

病　　史 患儿头向右侧偏3个多月，活动不便。

检　　查 右侧颈部扪及肿块，头向右侧转受限，两侧颜面不对称。B超检查结果：右侧胸锁乳突肌局限性增厚，呈结节状，厚约16mm（范围41mm×23mm）。

西医诊断 肌性斜颈。

中医诊断 肌性斜颈，气滞血瘀证。

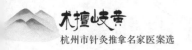
治　　则　通经活络。

治　　法　经调补脾胃推拿法治疗3个月，效果明显，治疗6个月痊愈。随访2年，患儿头部活动正常。

按　　语　小儿肌性斜颈指由胸锁乳突肌挛缩造成的肌性斜颈。1岁以内患儿一般采取推拿保守治疗，但是推拿治疗疗程较长，而运用调补脾胃推拿法治疗小儿肌性斜颈，不仅可以舒筋活血、疏通局部血液供给、缓解肌肉痉挛、软坚散结，还可以健脾和胃、补气活血，从而达到增强疗效、缩短疗程的效果。调补脾胃推拿法健运脾胃的作用无论对挛缩型肌性斜颈（气血虚"不荣"之虚证），还是瘀结型肌性斜颈（气滞血瘀"不通"之实证）皆有重要意义。

2. 厌食症（消化不良）

【案例2】

患者资料　王××，女，4岁。2009年5月20日就诊。

主　　诉　食欲不振3个月。

病　　史　患儿近7个月来食欲不振，厌恶进食，服用西药消化酶及消食和胃的中成药治疗近3个月未见效。现患儿不思进食，甚则拒食。

检　　查　形体偏瘦，面色无华，精神可，二便调，舌淡红，苔白腻，脉缓。

西医诊断　消化不良。

中医诊断　厌食症，脾运失健。

治　　则　健脾和胃，调理气机。

治　　法　首先采用捏脊法捏脊5遍。每次捏脊均从长强开始，捏起患儿皮肤，按照推—捏—捻—提—放的顺序自下而上一直捏至患儿大椎，再重提胃俞、肝俞、脾俞。捏脊以患儿脊柱两侧皮肤潮红、微汗为度。然后进行摩腹治疗，首先逆时针摩腹50次，继而顺时针摩腹100次，共完成摩腹150次。用上述手法治疗2个疗程后，患儿食欲显著增强，食量增加。

按　　语　厌食症属于中医学"食积""恶食""痰滞"等范畴，其病位主要在脾胃，且多数是由脾失健运、胃失和降，最终引起脾胃受纳运化失常所引起的。捏脊以及摩腹疗法是小儿推拿治疗的常用保健手法。捏脊疗法主要刺激小儿督脉上从长强至大椎以及太阳膀胱经脉腰背部的相关穴位，尤其对小儿五脏六腑腧穴具有一定的刺激作用，从而发挥调节阴阳、调和脏腑、调理气血之功效，对增强五脏六腑的功能及促进其气血的正常运行具有积极的作用。摩腹疗法具有补泻之分，其中以顺时针摩腹为补，而以逆时针摩腹为泻。采用补泻相结合的摩腹法，针对脾胃气虚型患儿，补倍于泻，旨在理气消积，调和脾胃，促进胃肠蠕动。因此，采用摩腹捏脊推拿法可有效治疗小儿厌食症，并能增强患儿胃动力，缩短胃排空所需时间。此外，摩腹捏脊推拿法还可有效提升儿童肠黏膜吸收功能，从而有效治疗小儿厌食症。

代表作

《推拿治疗小儿反复呼吸道感染30例观察》
《清热祛痰推拿法联合西药治疗大叶性肺炎患儿的临床分析》
《推拿加拔罐治疗小儿外感咳嗽疗效观察》

（撰稿人：孙　波）

李灵峰
医师临证经验总结

李灵峰，男，生于1968年，浙江杭州人。副主任中医师。毕业于浙江中医药大学中医学专业。师承全国名老中医罗诗荣主任，为针灸临床工作的开展奠定了良好的基础。现于武林街道天水社区卫生服务中心针灸科工作。兼任杭州市针灸推拿学会理事。

临床工作中熟悉罗老的诊疗方法和针灸治疗手法，尤其是对应用铺灸（又称长蛇灸、斑蝥灸）治疗类风湿性关节炎、强直性脊柱炎、慢性支气管炎、支气管哮喘及慢性虚损性疾病有一定的心得体会。坚持用中医整体观念和辨证论治理论指导业务工作，熟练掌握中医、针推科的常见病、多发病及疑难病症的诊治技术，并应用中医脏腑辨证、六经辨证、气血津液辨证等方法对疾病的病和证进行辨别诊断。根据疾病的病位深浅、病情长短、患者体质，采用中药内服结合针刺、灸法、穴位封闭等外治方法，并运用补泻手法，使针感到达病位所在之处，以达到治愈疾病的目的。擅长使用各类灸法，根据病情和病程，采用综合治疗方法对骨关节炎、失眠、焦虑、颈椎病、肩周炎、腰腿痛、骨质疏松性疼痛等疾病进行分层治疗，均获得显著效果。

发表论文7篇。主持课题"电火针治疗颈椎病的临床研究""针刺为主治疗顽固性失眠的疗效观察"2项。

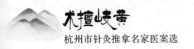
学术思想及经验

李医师从事中医针灸临床工作近30年，在伤科及脊柱疾病的诊治方面颇有特色，善用灸法治疗各类疾病。其认为现代社会的快速发展、电子产品的广泛应用、工作压力大、饮食不规律、睡眠不能保障等因素导致亚健康人群、偏颇体质者越来越多，其中阳虚体质人群占有较大的比例，约为19.61%；在女性中，占25%以上，而在老年人群中所占的比例更高。因此，李医师在临床工作中较多运用灸法来治疗各种风寒湿痹及虚寒证疾病，缓解由阳气虚衰导致的一系列症状。此外，李医师也经常指导患者使用简单的灸法并结合饮食、生活起居等方法自行进行补益阳气的养生调养。

灸法是我国古老的治病方法之一。早在2000多年前，人们就发现其有预防疾病、增强体质的作用。现代研究表明，灸法有调整脏腑功能、促进新陈代谢、增强免疫功能的作用。在医学发达的现代，灸法仍占有一定的地位。针和灸本属于两种不同的外治法，习惯上统称为针灸疗法，但在实际操作中两者各有特点，不能相互替代，灸能补针法之不足，正所谓"药之不及，针所不为，灸之所宜"。针灸并用，其效更佳。

灸法虽然比针法简便、易行，但操作仍需遵循一定的规范和标准。李医师根据临床经验制定了不同灸法治疗不同疾病，注重艾炷的大小和直接灸的损伤程度，并用于治疗沉寒痼冷、免疫系统疾病及慢性虚损性疾病，且效果显著。灸法具有温阳补虚等作用，故被广泛应用于临床养生保健。常用的灸法有以下4类。

1. 温针灸

温针灸主要用于风寒湿痹及阳虚质患者，如颈椎病、腰腿痛、骨关节炎等，发病原因多与肝肾亏虚、气血虚衰并感受风寒湿痹外邪有关，故治疗以温经散寒、通络止痛为主。朱丹溪说"血见热则行，见寒则凝"，表明温热能促进气血的运行。从热力学观点来看，温针增加了热能，使经络感传效能增加，并提供了病经穴温上升所需要的能量，故疗效明显得到提高。温针灸充分发挥了其功能，使针灸治疗效果更加显著。

操作方法：

（1）一切准备工作均同毫针针刺疗法。

（2）按照针刺疗法将针进到一定深度，使患者获得酸麻沉胀的感觉，留针不动。

（3）在针尾装裹如枣核大或小枣大的艾绒，点火使燃；或将艾卷剪成长约2cm一段，插入针尾，点火加温。

（4）一般温针燃艾1～3炷，使针下有温热感。

（5）留针15～30分钟，然后缓慢起针。

在临床治疗中，李医师认为温针灸的疗效与温热程度及热力持续时间有关，热力的持久需保持15分钟以上，可以在针上灸2cm艾段2壮以上，以第1壮未完全熄灭时更换艾段继续燃烧为宜，保持温针针体的温度，确保刺激量，以达到预期的疗效。目前也有研究证明，机体体温下降会导致疾病的发生。

2. 长蛇灸

长蛇灸又称铺灸、蒜泥铺灸，取穴多用大椎至腰俞间督脉段，可灸全段或分段。长蛇灸是目前灸疗中施灸范围最大、一次灸疗时间最长的灸法，常在三伏天进行。长蛇灸常用于治疗类风湿性关节炎、强直性脊柱炎、慢性肝炎、顽固性哮喘及慢性虚损性疾病等。

操作方法：脊柱穴区常规消毒后，涂上蒜汁，在脊柱正中线撒上斑蝥粉1～1.8g，粉上再铺以5cm宽、2.5cm高的蒜泥1条，蒜泥条上铺3cm宽、2.5cm高的艾绒（约200g），下宽上尖，形成截面为等腰三角形的长蛇形艾炷。然后点燃艾炷头、身、尾3点，使其自然烧灼。待艾炷燃尽后，再铺上艾绒复灸，每次灸2～3壮。灸毕，移去蒜泥，用湿热纱布轻轻揩干穴区皮肤。灸后皮肤呈现深色潮红，使其自然出水泡，嘱患者不可自行弄破，须严防感染。至第3天，用消毒针具引出水泡液，覆盖1层消毒纱布。隔日1次涂以甲紫药水，直至结痂脱落愈合，一般不留瘢痕。灸后调养1个月。

李医师秉承罗诗荣老师最传统的斑蝥灸灸法，认为长蛇灸因其治疗的特

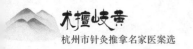
殊性，对机体损伤以及气候和时辰对人体气血运行的影响，仅适宜于三伏天进行。其疗效与刺激量、治疗时辰、疾病程度以及人体的耐受度均有很大关系。长蛇灸以背部督脉局部有中大水泡为好，但患者会比较痛苦，甚至会影响日常生活质量，而且水泡痊愈后皮肤会留疤，影响美观，故必须在治疗前充分告知患者，以免发生医疗纠纷。

3. 保健灸

我国古代医家早就认识到预防疾病的重要性，并提出了"防病于未然""治未病"等学术思想。而艾灸除了有治疗作用外，还有预防疾病和保健的作用，是防病保健的方法之一。古今中外把灸足三里叫做长寿灸；《针灸大成》提到灸足三里可以预防中风；民间亦有"若要身体安，三里常不干""三里灸不绝，一切灾病息"。因为灸疗可温阳补虚，足三里为胃经合穴，其性属土，土能化生万物，脾胃为后天之本，而中脘为八脉交会穴中的腑会，所以灸足三里、中脘等，可补益后天之本，调理阴阳，使胃气盛、阳气足、精血充，从而增强了人体抵抗力，使病邪难犯，达到防病保健、延年益寿之功。宋代《扁鹊心书》曰："人于无病时，常灸关元、气海、命关、中脘，虽不得长生，亦可得百年寿。"

操作方法：

（1）穴位　足三里、气海、关元、百会。

（2）方法　选准穴位后，点燃药用艾条，每穴悬灸10分钟，以各穴位皮肤潮红为度。连续3个月为一个疗程。休息1周，再继续第2个疗程。使用时注意力要集中，艾火与皮肤的距离以受灸者能忍受的最大热度为佳。注意不可灼伤皮肤，灸百会时避免点燃头发。目前不孕不育患者越来越多，女子痛经、闭经的发生率越来越高，中医诊断多由宫寒冲任虚衰、肝气郁结气机不畅所致，故采用温灸法可从根本上进行治疗。

4. 瘢痕灸

瘢痕灸又称化脓灸，是指以艾炷直接灸灼穴位皮肤，渐致化脓，最后形成瘢痕的一种灸法。瘢痕灸主要用于预防及治疗哮喘、胃脘痛、痞块、阳痿、慢性胃肠病、瘰疬、月经失调、腰腿痛等。清代李守先在《针灸易学》一书中形容说："灸疮必发，去病如把抓。"它是灸法中效果最佳的一种疗法，但因其刺激量大、皮肤灼伤留疤，故行此操作需征得患者的同意。瘢痕灸对某些沉寒痼疾有卓效。

操作方法：患者选择一种舒适而又能持久的体位。定穴后，用少许蒜汁或油脂先涂抹于灸穴皮肤表面，然后将艾炷粘置于选定的穴位上，用火燃着艾炷后，待燃至患者感觉疼痛时，医者用手轻轻拍打穴区四周，以减轻施灸时的疼痛。艾炷燃尽，用浸有生理盐水的消毒敷料拭去艾灰。然后灸第2壮。对于惧痛患者，可先在穴区注入普鲁卡因注射液作局部麻醉，然后再施灸。完成所灸壮数后，以上法拭去艾灰，灸区多形成一焦痂。在灸穴上用淡膏药敷贴封口。化脓后，每日换1次膏药，脓水多时可每日更换2次。经1～2周，脓水渐少，最后结痂，脱落后留有瘢痕。

我们在临床上根据疾病轻重、病位深浅、体质强弱，选择不同的刺激量。强刺激艾炷如黄豆大小，艾炷揉搓得紧而实，每次灸12～15壮；中刺激艾炷如绿豆大小，艾炷揉搓得稍松，每次灸7～10壮；弱刺激艾炷小如麦粒，每次灸2～5壮。灸疮的起泡程度按刺激量的大小可分为三度。①轻度：皮肤起小水泡，一般无须处理，任其自行吸收。②中度：皮肤发生水肿或溃烂起水泡如蚕豆大小，需挑破放水后外敷淡药膏。③重度：灸部皮肤呈苍白坏死样，淡膏药敷贴封口，每日换1次膏药，脓水多时可每日更换2次；经1～2周，脓水渐少，最后结痂。

临证医案

1. 缠腰火丹（带状疱疹）

【案例1】

患者资料　陈××，女，72岁。2016年9月25日就诊。

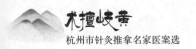

主　　诉　右下肢灼热疼痛难忍1周。

病　　史　患者腰痛反复20余年，加重伴右下肢刺痛1周。近3年来腰痛症状加重，伴左下肢疼痛麻木。每逢阴雨天隐隐作痛。偶到多家医院进行针灸推拿治疗，症状可获缓解。近1周来，右下肢灼热疼痛难忍，入夜更甚，伴烦躁易怒、咽干、便秘、失眠。

检　　查　神清，精神可，L_5—S_1棘旁压痛（＋），右骶髂关节处、右股骨大转子内侧、腹股沟处、大腿外侧四处有成片的红色簇集样水疱疹，最大的是腹股沟处，有3cm×10cm，表面皮肤触痛。舌淡，苔黄薄腻，脉细数。

西医诊断　带状疱疹。

中医诊断　缠腰火丹，肝胆经湿热。

治　　则　清肝泻火，安神止痛。

治　　法　围刺并温针灸疱疹局部穴位（阳陵泉、悬钟、丘墟、足临泣等），每次灸3～5穴，灸2cm艾炷2壮以上，约20分钟。灸完后采用梅花针扣刺放血。治疗结束后，患者即感右下肢刺痛绷紧感缓解。每日1次，连续治疗3天，以后隔日1次。合用：龙胆泻肝汤加减，口服中药配合治疗。

按　　语　患者有腰痛病史多年，年龄渐长，气血运行渐衰，脏腑功能逐渐消退，血虚肝旺，湿热毒盛，气滞血瘀，肌肤失养，也可导致带状疱疹的发生。西医认为，当机体抵抗力下降时，体内潜伏的病毒被激活，沿感觉神经轴索下行到达该神经所支配区域的皮肤内复制产生水疱，同时受累神经发生炎症、坏死，产生神经痛。治疗采用局部阿是穴温针灸法以补益阳气，促进局部气血运行，降低病变局部炎性反应，缓解组织损伤，达到疏通经络、活血化瘀的目的。局部放血疗法是泻瘀滞之气血，以达通经络、泻实热之功。再结合清泻肝胆湿热的中药调理，三种方法结合进行治疗，效果更佳。

2. 慢性泄泻（慢性胃肠炎）

【案例2】

患者资料　王××，女，89岁。2016年5月12日初诊。

主　　诉　慢性泄泻10余年，加重2个月。

病　　史　患者有慢性胃肠炎病史10余年，胃纳差，逐渐消瘦。2个月前腹泻症状加重，甚至不能进食水果、蔬菜、肉食，食后即吐，完谷不化，食后脘闷不舒，面色萎黄，神疲倦怠，舌淡，苔白，脉细弱。

西医诊断　慢性胃肠炎。

中医诊断　慢性泄泻，脾肾阳虚型。

治　　则　健脾温肾。

治　　法　温灸中脘、天枢、气海、关元，温针足三里、三阴交。针后背部督脉拔罐治疗。隔日1次，治疗5次后，完谷不化好转，胃纳好转。

按　　语　《景岳全书》曰"泻由水谷不化，出于中焦"，故泄泻病位在中焦。泄泻之初属脾胃之气虚弱，运化失常，胃肠功能紊乱。日久脾阳衰而损及肾阳，其蒸腾化生之力减弱。故见饮食衰少，精神疲惫，容色㿠白，手足清冷，形萎消瘦。此症属虚属寒，病位在脾肾，治宜用温灸法，"益火之源以消荫翳"。"有久泄不止，百药无效，此必有滞积在肠胃之间，积一日不去，则泄一日不愈。必先逐去陈积而复补之，庶几获益。"此类患者泄泻次数多，腹部隐痛，病久者同样有阳虚病症，故治疗还需温补脾肾。腑会中脘，调理脾胃气血，关元为小肠之募，能益肾固本，温阳调气，又是任脉、督脉、冲脉一源三岐之源。天枢能疏调脏腑，理气消滞，主腹痛腹泻、痢疾等证。足三里是强壮穴，治诸虚留损，慢性泄泻迁延日久，经灸治后泄泻虽止，体力之虚非短期所能康复，必须持续施以强壮灸，以巩固疗效，增强体质。

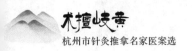

代表作

《针刺为主治疗顽固性失眠的疗效观察》
《危急重病症的针灸治疗及其临床应用》
《龙虎交战针刺补泻手法探讨》

（撰稿人：李灵峰）

吴坚刚
医师临证经验总结

　　吴坚刚，男，生于1973年，浙江东阳人。副主任中医师。毕业于浙江中医药大学。现任杭州师范大学附属医院针推理疗科、康复科主任，中医科常务副主任。兼任浙江省针灸学会青年理事、浙江省康复医学会青年理事、浙江省医学会物理医学与康复学分会委员、浙江省医师协会康复医师分会委员、杭州市针灸推拿学会理事、杭州市中医药协会针灸康复分会委员、杭州市医学会物理医学与康复学分会委员。

　　从事针灸临床工作20余年，擅长针药结合治疗中风后遗症、颈椎病、腰椎间盘突出症、截瘫、面瘫、骨质疏松症、关节炎、痛经以及各类神经性疼痛等疾病。

　　参与浙江省中医药管理局"针灸配合穴位贴敷治疗顺铂引起胃肠道反应"课题1项。

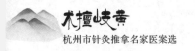
学术思想及经验

与时俱进更新针灸适宜疾病谱

随着社会的发展，人们的生活方式也在不断改变，而临床常见病、多发病也不断涌现。例如，随着电子产品的普及，颈、腰椎疾病以及"鼠标手"正日益年轻化；随着生活节奏的加快、工作压力的增加，睡眠障碍及心理疾病的发病率大幅提升；随着健身热的兴起，运动创伤也愈加多见；随着环境污染日趋严重，过敏性疾病日益多发；随着饮食结构的改变，肥胖及相关疾病的发病率也日益上升。作为现代针灸人，要与时俱进，拓宽针灸适宜疾病谱，紧跟时代发展的步伐。

2014年11月世界卫生组织推荐针灸适宜疾病谱如下。

（1）痛症：偏正头痛、三叉神经痛、关节炎、风湿痛、落枕、后颈痛、肩背痛、五十肩、网球肘、高尔夫球肘、投手肘、腕痛、腰痛、膝痛、肋间神经痛、坐骨神经痛、带状疱疹后遗疼痛、运动伤害、扭伤、肌肉酸痛、腱鞘囊肿、弹响指、肌腱炎、跟腱周围炎、足底痛、外伤后遗症、慢性酸痛、顽固性疼痛、癌症疼痛等。

（2）五官科疾患：过敏性鼻炎、鼻窦炎、重听、耳鸣、眩晕、梅尼尔病、视力障碍等。

（3）消化疾患：胃痛、打嗝、便秘、腹泻、痔疮、消化系功能性障碍等。

（4）心肺疾患：气喘、慢性支气管炎、咽喉炎、久咳、梅核气、胸闷、心悸、心律不齐、高血压。

（5）内分泌疾患：高血糖、高血脂、痛风、甲状腺功能亢进、成长障碍、新陈代谢症候群。

（6）精神疾患：焦虑、失眠、神经衰弱、精神官能症、忧郁症、自闭症、过动症等。

（7）神经疾患：脑中风后遗症、偏瘫、肌肉萎缩、帕金森病、颜面神经麻痹、脑性麻痹、癫痫、颈椎压迫综合征、腕隧道综合征、神经功能障碍、手足麻木等。

（8）皮肤疾患：异位性皮肤炎、接触性皮肤炎、荨麻疹、痒疹、痤疮等。

（9）泌尿生殖系疾患：痛经、月经不调、不孕症、更年期障碍、前列腺肥大、排尿障碍、性功能障碍。

该针灸适宜疾病谱对目前针灸日常临床工作的开展具有很好的指导意义。

临床上重视电针的使用及电针波形和频率的选择

临床上重视足量刺激，针刺得气后，多选用电针刺激主要穴组，同时严格按不同病情选择不同波形、频率及刺激剂量，以提高疗效。例如，当中风患者肌张力低时，选择断续波以提高其神经肌肉兴奋性，而当肌张力高时，宜选择密波降低其肌张力。电针不同波形、频率及刺激强度的具体区别如下。

（1）波形　①连续波。多数脉冲电针仪输出的连续波的频率为1～1000Hz，一般频率低于30Hz的连续波称为疏波，频率高于30Hz的连续波称为密波。疏波可引起肌肉收缩，产生较强的震颤感，提高肌肉韧带的张力，调节血管的舒缩功能，改善血液循环，促进神经肌肉功能的恢复，对神经肌肉瘫痪性疾病有良好的效果。密波震颤感弱，作用于体表某些疼痛区，能起到某些即时镇痛效果，但易出现适应性反应，时间过久镇痛效果则较差。密波常用于手术切口旁，根据神经绝对不应期的特性，将频率高于1000Hz的电脉冲输入手术切口周围，干扰痛刺激向中枢传递，可起到较好的局部镇痛效果，故对切皮镇痛效果较好。②疏密波。疏密波是疏波和密波轮流输出的组合波，疏密交替持续的时间各约1.5秒，组织不易出现适应性反应，因此常被针麻选用。疏密交替出现的电流能引起肌肉有节奏的舒缩，增强血液循环和淋巴循环以及离子的运转，调节组织的营养代谢，对一些软组织损伤、腰背筋膜劳损，以及神经肌肉麻痹等疾病有一定的疗效。③断续波。断续波为有节律地时断时续的组合波，即将连续波经过矩形脉冲调制后得到的脉冲波序

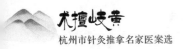
列。交替输出的这种脉冲电流对人体有强烈的震颤感，对神经肌肉的兴奋作用较连续波和疏密波更强，对脑血管意外、乙型脑炎、小儿麻痹症等的后遗症和一些由周围神经病变引起的肌肉萎缩性疾病有较好的效果。

（2）频率　不同频率的电针可刺激中枢释放不同种类的神经介质，其生物效应亦不同；此外，不同频率的电针产生镇痛作用的机制也有所不同。

（3）刺激强度　电针镇痛所需的电刺激强度一般以能最大耐受为度，过弱效果不佳，过强患者不能耐受也不利于针效的提高。足够的电针强度是使脑内5-羟色胺水平升高的重要条件，例如，6V电针无论频率是10Hz还是200Hz，均可使大鼠延脑、脑桥或皮质内5-羟色胺水平升高；而3V电针无论频率是10Hz还是200Hz，均不能使5-羟色胺水平提高。家兔静脉注射阿片受体阻断剂纳洛酮可明显对抗弱电针的镇痛作用，但不能对抗强电针的镇痛作用，因此不同强度电针的镇痛机制可能不同。有报道针刺的强度与针刺对皮质的效应之间的关系是有一定规律可循的：当刺激电压从弱到强逐步增加时，针刺效应依次表现为无作用→易化作用→弱抑制作用→强抑制作用，其中易化作用有时可能不明显，但效应出现的顺序与刺激强度之间总保持这一相应的关系。因此，在电针使用过程中要注重波形、频率及刺激强度的选择。

注重辨病与辨证的有机结合

辨病论治是中医诊疗疾病的一种基本方法，即根据不同疾病的各自特征作出相应的疾病诊断，并针对不同疾病进行相应的或特异的治疗。一种具体的病往往具有特定的病因、病机和症状，因而显示其特异性，并反映为在病因作用和正虚邪凑的条件下，机体内出现一定发展规律的邪正交争、阴阳失调的全部演变过程。因此，辨病论治不仅可以把握疾病的基本矛盾变化，有利于从疾病的全局考虑其治疗方法，而且能采用某些特异性治法和方药进行特异性治疗。各种疾病在发展过程的不同阶段可以形成不同的证，或受到患者年龄、体质、饮食习惯等的个体差异，以及地理、气候、环境等因素的影响，使某种疾病即使在同一阶段也会表现为不同类型，形成不同的证。因此，"病"和"证"既有区别又密切相关，辨病与辨证结合运用，既识病又辨证，则既可把握疾病的发展规律，注意不同疾病的不同特点，又能考虑到患者的个体差异，并注意到不同疾病在某些阶段所表现的共同证候。因此，辨病论治和辨证论治既不能相互割裂，也不能相互代替，临床上注重两者相结合。例如，头痛、颈部活动受限患者表现为单侧后枕部刺痛为主，首先辨病，通过检查发现主要为枕后三角处及枕大神经分布区压痛为主，颈部僵硬，头部CT检查未见明显异常，可初步诊断为枕大神经痛；再通过辨证确定分型，按风湿、痰浊、血瘀、血虚等的不同分型辨证施治，一般通过3次左右治疗就可控制症状。

临证医案

1. 癃闭（产后尿潴留）

【案例1】

患者资料 钱××，女，29岁。2017年4月12日先兆临产入院。

主　诉 产后小腹胀，排尿困难6天。

病　史 患者于2017年4月16日在我院产科顺产分娩，当时患者疲惫不堪，产后尿潴留，经导尿及腹部热敷等处理后，B超检查示残余尿仍有100ml。患者产后3天小腹微胀微肿，无其他不适。后腹胀日重，肿痛加剧，为缓解膀胱压力，于2017年4月20日上午行导尿治疗，并于当日下午拔管，之后进行下腹的按摩及热敷等处理，以促进膀胱功能的恢复。治疗后稍有好转，可自行排尿，但仍感觉排尿困难。2017年4月21日排尿后，B超检查示残余尿量100ml。仍感觉小腹微胀，且排尿困难。血压110/60mmHg，发育正常，营养良好，神志清楚，精神欠佳，语音轻微，面白少华，舌质淡苔白，脉沉细。

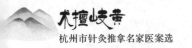
西医诊断 产后尿潴留。

中医诊断 癃闭，中气不足证。

治　　则 温补脾肾，益气启闭。

治　　法 取穴：脐四边、利尿、中极、水道、合谷、足三里、三阴交、膀胱俞、肾俞、次髎。患者取仰卧位，针刺双侧合谷、三阴交、足三里、脐四边、利尿、中极、水道，得气后三阴交、足三里接电针，选疏波刺激25分钟，配合下腹部特定电磁波治疗仪照射。起针后取侧卧位，针刺双侧次髎、膀胱俞、肾俞，得气后静留针10分钟，局部用特定电磁波治疗仪照射；起针后尾骶部拔火罐5分钟。治疗第1天，患者自觉小腹微胀，排尿较前顺畅。治疗第2天，患者自觉小腹胀感消失，排尿顺畅。治疗第3天，患者排尿顺畅，排尿后B超检查示残余尿量8ml，基本治愈。

按　　语 患者因产后膀胱气机受损而发生尿闭，故取膀胱经募穴中极、足三阴经会穴三阴交、大肠经原穴合谷为主穴，通调下焦之气机以利小便。配穴选脐四边、利尿、足三里、水道等穴协助利尿和理气补气。主穴配穴夹以电针治疗25分钟，治疗频率选用疏波，因其刺激作用较强，能引起肌肉收缩，提高膀胱收缩所需肌力。背部选穴：膀胱俞、肾俞、次髎。留针10分钟用以联系相关脏腑，针刺之能直接调整脏腑功能的盛衰。特定电磁波治疗仪照射可迅速改善血液循环，促使微循环系统通畅。于尾骶部和下腹部拔罐，以局部皮肤潮红充血为度，用于治疗局部肌群功能减退。

2. 失音（喉返神经不完全性损伤）

【案例2】

患者资料 王××，男，50岁。2017年2月3日初诊。

主　　诉 发现颈前区无痛性肿块2个月。

病　　史 患者于2017年2月5日在我院行外科治疗，手术一天后发现发声困难、声音嘶哑。自行恢复2周后无好转，于2017年2月20日下午邀我科会诊。患者主诉"甲状腺术后发声困难、声音嘶哑15天"。患者手术中出血少量，术程顺利，安返。术后当天，患者禁食，术后第2天进食少量流食。进食期间患者家属发现患者发声困难，但未引起重视。术后1周手术刀口愈合良好予以拆线，患者发声困难、声音嘶哑，遵医嘱继续静养1周后无明显改善。患者现在感觉喉咙发干，唾沫少，发声困难、声音轻且嘶哑。

检　　查　颈软，无抵抗，颈静脉无怒张，气管居中，颈前区有一横向手术切口，长约2cm，愈合良好。血压120/75mmHg。发育正常，营养一般，神志清楚，精神欠佳，语音嘶哑，面黄少华，舌质红苔黄，脉浮数。

西医诊断　喉返神经不完全性损伤。

中医诊断　失音，风热犯肺证。

治　　则　宣肺解表，利咽开喑。

治　　法　取穴：廉泉、天突、下关、夹承浆、合谷、鱼际。患者取仰卧位，针刺廉泉、夹承浆、下关、天突、合谷、鱼际，得气后下关、夹承浆双侧给予电针疏波刺激30分钟，天突针刺后行以泻法后即起针，余穴静留针30分钟，颈前部加特定电磁波治疗仪照射。治疗第1天，患者感觉喉咙发干症状缓解，其余症状同前。治疗1周后，患者喉咙发干基本消失，唾沫增多，发声困难程度降低，声音大小较前增大，声音嘶哑未有明显改善。治疗2周后，患者自觉声音嘶哑症状明显缓解，经喉镜检查声带闭合功能恢复，遂予出院。

按　　语　该病属中医学"暴喑"范畴。天突、廉泉均位于病所。天突能宣通肺气；廉泉又名舌本，可疏调舌本部气机。故选用天突、廉泉为主穴。针刺天突行以泻法后拔出，廉泉留针。配穴选用大肠之原合谷，大肠与肺互为表里，可清肺中风热，使肺金得鸣。手太阳之荥鱼际，泻肺胃之积热。加以电针治疗30分钟，治疗频率选用疏波，其刺激作用较强，能治疗各种肌肉及与肌肉相关联的神经损伤。特定电磁波治疗仪照射可改善局部血液循环，加快水肿消退，增加神经兴奋性，增强喉部肌肉收缩力，以尽快修复受损神经及恢复声带闭合功能。

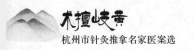
代表作

《翳风穴位注射治疗早期面神经炎临床观察》

（撰稿人：吴坚刚）

何飞军
医师临证经验总结

何飞军，男，生于1975年，浙江东阳人。副主任中医师。1999年毕业于上海中医药大学推拿学专业，2007年毕业于浙江中医药大学针灸推拿学专业，获硕士学位。现就职于杭州市中医院推拿科。

熟练掌握针灸推拿方面的各类手法，并在临床诊疗中灵活运用。手法细腻，诊断精准，正骨轻巧，针刀精湛，遵从先辈"治病必求于本""未病先防，既病防变，既病防传，已病早治，瘥后防复"的信条。擅长治疗由各型颈椎病、腰椎间盘突出症、腰椎管狭窄及脊柱相关性疾病引起的颈肩腰腿痛、眩晕、耳鸣、目眩、肢体酸麻胀痛等症状。精于落枕、腰肌扭伤或劳损、肩周炎、网球肘、腰三横突综合征、梨状肌综合征等各种急、慢性软组织疾病的手法、电针和针刀治疗。同时，在目前临床上较难治疗的椎间孔狭窄性颈椎病、巨大型腰椎间盘突出的治疗方面具有独到的临床经验。对膝关节相关疾病有较高的认识，重视膝关节伸肌与屈肌之间的平衡。结合多年临床经验，认识到三维平衡理论在脊柱及膝关节疾病的诊疗中具有较高的临床指导作用。

发表论文多篇。

学术思想及经验

三维平衡观，总领颈椎病

随着互联网技术及智能手机的普及应用，人类生活节奏的不断加快，颈椎病的发病率也越来越高，且呈现出年轻化的趋势。在世界卫生组织最新公布的"全球十大顽症"中，颈椎病位列第二。据我国最新报道，颈椎病的发病率为17.3％，全国有2亿多患者，每年用于颈椎病的治疗费用高达5亿元。以往认为颈椎病是中老年人的"专利"，但是近年来，40岁以下人群颈椎病的发病率已经接近50岁以上人群。青少年和上班族患颈椎病的人数逐年增加，30岁以下患者所占的人数比例比30～50岁患者高出22％。近20年来，颈椎病的高发年龄从55岁下降至39岁，颈椎病发病人群越来越年轻化。颈椎病变可引起颈性眩晕，突发性聋，上肢的酸、麻、胀、痛，不仅临床病例庞大，而且患者年龄也呈现年轻化的趋势，给患者的学习、生活、工作带来了极大的影响，甚至对患者的身心也造成了一定的创伤，还有些患者产生了焦虑、厌世的悲观情绪。

颈椎病是指颈椎间盘退行性改变及其继发性关节退行性变所致邻近组织包括脊髓、神经根、椎动脉、交感神经受累而引起的相应的症状和体征。临床上将其分为颈型、神经根型、脊髓型、交感神经型、椎动脉型、混合型及其他型。有关其病因的基本描述如下。

（1）颈椎的退行性变　退行性变是颈椎病发病的主要因素，其中以椎间盘的退变尤为重要，是颈椎诸结构退变的首发因素，并由此演变出一系列颈椎病的病理解剖及病理生理改变，如椎间盘变性、韧带-椎间盘间隙的出现与血肿形成、椎体边缘骨刺形成、颈椎其他部位的退变、椎管矢状径及容积减小等。

（2）发育性或继发性颈椎椎管或椎间孔狭窄　近年来，已明确颈椎管内径，尤其是矢状径，不仅与颈椎病的发生和发展有关，而且与颈椎病的诊断、治疗、手术方法选择以及预后判定均有着十分密切的关系。有些患者颈椎退变严重，骨赘增生明显，但并不发病，其主要原因是颈椎管矢状径较宽，椎管内有较大的代偿间隙。而有些患者颈椎退变并不十分严重，但症状出现早而且比较严重。

（3）慢性劳损　慢性劳损指超过人体正常生理活动范围最大限度或局部所能耐受值时的各种超限活动。因其有别于明显的外伤或生活、工作中的意外损伤，故易被忽视，但其与颈椎病的发生、发展、治疗及预后等都有着直接关系。慢性劳损的产生与起因主要来自以下三种情况：①不良的睡眠体位，因其持续时间长及在大脑处于休息状态下不能及时作出调整，则必然造成椎旁肌肉、韧带及关节的平衡失调。②不当的工作姿势，尤其是低头工作者的颈椎病发病率很高，包括家务劳动者、刺绣女工、办公室人员、打字抄写者、仪表流水线上的装配工等。③不适当的体育锻炼或超过颈部耐量的活动或运动，如以头颈部为负重支撑点的人体倒立或翻筋斗等，均可加重颈椎负荷，尤其在缺乏正确指导的情况下。

（4）颈椎的先天性畸形　在对正常人颈椎进行健康检查或对比研究性摄片时，常可发现颈椎段有各种异常，其中骨骼明显畸形约占5％，如环枕融合、齿状突缺如、不同的并椎等。

（5）受寒　在季节交换时节不能适当增添衣物或围巾御寒，使局部血液循环下降，肌肉出现痉挛缺血。一般认为颈椎病的发病机制是颈椎间盘退行性改变、椎间隙不稳、骨刺形成、外伤等刺激神经根、椎动脉、交感神经、脊髓，导致水肿或缺血缺氧而产生症状。这些描述只包括疾病产生之前和产生之后所表现出的一系列症状，但对颈椎病如何发生、发展则没有做具体的描述。通过多年的临床观察与治疗发现，颈椎病的产生有如下发展规律：除外伤性因素以外，这类患者长期伏案工作或学习，也有些患者经年累月卧床高枕看电视，使颈椎长时间、不间断地处于前屈状态，致使胸锁乳突肌和斜角肌等屈曲性肌肉长期处于收缩状态，久之则肌肉产生缺血、痉挛、僵硬等病理变化，而项部的斜方肌和肩胛提肌等后伸肌肉则因长期处于松弛状态而渐现肌力下降，久而久之，颈椎前后肌肉的张力平衡被破坏，颈椎生理曲度开始出现消失、平直、反凸等一系列的变化。在这个过程中，肌张力下降的后伸肌肉为了保持头部的正常解剖位置以维持正常的生活、工作状态，就会出现高消耗、缺氧状态的痉挛性收缩，使肌肉在骨膜附着点上的牵拉力增大，久之这些点将出现无菌性炎症、筋膜炎、肌腱炎。这也正是我们临床触诊时经常感风池、肩井、肩胛骨内上角等肌肉附着点变性酸痛的病理基础。

通过多年的临床观察和总结发现，我们提出的三维平衡疗法在颈椎病的治疗中取得了明显的成效。具体措施简述如下。

1. 一般手法

患者取端坐位，医者站其身后，以擦、揉、按、拿等手法放松颈伸肌群，以拿法、弹拨法分别放松两侧胸锁乳突肌，然后对棘旁压痛点施以点按深揉手法，局部以酸胀重着为度，7～8分钟。再拔伸颈椎，患者取仰卧位，医者站其头后，先双手交替按揉两侧颈肌，以放松肌肉，然后双手抵于颈椎棘突，由大椎至枕后拔伸颈椎，并保持拔伸状态30秒，反复交替5～8次。再侧向牵拉双侧颈肌，患者取仰卧位，嘱患者放松颈部肌肉，医者以一手手掌置于患者头部，另一手置于颈部，两手向相反方向用力，使患者头部侧偏以牵拉一侧颈肌约10秒，每侧3～5次。

2. 特殊手法

对于有棘突偏歪或寰枢关节半脱位者，施以颈椎旋转定位疗法。患者取端坐位，头前屈20°左右，医者一手拇指按于错位棘突下作为定点，另一手托其面颊作为动点，当转动患者头部至最大角度时，托面颊之手用有限度的"闪动力"使错位关节复位。

对痛点或变性点行穴位注射或小针刀治疗：用丹参注射液4ml加甲钴胺注射液0.5mg对痛点行穴位注射，局部如疼痛酸胀明显，则可加地塞米松磷酸钠注射液5mg，注射后患者静坐5分钟，以观察其反应。如变性点条索状改变明显，则可行小针刀治疗，以松解粘连。

对于椎间隙明显狭窄或关节囊僵硬者，可在有负荷牵引下行正骨手法数次，忌正骨过多而出现关节囊松弛的情况。对于头晕明显或脊髓型患者，早期可以用颈托固定。

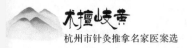
自我功能锻炼和自我调护：加强颈伸肌的肌力锻炼，如进行引体向上和颈伸肌抗阻锻炼。胸锁乳突肌和斜角肌等屈肌痉挛者可自行抓拿痉挛肌肉，每天2次，每次4～6下，但忌双侧同时抓拿，以免引起大脑血供不足而晕厥。在工作和生活中忌长期伏案，应合理应用枕头，并做好保暖防风寒工作。

三维平衡疗法：通过手法解除胸锁乳突肌等前屈肌肉痉挛，进行抗阻锻炼增加斜方肌、肩胛提肌等后伸肌肉的肌张力，使脊柱前后的肌力达到平衡；通过手法治疗放松左侧或右侧痉挛肌肉，达到左右脊柱的平衡；再配合牵引、正骨、穴位注射等手段使脊柱的内外也达到平衡。通过三维平衡疗法可使脊柱的前后、左右、内外均达到平衡，从而达到治愈疾病的目的。

临证医案

1. 颈痛（椎间孔狭窄性颈椎病）

【案例1】

患者资料 王××，男，52岁。2009年1月初诊。

主　诉 反复颈项酸痛伴左上肢酸胀麻木半年。

病　史 反复颈项酸痛伴左上肢酸胀麻木半年，曾于多家医院就诊，予以消炎止痛、营养神经、解痉松肌治疗，效果均不佳，并建议患者行手术治疗，患者拒做手术，经人介绍来我处治疗。患者当时感颈项部僵硬疼痛，左上肢酸胀痛，头部不能后伸以至于夜间睡眠时头只能悬空，不能平卧。无头晕、头痛、耳鸣，无胸闷、心慌，无恶心、呕吐，无双下肢踏棉花感，无消瘦等表现。夜寐差，胃纳可，二便可。

检　查 颈椎生理曲度消失，C_{4-5}、C_{5-6}左棘旁压痛，双侧胸锁乳突肌紧张，左椎间孔挤压试验（＋），伴左上肢及左肩胛区放射痛，上肢肌力正常，皮知感觉正常，肱二头肌、肱三头肌、桡骨膜反射正常，病理反射未引出。颈椎X线检查示：颈椎退行性病变，C_{4-5}、C_{5-6}椎间隙明显狭窄，后缘骨刺，椎间孔明显狭窄。颈椎MRI检查示：C_{3-7}椎间盘轻度突出。初步诊断为颈椎病（神经根型）。初始予甘露醇脱水，地塞米松消炎治疗，疼痛未见缓解，说明该患者的症状不是由单纯的神经根受压水肿引起的。患者X线检查示椎间孔明显狭窄，椎间孔挤压试验（＋）。

西医诊断 椎间孔狭窄性颈椎病。

中医诊断 颈痛，气滞血瘀证。

治　　则 活血化瘀，行气止痛。

治　　法 ①手法放松痉挛的肌肉；②在牵引下正骨改善椎间隙，最大限度扩大椎间孔；③局部穴位注射，一方面消除局部的炎症，另一方面改善局部的血液循环；④通过抗阻锻炼增强后伸肌的肌力，等长收缩改善痉挛肌的张力状态；⑤合理使用枕头，避免长时间低头，适当保暖防风寒。⑥待病情稳定后，不定期随访治疗是必需的。该患者经不定期2个月的治疗，病情完全得到控制，随访5年未见发作。

2. 眩晕（椎动脉型颈椎病）

【案例2】

患者资料 吴××，女，52岁。2017年5月初诊。

主　　诉 颈部不适伴头晕、恶心2天。

病　　史 患者在无明显诱因下感头晕，同时伴有恶心、呕吐症状，以干呕和吐酸水为主，头晕动则加剧，眼睛后眩晕加重，闭眼可缓解，伴颈部及左后背胀痛，面色白，无视物旋转，无耳鸣耳聋，颈部活动可。于当地某医院就诊，查头颅CT：未见明显异常。予甲磺酸倍他司汀片、盐酸甲氧氯普胺注射液、山莨菪碱注射液、天麻素注射液等治疗，症状略好转。今晨起后复感头晕不适明显，站立后头晕加重，遂来我处治疗。精神软，纳呆，少寐，二便可。

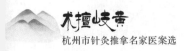

检　　查　颈椎生理曲度可，颈肌僵硬，颈部活动度可，双侧枕后肌群压痛，双侧旋颈试验（－），$C_{4\sim5}$、$C_{5\sim6}$双侧脊旁压痛（＋），椎间孔挤压试验（－），臂丛牵拉试验（－），双上肢肌力肌张力正常，皮知感觉对称，腱反射正常，霍夫曼征（－）。辅助检查：环枢关节张口位示寰椎两侧块间不对称，左侧窄，右侧宽。颈椎MRI检查示：颈椎退行性变，$C_{3\sim4}$、$C_{5\sim6}$椎间盘中央型突出。

西医诊断　颈椎病（椎动脉型）。

中医诊断　眩晕，气血阻逆型。

治　　则　正骨复位，运行气血。

治　　法　（1）准备　患者取端坐位，予以弹、拨、拿、揉等一般性手法放松颈部紧张痉挛肌肉，以风池、风府、肩井、华佗夹脊、肩中俞、肩外俞、天宗等穴为主，然后对准C_2横突及周围阳性反应点施以点按深揉手法，局部以酸胀重着为度，目的是解痉镇痛，清神明目，并可改善局部血液循环。

（2）侧向牵拉双侧颈肌　患者取端坐位，保持身体直立，并放松颈部肌肉。医者一手手掌置于患者头部，另一手置于颈部，两手向相反方向用力，使患者头部侧偏以牵拉一侧颈肌约10秒，完毕做另一侧，每侧3～5次，目的是解除肌痉挛并改善痉挛之颈肌的柔韧性。同时，配以提旋法纠正不对称的环枢关节。

（3）结束手法　用拍法、擦法操作患者颈项部，以放松肌肉，并结束手法。

（4）提旋法　患者取端坐位，医者一手托其下颌，另一手托其枕部，嘱患者放松颈部，并将其头作上仰，当将头转至较大幅度时，医者垂直向上用力拔伸并稍加有限度的"闪动力"，多可听到关节复位时弹响的"咯噔"声。同时，在手法的基础上可以静滴川芎嗪、丹参等活血化瘀之品。目前认为引起寰枢关节半脱位继发头晕的关键是肌力失衡。环枢关节周围存在三组可引起环椎侧移的动力因素：头下斜肌起于C_2棘突，向上外止于环椎横突，一侧收缩能使头向同侧旋转并侧屈，肩胛提肌起自上4个颈椎横突后结节，止于肩胛骨内侧角和脊柱缘上部，肩胛骨固定时单侧收缩可侧屈颈部，使头向同侧旋转。胸锁乳突肌受副神经支配能间接作用于寰枢关节并使头部侧屈。因此，解决肌力失衡和对症治疗是治疗本病的关键。通过手法可以解除椎周痉挛肌肉，并改善微循环，消除无菌性炎症，配合提旋法可以校正紊乱的寰枢关节恢复到正常的解剖位置，以达到脊柱内外的平衡。川芎为血中气药，"上行头目，下调经水，中开郁结，血中气药"，具有活血化瘀、祛风止痛之功。现代医学认为，川芎能增加脑与肢体的血流量，降低血管外周阻力，降低血小板表面活性，抑制体内外血小板聚集，并能通过血脑屏障，较多分布于脑部血管，这对改善由颈椎病（椎动脉型）引起的椎基底动脉供血不足具有很好的作用。

代表作

《提旋法治疗寰枢关节半脱位疗效评价》
《三维平衡疗法治疗颈椎病474例临床观察》
《正骨手法并穴注治疗神经根管狭窄性颈椎病64例》

（撰稿人：何飞军）

邱建维
医师临证经验总结

邱建维，女，生于1975年，浙江诸暨人。副教授，针灸推拿学硕士。师承浙东詹氏中医传人、浙江省名中医詹强教授。兼任杭州市针灸推拿学会理事、杭州市中西医结合学会针推分会委员。

从事临床、教学工作近20年，擅长运用传统针灸治疗顽固性失眠、便秘、更年期综合征、月经不调等内妇科疾病，且效果显著。

主持"盲人按摩师职业损伤现状调查及相关影响因素分析研究""盲人按摩高等教育网络平台教学新模式研究""PBL教学法在高职视障生课程《推拿治疗学》中的应用"省级课题3项，建设省级精品课程1门，主编电子教材1部，发表学术论文多篇。

学术思想及经验

腰肌劳损拟从虚论治

中医治疗疾病最讲究"虚实"二字，探病之"虚实"，再以"补虚泻实"的法则进行治疗，最忌"虚虚实实"。"虚则补之，实则泻之"是正治，若"虚其虚，实其实"，实非其治也。

腰肌劳损是现代医学的病名，若要从中医学中找出一个相对应的病名，应该是"腰痛"一证。但腰痛证型颇多，单论现代医学的腰肌劳损，首先就需要从以下两方面来论述病之"虚实"所属。

（1）从病名而论　"腰肌劳损"这一病名包含下面三层含义。①病位：腰部肌肉；②病因：过度疲劳或劳累；③病机：腰部肌肉过度疲劳或劳累导致软组织受到损伤而引起腰痛。"劳则耗气"，气虚于内而成此证，定是虚证而非实证可知也。

（2）从症状而论　虚证之痛，其痛绵绵，喜按喜揉；实证之痛，其痛急迫，按之加重；阳气虚于里，自然喜按喜揉；邪气实于内，按之自然加重。腰肌劳损之痛，酸胀绵绵，喜按喜揉，得热则舒，定是虚证也。

由上而言，腰肌劳损当属虚证无疑。

"虚则补之"，如何在推拿手法中体现"补"的原则？邱医师从以下三个方面进行讨论。

（1）从选用手法种类上看，要选用以补为主要作用的手法。这类手法不多，平常使用最多的是擦法和颤法，这两种手法基本上都是纯补的手法，正合腰肌劳损之病机，抓住了病之"本"，故要好好应用。①擦法应用于腰部，可起到补阳气、祛寒气之功效。操作的关键点在于透热。②颤法主要应用于肾俞、气海、关元（以下简称强腰三穴），能补肾气，激发经气。操作

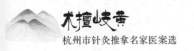

的关键点在于幅度要小、频率要快。

（2）从手法操作的轻重、快慢上看，要选用轻而快的手法进行治疗。邱医师认为，在手法补泻上，轻而快为补，重而缓为泻。在对腰部局部病变部位进行操作的过程中，要避免使用重手法，而应以轻快手法为主，使用过补的手法使局部气血得以补充，气机得以调畅，症状得以缓解。常用手法有轻快的擦法和弹拨法，操作的关键点在于力量要轻、频率要快。

（3）从手法施治的部位上看，要选用补虚壮腰功效的穴位为主要治疗点，将局部的阿是穴作为辅助的治疗部位。强腰三穴中的肾俞、气海、关元都是常用的、十分重要的补肾中元气、强腰穴位，通过三穴调整人体功能，达到精充气足、阴平阳秘之目的，腰部的病理改变自然痊愈。

"虚则补之"，如何在推拿疗程中体现"补"的各个方面？邱医师从疗程的三个阶段进行讨论。

（1）治疗前期　以局部症状为主，治疗的着眼点主要是缓解腰部局部症状，这时以局部阿是穴作为治疗重点、强腰三穴的整体治疗为辅，以轻快的擦法和弹拨法施于局部，能有效补充和调整腰部的局部气机，迅速缓解腰痛症状。

（2）治疗中期　局部与整体治疗并重，局部症状此时得到一定缓解，但是局部与整体的气机并不稳定，疗效尚不巩固，易出现反复，故将局部治疗与强腰三穴治疗两者并举，局部与整体兼顾，这样才能使病情稳定下来。

（3）治疗后期　以整体治疗为主、局部治疗为辅。待病情稳定，腰部局部的气机恢复正常，但是病的本——"虚"还没有得到彻底改善，整体的气机仍处于一个低水平的稳定状态，易受某些致病因素（如过度劳累、居处风寒湿之地、汗出当风等）的影响，稳定状态被破坏导致失衡，从而引起复发。肾俞、气海、关元能有效调节整体，令气机条达，从而获得一个很巩固、很稳定的长期疗效。

重手法乃强刺激之手法，属泻法范畴，能激发局部气机，加强局部气血循环，疏通经络，从而达到缓解症状的目的。然此法激发局部虚弱的气血，强行疏通经络，虽然暂时取效，但是虚弱的经气不能持久，待手法有效时间过后，局部经络气血又回归缓慢运行，经过消耗，气血水平反而下降，这就是泻法，能取效但不能取长效，反使气血水平下降，病情更为缠绵。

腰肌劳损推拿从虚论治，在治疗的不同阶段选择适当的手法与部位，不但能取得很好的近期效果，而且也能取得满意的长期效果。

临证医案

腰痛（慢性腰肌劳损）

【案例】

患者资料　张××，男，52岁。2014年3月初诊。

主　　诉　腰部肌肉疼痛或胀痛3个多月。

病　　史　腰部肌肉疼痛或胀痛3个多月，偶有刺痛感，驾驶机动车久时痛加重，休息后减轻，适当运动或偶尔改变活动方式时疼痛减轻，活动量加大又会加重。常以伸腰放松或用手击打腰部来减轻疼痛。无下肢放射麻木感。

检　　查　骶骨背面，腰椎棘突，$S_{3、4、5}$横突处压痛（＋），肌肉紧张，有条索状触及。无下肢放射痛。直腿抬高试验（－），屈颈试验（－）。舌红苔白，脉沉弦。腰椎X线片示生理曲度变直，腰椎MRI示椎间盘无殊，大小便常规正常。

西医诊断　慢性腰肌劳损。

中医诊断　腰痛，气虚血瘀证。

治　　则　补肾健腰。

治　　法　（1）温经通络　患者取俯卧位，医者用掌推法沿脊柱两侧足太阳膀胱经自上而下直推，以达到舒筋松肌的目的。沿腰椎两侧足太阳膀胱经用掌根揉法、擦法施术，手法深沉而缓和，以达到舒筋活血、通络止痛的

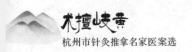
目的。

（2）活血祛瘀　以双手拇指点揉强腰三穴：肾俞、关元、气海，配合弹拨紧张的肌索，以达到提高痛阈、解痉止痛的目的；对于有下肢牵掣痛者，在患侧臀部及下肢前外侧用擦法、按揉法施术操作，以缓解伴随症状。

（3）沿腰部两侧膀胱经用掌擦法施术操作，横擦腰骶部，以透热为度，然后用颤法强腰三穴结束治疗。

按　　语　慢性腰肌劳损患者应注意局部保暖，纠正不良姿势弯腰。避免长期弯腰和腰部超负荷活动是防止复发或者减轻临床症状的关键。

代表作

《浅谈腰肌劳损推拿从虚论治》
《推拿对腰椎间盘作用的有限元分析之研究进展》

（撰稿人：邱建维）

张建丰
医师临证经验总结

张建丰，男，副主任中医师。1999年8月毕业于浙江中医学院（现浙江中医药大学）针灸推拿学专业，毕业后一直在杭州市西湖区北山街道社区卫生服务中心针灸推拿科工作。兼任浙江中医药学会外治专业委员会委员、杭州市针灸推拿学会常务理事、杭州市中医药协会针灸康复专业委员会委员、杭州市中医药协会社区专业委员会委员。杭州市中医药适宜技术推广应用质量控制中心成员。

从事针灸推拿临床工作近20年，积累了一定的治法心得。推崇八纲辨证法结合经络辨证法指导临床辨证取穴，擅长运用排针疗法治疗实证和痛症，尤其是肥胖症；善于运用针灸、推拿、正骨等综合疗法治疗颈肩腰腿痛等脊柱相关性疾病，以及运用膏摩法治疗伤科、内科疾病。

发表论文20余篇，参与课题研究3项。

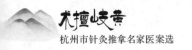

学术思想及经验

一、博采众长，疗效至上

1999年8月毕业至今，张医师一直在北山街道社区卫生服务中心从事针灸推拿工作。他积极探索名医名家的经验治法，分析基础疾病的病因病机，不断研究和推敲推拿名家陈省三主任的一指禅推法；研究范炳华主任推拿治疗的临床辨证思想和治疗眩晕症（椎动脉型颈椎病）的推拿手法；研究膏摩法和一指禅推法在临床的运用，尤其是在治疗椎动脉型颈椎病中的运用；研究运用不同方法治疗椎动脉型颈椎病，并进行疗效对比、分析。通过不断努力，张医师熟练掌握伤科和内科常见疾病的病因病机，并熟练运用针灸推拿治疗常见病和多发病。自2005年以来，张医师研读八纲辨证法和经络辨证法，推崇八纲辨证法结合经络辨证法指导临床辨证取穴，认为人体致病皆由脾失健运和肾气亏虚所致，治病须从调脾补肾入手，以健脾化湿、补益肾气为第一要旨；注重治未病思想；在治疗方法上，提出博采众长、疗效至上、研习名医大家的新方法和现学现用名医大家的经验之法，如薄智云教授的腹针疗法、脊柱病专家龙层华教授的正骨手法、冯天有的新医正骨手法；在临床上，博采众长，擅用多种方法综合治疗疑难杂症。

二、继承传统，勇于创新

通过多年的临床研习，并根据前人的针灸推拿经验，张医师提出了自己的排针刺法，即局部排针结合远道取穴。在局部选穴时，综合考虑经络、穴位、神经、肌肉走行和压痛点等因素，根据不同疾病选取不同数量和经络的穴位，并将穴位按一定规律排序进行针刺治疗。《灵枢·官针》就载有多种有关多针刺法的论述，如齐刺、傍针刺、扬刺、赞刺、豹文刺、报刺等。当某一穴位在取穴进针后产生针感，以手法控制针感，可使针感沿一定的方向传导，当针感传递到一定位置后就会出现传导阻滞。这时在同一条经脉上的相近位置选择几个穴位刺入，运行针体使其联结，即可以加强针感的传导作用。此即为接经法，亦为多针刺法的一种。《灵枢·厥病》曰："厥头痛，贞贞头重而痛，泻头上五行，行五，先取手少阴，后取足少阴。"五行，指头部分布的五条经脉线路，中行督脉，其旁左右二行各为足太阳膀胱经，又旁左右二行各为足少阳胆经。行五，即上述五行，每行在头部各有五个穴位。《内经》中的"行五"原指头部五条经脉循行线上的具体腧穴，五五计二十五个穴位。但在临床应用中，由于头痛的具体位置、范围大小不等，因此在针刺治疗时不必拘泥于有固定位置的经穴，而是沿经脉短距离均匀地截取针刺刺激点。排针刺法早期见于张子和的《儒门事亲》。《儒门事亲》载："余尝病目赤，或肿或翳，作止无时，偶至亲息帅府间，病目百余日，羞明隐涩，肿痛不已。忽眼科姜仲安云：宜上星至百会，速以排针刺四五十刺，攒竹穴、丝竹穴上兼眉际一十刺，及鼻两孔内，以草茎弹之，出血。三处出血如泉，约二升许。来日愈大半，三日平复如故。"张子和之善于用排针通经接气，莫不与此有关。目前排针的应用和治疗范围等都有所扩展，如腰椎间盘突出症、小儿麻痹症均可采用排针法刺治，即在一条线上密集排列针灸针，在运针时，由此及彼，依次运动针体，以促使经气由近及远串通下去。此外，抑或采用电排针的方法。颈神经丛、骶神经丛的丛刺为针灸名家华延龄所创，对右面及颈、腰骶神经丛相关疾病具有特殊的作用。丛刺同样是一种以等分距离排针的刺法。此外，还有对压痛点进行针刺镇痛，细小的毫针很难切入要点，或者单针的针感不够强，而密布的排针可以弥补这一不足，其可以以压痛点的中点为准，上下或左右以一定间距排列针刺。在临床上，张医师主要将排针疗法用于实证和痛症，并与电针联合运用，疗效确切。

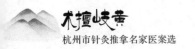
临证医案

1. 肥胖

【案例1】

患者资料　童××，女，28岁。2016年10月13日就诊。

主　诉　肥胖、肢体困重10年。

病　史　肥胖，肢体困重，嗜睡懒动，胸腹满闷，气短，纳呆呕恶，大便溏稀。时有夜宵，常食海鲜、烧烤类食物。自行服用减肥药，疗效不佳，遂来我处进行针灸治疗。

检　查　身高163cm，体重72kg。舌质淡胖，苔白腻时有黄腻苔，脉弦滑。

西医诊断　肥胖。

中医诊断　肥胖，脾虚不运证。

治　则　燥湿化痰，健脾和胃。

治　法　取穴：中脘、下脘、气海、关元、胃俞、脾俞、丰隆、曲池、足三里、阴陵泉、三阴交。对穴位进行常规消毒后，用一次性无菌针灸针（0.35mm×40mm）进行常规针刺。排针具体穴位如下：腹部以天枢、大横、阿是穴（大横和带脉连线中点）和以带脉为起点向上下各针1～3针，每针之间距离约2cm；大腿上部在前面和内侧面的垂直线上各针6～8针，每针之间距离约2cm；上臂以三角肌外侧面前后相距4～6cm的两条垂直线上各针6～8针，每针之间距离约2cm。结合电针刺激，留针30分钟。第一疗程，前5次每天1次，后隔日1次，10次为一个疗程，共3个疗程。同时给予低脂、低盐和低糖饮食，三餐规律，禁止夜宵和饮酒，适度增加体力活动，每天坚持30分钟以上平地快走运动。第一疗程结束时体重减轻6kg，第二疗程结束时体重累计减轻11kg，第三疗程结束时体重累计减轻12kg。3个月后电话随访，体重累计减轻15kg。

按　语　本案内因是脾虚失运，外因有饮食不节，嗜食肥甘厚味而损伤脾胃，又有湿邪困脾而加重脾虚失运，虽胃能受纳而脾不能运化致清气不升、浊气不降。痰湿脂浊壅塞于体内，脘腹气滞，故见腹胀、纳差、心脉痹阻、心阳不振、气机不畅而见胸闷；痰湿脂浊停于膈，影响肺主气司呼吸功能，故见活动时气短；舌质淡胖，苔白腻时有黄腻苔，脉弦滑，均为痰湿脂浊中阻之象。治拟燥湿化痰，健脾和胃。针刺主穴以健脾化湿为主，局部排针针刺，以达通经接气之用。

2. 腰痛病（慢性腰肌劳损）

【案例2】

患者资料　章××，男，45岁。2015年5月10日就诊。

主　诉　腰酸痛10年余，加重伴活动不利半个月。

病　史　10年前扭伤腰部后，几乎每年腰痛都会复发。近5年来，腰痛发作次数增加，每年平均有3次。此次腰部以酸痛为主，并有腰部下垂感和活动不利。期间经过多次针灸推拿和膏药外贴外涂治疗，疗效尚可。现在症状每发作一次都较前一次严重。

检　查　身高175cm，体重75kg。脊柱向左侧歪，腰椎生理曲度变浅，两侧L_3横突处和左侧L_5、S_1棘旁能触及条索状物并有压痛点。腰部肌肉僵硬，无双下肢放射痛。舌淡少苔，脉沉细无力。余无殊。

西医诊断　慢性腰肌劳损。

中医诊断　腰痛病，肝肾亏虚证。

治　则　舒筋通络，补肾强腰。

治　法　取穴：命门、志室、肾俞、大肠俞、气海俞、委中、阳陵泉。排针具体穴位如下：T_{12}—L_5夹脊穴，膀胱经第一侧线和第二侧线取穴，

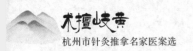

每条线取穴6个，各接电针一组，留针20分钟后予以正骨推拿治疗。正骨纠正脊柱侧歪，推拿以理筋放松手法为主，隔日治疗一次。经3次治疗后，疼痛尽除，腰酸已除十有七八，经10次治疗后痊愈。半年后电话随访，腰痛未复发。

　　按　　语　本案肾虚失于温煦，腰部酸痛不适。针刺主穴以舒筋通络、补肾强腰为主，局部排针针刺，已达舒筋通络、补益气血之用。推拿以理筋放松为主，最后以膏摩手法结束治疗，以辅助排针之效。

代表作

《杠杆手法后注射玻璃酸钠治疗膝关节骨性关节炎》
《穴位埋线加饮食指导治疗单纯性肥胖症的分期观察》
《针刺加隔物灸治疗多囊卵巢综合征的疗效观察》
《群针术联合中药汤剂治疗围绝经期肥胖症的疗效观察》
《热敏灸联合穴位注射治疗椎动脉型颈椎病的疗效观察》

（撰稿人：张建丰）

陈利群
医师临证经验总结

陈利群，女，生于 1971 年，浙江东阳人。副主任中医师。1992 年毕业于浙江中医学院（现浙江中医药大学），1996 年中国科学院心理学研究所心理咨询与治疗学专业毕业，获硕士学位。师从国家级名中医鲁贤昌主任中医师，学习中医药治疗风湿性疾病以及中医外科疾病。师从浙江省针灸学会针刀专业委员会主任委员杨米雄老师，学习针刀技术。杭州市第二期名中医学术经验继承人，师从杭州市名中医冯伟民主任中医师，学习针灸治疗技术。兼任浙江省针灸学会针刀专业委员会常务委员。

从事中医全科、骨伤、针灸临床工作 20 余年。临证中倡导整体观为先，法天法地法人观人事，以治未病贯穿治疗；提倡"一针二灸三中药四疏导"，以协调脏腑气血达到阴阳平衡；遵从"正骨八法"，以调整筋脉骨骼失稳。擅长运用骨折手法、理筋整复手法治疗骨伤科疾病，尤其擅长运用针灸、针刀及中医药治疗风湿及类风湿性关节炎、痛风、中风后遗症、肥胖、面瘫、耳鸣耳聋、颈肩腰腿痛、更年期综合征、失眠等疾患。

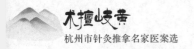
学术思想及经验

整体观为先，倡导治未病，法天法地法人观人事

中医学理论体系的基本特点是整体观念，也是中医学的最大特色。陈医师强调养生治病要从整体出发，全面了解和分析病情，要因时、因地、因人制宜，要注重机体病变的局部情况、病变所在脏腑的病理变化、整体阴阳气血失调情况，更要注重疾病发生的源头——节气变化、生活环境、地理气候条件、生活方式以及家庭和社会因素等致病因素。在病因分析中，陈医师注重患者的情志及性格、脾气，善开之以其所苦，疏肝理气以活血化瘀止痛。他倡导治未病，挖掘和发挥患者的积极能动性，让患者配合医生，通过自我调整和医生参与来协调患者体内的阴阳气血，从而达到扶正祛邪、阴阳平衡的目的。在诊疗中，陈医师坚持以整体观辨证论治、预防为主、防治结合的原则，做好社区人群的慢性病及颈肩腰腿痛等常见病的健康教育工作。此外，陈医师还积极推广中医适宜技术，开展节气拔罐疗法防治支气管炎、冬病夏治防治工作，并且收到了一定的成效。

一针二灸三中药四疏导，整体治疗畅通气血调阴阳

《扁鹊见蔡桓公》云："疾在腠理，汤熨之所及也；在肌肤，针石之所及也；在肠胃，火齐之所及也。"在临床上，各种治疗方法都有其优势与不足。陈医师擅长结合疾病特点及治疗方法的优势，灵活运用各种治疗技术治疗疾病。例如，中暑、感冒、筋伤疼痛以胀为主，病邪在表，可以采用火罐、刮痧以祛其邪，亦可用中药汗法发散其邪；如筋伤疾病以隐痛或酸痛为主，或者病程较短的内科疾病，病邪入里，可以采用针刺、普通灸法或中药

以调和气血；若是久病绵延，则需要运用针刀、督灸或者温补以重调阴阳；若是骨折骨错缝筋出槽，则必用正骨手法使其归位，整体平衡则阴阳平衡；如常有因家庭琐事而操劳烦心致病者，则需给予心理干预，耐心劝导，使其放下包袱，解下重任，引导其建立正确的人际关系，则气血畅达，烦恼自安。临床上陈医师应用正骨手法、上髎手法、理筋手法、固定、小针刀治疗骨伤临床各证，且效果显著。如运用密集型针刺、压痛点强刺激等技术治疗常见的颈肩腰腿痛；运用穴位埋线技术治疗肥胖症；针药并重结合心理干预治疗失眠、胃炎、颈肩腰腿痛等疾病。同时，陈医师也运用经方治疗高血压、糖尿病。此外，陈医师还应用针刀技术治疗颈椎病、腰椎间盘突出症、膝关节增生性关节炎、网球肘、弹响指等疾患。

舌针、开音穴结合腹针治疗口腔黏膜病

舌针是冯伟民老师临证经验的特色之一，是治疗的首选操作。冯师认为，舌通过经络系统与五脏六腑存在着直接或间接的生理联系。在针灸临床上，既可以通过舌诊——望舌来了解疾病的深浅及性质，辨明病变所属脏腑经脉，掌握饮食起居以指导患者调养，又可以运用针刺治疗，通过对舌的辨证施术来达到调治全身脏腑气血的作用。这在脾胃病、津液病、瘀症治疗中有明显效果。冯师根据金津、玉液两穴的解剖位置，首创"开音穴"（双侧下颌角直下1cm是穴）治疗中风、脑外伤失语，即左右开音穴直指舌根，针刺后有舌下生津滋液止渴功效。足太阴脾经"扶咽，连舌本，散舌下"，巢氏《诸病源候论》有"心脾有热故令舌肿"的记载。因针刺手法轻巧、无痛、可用补法，故大大优于舌下金津、玉液的点刺或者刺络放血单纯泻法。临床上舌针结合开音穴治疗口腔黏膜病，且时常结合腹针，针以引气归元为主方，即中脘、下脘、气海、关元。开四关（滑肉门、外陵左右四穴），体针取双侧合谷、太冲、足三里、三阴交、肾俞、肝俞。

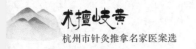

临证医案

1. 项痹病（颈椎间盘突出症）

【案例1】

患者资料　朱××，女，40岁。2014年11月5日初诊。

主　　诉　突发右颈肩臂疼痛不适2天。

病　　史　患者于2天前无明显外伤史情况下，感到右颈肩臂疼痛，呈凝滞状，无双上肢麻木，影响睡眠。

检　　查　颈部生理曲度变直，右侧肌肉紧张压痛，以右侧C_1横突及C_{4-5}棘突旁和C_6横突为甚。压顶试验（－），转颈试验（－），右臂丛神经牵拉试验（－）。右肩被动活动可，主动活动外展30°，落臂试验（＋）。舌淡红，苔白，脉弦细。

西医诊断　①冈上肌麻痹（原因待查）。②颈椎间盘突出症？

中医诊断　项痹病，气血不足兼寒凝证。

治　　则　益气温经，和血通痹。

治　　法　①嘱去上级医院进一步行颈椎MRI以及肌电图检查。②给予中药治疗。治则：益气温经，和血通痹。处方：黄芪30g，白芍12g，桂枝12g，生姜10g，大枣5枚，鸡血藤12g，秦艽10g。每日1剂，水煎2次，共400ml，早晚各1服。服药3剂。③针刺风池、新设、颈点、大椎、肩井、秉风、天宗、肩髃、巨骨、曲池、外关、合谷，行提插泻法；然后接电针，选用连续波，作用30分钟。起针后，于新设、颈点、肩井、天宗、肩髃拔罐，留罐10分钟。罐色淡紫色伴有斑块。④指导患者进行颈部功能锻炼及右肩关节外展舒适体位维持等日常养护。注意节气养生，保暖防寒，安全过节气。

2014年11月10日，患者局部疼痛明显好转，但是右肩关节外展仍明显无力。效不更方，继续治疗。2014年11月14日，颈椎MRI示：C_{3-4}、C_{4-5}、C_{6-7}椎间盘后中央突出，C_{5-6}椎间盘右侧突出，C_7—T_1椎间盘突出。肌电图示：右侧C_{5-6}节段分支肌电图异常，神经源性异常首先考虑。明确诊断：中医诊断为痹病，气血不足兼寒凝证。西医诊断为冈上肌麻痹，以及神经根型颈椎间盘突出症。2014年12月25日，中药以及针刺治疗2个疗程后痊愈。随访至今无复发。

按　　语　在该案例中，陈医师及早发现患者因右颈肩臂疼痛呈凝滞状而忽略肩关节功能，以至于未发现右肩关节上举不能。陈医师灵活运用经方黄芪桂枝五物汤结合针灸治疗，益气温经，和血通痹。在针药治疗的同时，陈医师谨遵骨伤治疗四大原则——动静结合，筋骨并重，内外兼治，医患合作，并运用康复技术指导患者进行肩关节外展位的肩袖舒适体位休息，防止颈肩疼痛、肩关节缺少运动导致肩关节周围炎发生。天、地、人相应，做好健康教育，指导患者学习掌握保健知识，学会在生活中自己管理自己。在门诊工作中，陈医师做好中医治未病工作，即疾病的二级、三级预防工作，既病之后防其传变，及时控制疾病的发展、演变。

2. 腰痛病（腰椎间盘脱出症）

【案例2】

患者资料　章××，男，60岁。2013年11月9日初诊。

主　　诉　右侧腰腿疼痛不适4天。

病　　史　患者无明显外伤史，4天前受凉后感到右侧腰腿疼痛不适，以臀部为甚，呈凝滞状，到右侧小腿及后跟部，直立位及步行后加重，侧卧后缓解，得温痛减，影响睡眠，无双下肢麻木。于浙江大学医学院附属邵逸夫医院就诊，MRI检查示：L_{3-4}椎间盘右后上方脱出约2cm，硬膜囊右前缘受压，右侧侧隐窝闭塞；L_{4-5}椎间盘周缘饱满、后缘突出，硬膜囊前缘受压，侧隐窝变窄。建议手术治疗，患者拒绝。因疼痛剧烈来我处就诊，要求保守治疗。

检　　查　VAS评分为8分。腰脊柱左侧弯，右侧腰肌紧张、压痛，L_3横

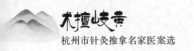

突压痛，右侧臀中肌触及条索状物，压痛明显，腹部垫枕试验（一），腘窝弹拨试验（一）。直腿抬高试验因疼痛剧烈未检。舌润苔白腻，脉弦紧。

西医诊断 腰椎间盘脱出症。

中医诊断 腰痛病，寒凝湿滞型。

治　　则 温经散寒，除湿蠲痹。

治　　法 经沟通告知，患者同意后，行常规消毒，局麻下针刀松解 L_3 横突、臀中肌。中药治则：温经散寒，除湿蠲痹。予肾着汤加减：炙甘草10g，炮干姜15g，茯苓15g，白术15g，乌药10g，吴茱萸6g，木瓜15g。3剂，水煎服。2013年11月12日复诊，诉疼痛明显减轻，要求继续保守治疗。查体：VAS评分为4分，腰脊柱左侧弯，诸症较前减轻，直腿抬高试验45°，舌红苔白，脉弦。中药治则：活血化瘀，散寒止痛。予身痛逐瘀汤加减。电针刺双侧肾俞、白环俞、志室、臀中、秩边、环跳、承扶、外殷门、委中、承山、后溪（双侧）、复溜，行平补平泻；然后接电针，留针30分钟。针后于肾俞、白环俞、秩边拔罐。上述治疗每周3次。同时指导患者进行腰背肌、核心肌群锻炼，加强腰椎稳定性，屈膝舒适体位维持等日常养护。注意节气养生，保暖防寒，安全过节气。针药并进，2周后痊愈。随访至今无复发。

按　　语 腰椎间盘脱出症忌单凭MRI检查结果作出诊断。首先需要辨别病位，鉴别椎管内和椎管外的病变。软组织外科学宣蛰人教授的三大试验——胸腹垫枕试验、脊柱侧弯试验、胫神经弹拨试验对鉴别病位有重要意义。由椎管内病变引起的腰椎间盘脱出必须依赖手术治疗，由椎管外病变引起的腰椎间盘脱出可以考虑保守治疗。在保守治疗方案中，针刀及中药治疗具有明显优势。中医药运用中医整体观以及辨证论治进行个性化治疗，且效果显著。而针刀可发挥针灸及手术治疗的效应。

在该案例中，中西医病因病位诊断、有效的针刀及中药治疗并进起到了关键作用。患者发病为立冬节气，天气由暖变凉，若不及时添衣加被，则寒湿入侵，极易患病。患者自诉受凉后发病，而无明显外伤史，症状又与寒湿邪气致病相呼应，如疼痛凝滞状，得温痛减，舌润苔白腻，脉弦紧。患者MRI检查有影像学报告支持，通过体格检查明确为椎管外因素致病。诊断明确，经有效的中药散寒除湿、活血化瘀、散寒止痛辨证论治，以及小针刀、

针灸活血通络止痛治疗，最终获得痊愈。若单凭MRI检查结果作出诊断，则
患者难免需要手术治疗，但病因未除，往往难以取得良好的效果。

代表作

《鲁贤昌治疗类风湿性关节炎经验》
《曲肘肩顶法治疗肩关节脱位36例报道》
《小针刀结合关节松动术治疗髋股关节炎42例》
《早期握力功能锻炼对老年桡骨远端Colles骨折预后的影响》
《"逐痰化瘀汤"治疗椎动脉型颈椎病34例临床研究》

（撰稿人：陈利群）

陈煜民
医师临证经验总结

　　陈煜民，男，生于1977年，浙江兰溪人。副主任中医师。本科毕业于浙江中医药大学。全国第五批名老中医药专家姚新苗教授学术经验继承人。兼任中华中医药学会整脊分会委员，浙江省针灸学会针推结合专业委员会委员，浙江省中医药学会整脊分会委员，杭州市针灸推拿学会理事、社区分会常务委员、治未病分会副主任委员。

　　从事临床针灸推拿工作20余年，继承、发扬姚新苗教授的临床学术经验；重视中医辨证，强调筋骨并重、防治结合；补充、完善"通阳定眩"理论，创立"通阳五针疗法"治疗颈源性眩晕。临床上擅长运用针灸、推拿、针刀、中药综合治疗颈椎病、腰腿痛等脊柱关节疾病，对颈源性眩晕、失眠、面瘫、脾胃病及盆腔疾病有深入的研究和丰富的临床诊治经验。

　　主持或参与省级科研课题3项，发表学术论文10余篇。

学术思想及经验

一、师承名家，注重中医辨证，擅长综合治疗

陈煜民主任师承全国名老中医、骨伤名家姚新苗教授，继承姚氏临床学术思想和治疗经验，擅长针灸、推拿治疗，精于针刀操作。在针灸推拿临床的诊治和带教中，陈煜民主任重视中医理论和中医辨证，强调临床上中医思维的培养和建立。他认为针灸推拿是中医医学体系中不可分割的重要组成部分，必须在中医理论的指导下开展应用，如果针灸推拿脱离阴阳五行、藏象学说、经络学说等中医理论，那么就会成为无源之水、无根之木。在解剖学、影像学等现代医学科学不断发展，并日益影响中医日常诊治思维的大背景下，我们要更加重视中医整体观念，辨证论治，继承和发扬中医理论，在临床疾病的诊治中注重中医思维的培养，并逐渐形成、完善自己的中医思维体系。

陈主任在日常门诊中擅长综合治疗。例如，在治疗脊柱疾病时，他提倡筋骨并重。《灵枢·经脉》曰："骨为干，脉为营，筋为刚，肉为墙。"骨性刚强，是构成人体的支架；筋坚劲刚强，约束骨骼，司关节运动。陈主任认为，脊柱筋骨力学体系失衡是脊柱病发生、发展的主要原因。治疗脊柱病，一方面是解除软组织的痉挛、变性等，恢复软组织的功能；另一方面是通过手法治疗等来调整错缝脊椎关节及出巢之筋，从而促进脊柱的力学体系恢复平衡，使机体得以好转、康复。陈主任常运用针刀、手法、中药等手段综合治疗脊柱病，既强调针刀与手法的有机结合，又注重辨证用药。

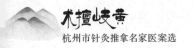
二、继承创新，发展"通阳定眩"理论，创立"通阳五针疗法"治疗颈源性眩晕

　　"通阳定眩""通阳五针疗法"是陈煜民主任多年来治疗颈源性眩晕的实践经验总结。颈源性眩晕属于中医学"眩晕""眩冒"范畴。《素问·至真要大论》有言："诸风掉眩，皆属于肝。"《灵枢·卫气》亦有言："上虚则眩。"《灵枢·海论》曰："髓海不足，则脑鸣耳转，胫酸眩冒，目无所见，懈怠安卧。"《灵枢·口问》曰："上气不足，脑为之不满，耳为之苦鸣，头为之苦倾，目为之眩。"因此，在颈源性眩晕的诊治中，"髓海不足而致眩晕发作"的理论不断被提及并进行了深入的研究。而陈煜民主任在临床上通过对颈源性眩晕的诊治逐渐形成了其独特的见解，认为"髓海不足而致眩晕发作"的理论并不完善。颈源性眩晕之所以限定为颈源性，是因为其病位的根本在于颈部。其与气血不足、髓海失养所致眩晕及痰浊上扰清窍所致眩晕有所不同。前者为虚证，治当以补益气血，生精益髓；而后者则是实证，治当平肝潜阳，豁痰开窍。而颈源性眩晕的根本病变部位在颈项，颈项部是手足三阳与督脉的所过部位。此外，《素问·生气通天论》有云："阳气者，精则养神，柔则养筋。"又云："气者，若天与日，失其所，则折寿而不彰。"任何因素造成颈项部阳气不通，就会导致失其所折寿而不彰。阳气不通则神志、筋脉失其温养而致筋脉拘急，故而头目眩晕；而筋脉拘急更加重了气血运行不畅，髓海失养则眩晕更甚。因此，陈主任认为颈源性眩晕是一种因实致虚之证，其本为实，其病机在于颈项部阳气不通，筋脉、神志失其温煦，故治当通阳开窍。阳气通则神有所养，筋有所温，并由此提出了运用"通阳开窍针法"治疗颈源性眩晕。

　　"通阳五针疗法"中的"五针"是指风池（双侧）、大椎、内关（左右交替）。治疗时一般选用直径0.25mm、长1.5寸的毫针，依次针刺风池（双侧）、大椎、百会、内关；其中，在针刺风池时，针尖向鼻尖方向斜刺0.5寸，采用捻转泻法，使局部产生酸胀感；在针刺大椎时，沿C₇棘突下垂直进针1寸，采用捻转补法，使局部产生酸胀感，并沿督脉向下传导；在针刺百会时，针身与头皮呈15°向后平刺，进针1寸，采用平补平泻手法，使局部产生轻微酸胀感即可；在针刺内关时，垂直进针0.5寸，采用平补平泻手法，使局部产生轻微酸胀感。

在本法中，风池是足少阳与阳维脉交会之处，取之可清利头目、除眩止晕，故先刺之。大椎、百会为督脉要穴，而督脉为诸阳之海，统摄全身阳气；其中，大椎更是诸阳之会，补之具有温通阳气、宁神通络作用，气血亏虚者可加温针灸；百会则位于人体最高位置，是治疗眩晕的常用穴；同时，百会、内关合用可安神镇静，更能缓解患者的紧张情绪。此法合称"通阳五针疗法"，可使脉道通利，清阳上升，除眩止晕。当然，"通阳五针疗法"也并非是一成不变的，当患者颈项痛明显时，可以酌加肩中俞、肩外俞；当一侧头晕头痛明显时，可以加同侧角孙或头维或太阳透角孙，交替使用；同时，又要与患者整体合参，随证加减。

临证医案

1. 眩晕（颈源性眩晕）

【案例1】

患者资料　王××，女，52岁。2015年7月4日初诊。

主　　诉　颈项板滞，伴头痛、眩晕3天。

病　　史　颈项板滞，伴头痛、眩晕3天，头痛以后枕部胀痛为主，伴恶心欲吐及左侧耳鸣，同时有颈项畏寒，无心慌心悸，无双上肢酸痛麻木。患者有颈椎病病史8年余。

检　　查　血压116/76mmHg。颈椎生理曲度变直，C_2左侧棘旁压痛（＋），双侧颈部肌肉张力增高，左侧旋颈试验（＋），双侧臂丛神经牵拉试验

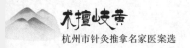

（一）。舌质红，苔薄白，脉弦。X线片提示：颈椎生理曲度变直，寰枢关节间隙欠对称，左边略窄，颈椎退行性病变。

西医诊断　颈源性眩晕。

中医诊断　眩晕，气滞血瘀证。

治　　则　益气通阳，活血通络。

治　　法　取穴：百会、大椎、风池（双侧）、内关（左右交替）、肩外俞（双侧）。刺灸法：风池行捻转泻法，大椎提插有针感后行捻转补法加灸，肩外俞行捻转泻法，百会、内关行平补平泻。每次针灸约20分钟，隔日一次，10次为一个疗程。当日针毕，患者即表示头痛头晕好转，眼睛清亮许多；5次后症状消失，嘱继续治疗5次，加强疗效，防止复发。

按　　语　患者患病日久，久病则脉络虚瘀并存，阳气不通，气血不畅，髓海失养而发眩晕，治以通阳定眩。在针刺大椎时用温针灸以温补阳气，温煦经脉，通阳化气，阳气通，则筋柔眩止。

2. 眩晕（头晕）

【案例2】

患者资料　朱××，女，34岁。2016年9月5日初诊。

主　　诉　头晕头痛1周。

病　　史　自诉1周前劳累后出现头晕头痛，偶伴恶心，无呕吐。头痛以左侧颞部胀痛为主。

检　　查　颈椎生理曲度变直，两侧颈部肌肉紧张，以左侧为甚，C_2、C_3双棘旁压痛（＋），旋颈试验可疑，臂丛牵拉试验（－），叩顶试验（－），霍夫曼征（－）。舌质红，苔薄，脉弦。

西医诊断　头晕（待查）？

中医诊断　眩晕，寒湿证。

治　　则　温阳散寒，疏通经络。

治　　法　取穴：百会、大椎、风池（双侧）、内关（左右交替）、太阳透角孙（左侧）、合谷（左右交替）。刺灸法：风池行捻转泻法，大椎提插有针感后行捻转补法加灸，肩外俞行捻转泻法，百会、内关行平补平泻，太阳透角孙行泻法，合谷行平补平泻。治疗隔日一次，10次为一个疗程。当日针灸后，患者症状有所改善，后因受凉而致眩晕头痛加重，连带颈肩酸痛，遂加双侧肩中俞、肩井穴，以舒经活络，畅通气血，10次后痊愈。3个月后随访，并未再发。

按　语　该患者在治疗期间受了寒凉，筋脉拘急，加重了气血不畅，髓海失养则眩晕更甚。故在治疗期间，应注意颈部保暖。颈椎病及颈源性眩晕患者往往会自诉颈项部畏风寒之候，这也正是阳气不通、经络气血不畅的外在表现。因此，一方面要温通阳气，使阳气通、气血畅、筋柔眩定；另一方面要注意保暖避风寒，以免症状反复。

代表作

《穴位埋线治疗慢性盆腔炎的临床疗效观察》
《"通阳五针"法治疗颈性眩晕72例临床观察》
《"扬刺"加温针治疗肱骨外上髁炎65例》
《穴位埋线治疗不同证型慢性盆腔炎疗效观察》
《三联疗法治疗神经根型颈椎病65例》

（撰稿人：陈煜民）

郑如云
医师临证经验总结

郑如云，男，生于1973年。副主任中医师。1996年毕业于浙江中医学院（现浙江中医药大学）针灸推拿学专业。现任杭州市下城区中医院中医康复科主任。兼任浙江省中医药学会推拿分会委员、杭州市针灸推拿学会理事、杭州市中医药协会社区专业委员会委员。2013年获杭州市卫生系统"百佳千优"健康卫士称号。2013年度杭州市"131"中青年人才培养计划培养人选。

从事中医临床工作20余年，中医理论知识扎实，临床经验丰富。擅长采用针灸、推拿、中药内服外敷治疗各类颈椎病、肩周炎、腰椎间盘突出症、膝关节病等脊柱、骨关节病变，以及头痛、眩晕、失眠等内妇科疾病。

主持各类课题多项，发表论文5篇，参与编写《社区中医药适宜技术推广应用手册》。

学术思想及经验

一、诊断要明确，手法要恰当

明确的诊断是合理使用手法、保证治疗效果和安全性的前提与基础。在治疗前，首先要明确诊断，详细询问病史，进行体格检查，必要时还需要进行实验室检查，以免漏诊、误诊而延误病情。在治疗时，医生和患者都要调整好合适的体位，做到身心放松。在运用手法刺激穴位时，要遵循"经脉所过，主治所及"的原则，避免出现头痛医头、脚痛医脚的现象。慎重运用正骨类手法，应遵循"一旦临证，机触于外，巧生于内，手随心转，法从手出"，做到轻、稳、准、巧，而不一定要采用重手法，发出响声效果才好，否则易发生医源性损伤。频繁使用正骨手法易导致患者韧带松弛，关节稳定性下降，从而使治疗依赖于正骨手法。

二、强调脊柱平衡

脊柱是人体的中轴，是全身主要的平衡机构，其任何一个稳定结构失去平衡，就可能损伤脊柱，引起相应的症状，其中以由脊柱失稳导致的关节骨错缝和软组织张力失衡最为常见。平时来推拿科就诊的患者以脊柱病患者为多。我们在运用手法治疗脊柱病时，往往过于注重消除症状，而忽视脊柱的平衡，故经常会遇到某些患者经手法治疗后症状很快消除，而几天后又复发的情况。因此，提高脊柱的稳定度，恢复脊柱正常的生理曲度尤为重要，只有这样才能真正达到治愈脊柱病的目的。

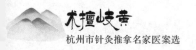
三、注重健康教育及康复指导

在现代社会，人们白天上班用计算机办公，下班低头玩手机，平时又缺少运动，从而导致各类颈肩腰腿痛发病越来越年轻化，发病率也越来越高。目前，颈肩腰腿痛已经成为一个普遍的社会问题，而这与居民缺少预防保健知识、防范措施不当、缺乏中医"治未病"理念、观念上还是治疗重于预防等有关。因此，我们在诊治这类疾病的同时，要注重对患者进行健康教育及康复指导，如指导患者如何保持正确的姿势，要求患者从最简单的坐、卧、立、行做起，帮助患者改变不良的姿势与习惯，督促他们加强功能性锻炼，恢复脊柱内外平衡，从而获得良好的治疗与预防效果。对于不同年龄、不同性别、不同疾病或不同治疗阶段的患者，可以开具一些运动康复处方，以便做到个体化治疗、个体化健康教育与康复指导。

临证医案

1. 不寐（睡眠障碍）

【案例1】

患者资料　朱××，男，63岁。2015年10月16日初诊。

主　　诉　睡眠差、多梦10余年。

病　　史　患者10多年来睡眠差，多梦易醒，醒后不能再寐，每晚睡前需服用艾司唑仑片2片。既往史无。

检　　查　面色晦黯无华，倦怠乏力，神疲懒言，面色萎黄，腰背酸痛，二便可。舌红有齿痕，脉细。

西医诊断 睡眠障碍。

中医诊断 不寐，心脾两虚，心肾不交。

治　　则 补益心脾，养血安神，滋阴降火。

治　　法 患者取仰卧位，医者先用右手大拇指轻揉百会50次，然后用双手拇指指腹从患者印堂依次分揉至太阳，反复操作3分钟。接着按揉睛明、印堂、攒竹、鱼腰、丝竹空、头维各1分钟，开天门、拿五经、扫散法各1分钟。然后患者仰卧，拔伸牵引颈项部2次，然后点按风池、风府、安眠等，每穴约1分钟。接着医者用左手或右手置于中脘部，先逆时针摩腹3分钟，再顺时针摩腹3分钟。然后嘱患者取俯卧位，胸前上部垫一软枕，医者立其旁，先拿捏患者颈项两侧膀胱经。然后用掌根自背部沿膀胱经方向自上而下依次按揉心俞、肝俞、胆俞、肾俞，每穴约1分钟。紧接着用大拇指自大椎开始沿督脉方向推至尾骶部数次，以微热为度。最后搓双足底涌泉2分钟。每周治疗3次，隔日一次。3次后改每晚服用艾司唑仑片1片，6次后改每晚服用半片。治疗10次后停止治疗并停用艾司唑仑片，患者恢复自主睡眠，嘱其每日自我摩腹加搓涌泉。3个月后随访未复发。

按　　语 目前临床上最常见的失眠症治疗方法仍是药物疗法，显然药物可显著增加总睡眠时间，缩短睡眠潜伏期。但是，由于失眠症药物疗法存在副作用及成瘾等不良反应，因此非药物疗法越来越受到人们的关注，其中推拿在治疗失眠方面的研究越来越多，而且易被患者接受。

失眠的原因很多。现代医学认为，睡眠是大脑皮质抑制过程。大脑长时间处于紧张、焦虑状态，生活不规律及受各种慢性病的病理刺激，从而引起神经系统紊乱，寐因神安，神以脑为府，健脑可以安神，神安则寐。治疗当以健脑安神为本，故以头面部为基本操作部位，按揉睛明、印堂、攒竹、鱼腰、丝竹空、头维、百会等穴，能舒筋活血，使脑部气血充盈；足太阳膀胱经从头顶入内络于脑，督脉于足太阳膀胱经交汇于巅顶，入络于脑，这说明脑与督脉和足太阳膀胱经的关系密切。足太阳膀胱经为各脏腑腧穴所在，推按足太阳膀胱经各腧穴，能调节脏腑功能，从而达到宁心宁神的目的。督脉总督诸阳，为阳脉之海，起到调节人体气血阴阳的重要作用。各脏腑通过背部的腧穴而受督脉的支配，督脉行于脊里，又入络于脑。推拿督脉各穴能使

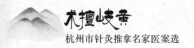
阴阳平衡，使神有所主，则心神得安。脊背推拿能刺激背部的神经末梢和血管，通过反射弧影响脑干网状结构的功能状态，从而调整大脑的兴奋性以达到治疗失眠的目的；胃不和则卧不安，摩腹可以健脾和胃，使阴阳和谐而寐安；涌泉为肾经之井穴，又是肾经经气始发之处，搓涌泉可以起到滋阴降火、填精益髓、引火归元的作用，从而达到心肾交通、激发全身正气、平衡阴阳之功。头部、脊背部、腹部、足底诸手法合用，互为补充，相得益彰，消除或减少了患者对镇静药的依赖。

此外，在推拿手法治疗失眠的同时，患者的心理调整也很重要。应嘱患者合理安排工作与休息，改变不良的生活习惯，适当参加体育锻炼，不断提高身体素质和心理素质，这对预防和治疗失眠有着不可忽视的作用。

2. 腰痛病（腰椎间盘突出症）

【案例2】

患者资料　万××，女，53岁。2016年3月11日初诊。

主　　诉　右侧腰腿痛2年，加重半年。

病　　史　患者退休前一直从事办公室工作，平时活动较少；2年前无明显诱因出现右侧腰腿痛，时好时差，卧床休息后症状减轻，久坐后症状加重；半年前腰腿痛症状越来越重，腰椎MRI示L_{4-5}椎间盘突出，经多家医院针灸、推拿、针刀治疗，效果均不明显。目前晚上时常痛醒，严重影响日常生活，遂来我科门诊治疗。既往史：无高血压、糖尿病等病史。

检　　查　腰椎生理曲度变直，腰椎向右侧弯，活动受限。两侧腰肌明显紧张，以右侧为甚。L_{4-5}棘突右侧旁压痛（＋），无明显放射样疼痛与麻木。右下肢直腿抬高试验50°，加强试验（＋）。

西医诊断　腰椎间盘突出症。

中医诊断　腰痛病，肝肾亏虚证。

治　　则　舒经通络，补益肝肾。

治　　法　（1）牵引　采用电动间歇牵引装置，从36kg开始牵引，每2

周增加1kg。

（2）放松手法　患者取俯卧位，运用㨰、点、按、揉等手法，沿足太阳膀胱经充分放松患者腰腿部肌肉，以右侧为主。

（3）弹拨手法　用大拇指及肘尖弹拨右侧腰臀部有条索样改变的部位。

（4）屈膝屈髋法　患者取仰卧位，术者一手按住右侧小腿前部，另一手放在右侧膝部，屈膝屈髋并用力按压，使右侧大腿尽量贴近其下腹部，然后在外展、外旋位下迅速拉伸下肢，反复做5～10次。

（5）被动直腿抬高法　患者取仰卧位，术者一手托住右侧小腿后部，另一手放在右侧膝部，使右膝关节处于伸直位；然后被动将右侧下肢直腿抬高，并使足背伸，逐步增大抬高度数，以患者能耐受为度。

（6）右斜扳法　患者取侧卧位，右侧在上，右髋、膝关节屈曲，左侧髋、膝关节伸直，术者右手放在患者右肩前缘，左手掌放在患者右髋骨后外缘，双手向相反方向用力使腰椎旋转至最大限度，此时再做相向用力斜扳，可闻及腰部发出"咔嗒"响声。经治疗3周后，检查腰椎无侧弯后停止做斜扳法。

嘱患者平时注意腰部保暖，勿久站久坐久行，并加强腰部肌肉锻炼。连续治疗2个月后，腰腿痛症状全部消失，结束治疗。3个月后随访未复发。

按　语　腰椎间盘突出症是临床常见病、多发病，其发病率近年来呈上升趋势，对患者的日常生活造成了严重影响。其发病原因主要是腰部椎间盘的纤维环破裂，其内的髓核连同残存的纤维环和覆盖其上的后纵韧带向椎管内突出，压迫或刺激附近的脊神经根，主要表现为腰腿痛。目前，腰椎间盘突出症的大部分治疗手段均以消除临床症状为目的，而多数患者因害怕手术一般均选择保守疗法，其中推拿手法具有较明显的优势。该患者患病时间较长，且经其他治疗效果欠佳，原因可能是腰椎长期处于力学平衡失调状态，导致椎间盘及神经根周围的软组织发生力学改变，以致椎间盘向外突出压迫神经根，使神经根周围的软组织代偿增生，随着时间的推移，与神经根周围的系膜发生粘连。牵引可促使椎间隙增宽，椎间孔增大，后纵韧带张力增强，椎间盘内产生负压，有利于突出部分的髓核还纳；同时，利用纤维环周围韧带组织的张力来改变突出的髓核与神经根的相对位置，从而减轻或解

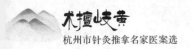

除对神经根的压迫和刺激；此外，牵引还能使痉挛的肌肉因受到长时间牵伸而松弛。推拿手法治疗具有舒筋活络、活血化瘀的功效，可松解肌肉纤维粘连，使神经根压迫得到缓解，促进血液循环恢复及椎间盘肿胀消退，从而减轻疼痛。该患者病情较重，病程较长，故运用手法时力量要偏大，要有深透感，作用时间也要长一些，每次需要25分钟左右。直腿抬高法通过牵拉腘绳肌和坐骨神经来扩大神经根管，松解神经根与突出物之间的粘连，消除水肿，吸收炎症，从而缓解腰部肌肉和骶棘肌的紧张状态。斜扳法可使腰椎旋转，在椎体转动过程中紧压神经根的突出物可分离神经根，起到变位与松解粘连的作用，不再压迫刺激神经根，从而改善症状。加强腰背肌的肌力训练，能刺激β内分泌肽分泌，改善椎间盘营养状态，降低疼痛的敏感性，刺激免疫系统，提高抗病能力，有利于纠正紊乱的小关节，减少结缔组织增厚，从而恢复关节活动范围。综上所述，牵引推拿联合腰背肌肌力训练治疗腰椎间盘突出症，能够明显改善腰椎间盘突出的症状，具有安全、简易以及疗效显著等优点，易被广大患者接受，值得推广与应用。

代表作

《推拿治疗失眠60例》
《头面部结合脊背推拿治疗失眠35例疗效观察》
《背部腧穴走罐法治疗更年期综合征疗效观察》
《颈椎病社区规范化防治管理模式初探》
《社区中医药适宜技术推广应用手册》（参编）

（撰稿人：郑如云）

周　翔
医师临证经验总结

周翔，男，生于1976年，浙江杭州人。主任中医师。师从全国著名正骨大师龙层花教授，为浙江省名中医詹强教授学术经验继承人。兼任中国民族医药学会推拿分会常任理事、浙江省推拿学会青年委员会副主任委员、浙江省针灸学会针推联合分会理事、杭州市针灸推拿学会副秘书长。

从事推拿临床、教学、科研工作近20年。在继承传统中医推拿的基础上，结合现代医学理论及自身临床经验，运用正骨手法结合微针刀治疗颈椎病、腰椎间盘突出症、眩晕症、突发性聋、脊柱侧弯、退行性膝骨性关节炎、臀上皮神经卡压综合征等脊椎和骨关节相关疾病，且效果显著。

发表论文多篇。承担杭州市科技局科研项目"'平衡复位正骨推拿法'治疗颈源性突发性聋的实验动物研究"1项。"正骨手法治疗颈源性突发性聋临床研究"获浙江省中医药科学技术创新奖三等奖。

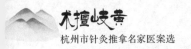

学术思想及经验

一、仰头正骨推拿法治疗颈源性突发性聋

突发性聋是指突然发生的，在数分钟、数小时或3天内原因不明的感音神经性听力损失，至少在相连的2个频率听力下降20dB以上。非波动性感音神经性听力损失可分为轻、中、重度，甚至全聋。突发性聋多为单侧，偶有双侧同时或先后发生，可伴耳鸣、耳阻塞感，也可伴眩晕、恶心、呕吐，但不反复发作。除第8对颅神经外，无其他颅神经受损症状。突发性聋根据听力图分型大致可以分为低频下降、高频下降、中频下降、全频下降、全聋和不规则型。近年来，低频性耳聋所占比例增大。

突发性聋属中医学"暴聋"范畴，病名首见于《阴阳十一脉灸经》"耳脉：起于手背……其所产病：目外眦痛，颊痛，耳聋，为三病"。其病因病机可谓是风、寒、暑、湿、燥、火无不可致本病，五脏六腑、三焦气机无不被累及。大致可总结为：实证有外感风热、肝火上扰、痰瘀互结、痰火蕴结、气滞血瘀等；虚证有肝肾阴虚、脾胃虚弱、气血亏虚、肾阳亏虚等。其中，血瘀耳窍为最主要的病机，多数医家认为各种病因病机最终会发展为血瘀耳窍。相关研究发现，突发性聋各证型往往相互夹杂或转化，其中与血瘀关系最为密切。血瘀是暴聋发病的病理基础，无论是气滞血瘀、痰瘀互结、血虚血瘀，还是气虚血瘀，最终都将导致气血瘀滞，耳窍脉络不通，耳窍失用而发生暴聋。血瘀耳窍是暴聋发生的中心环节，且贯穿于暴聋的始终。因此，治疗应以活血化瘀通窍为原则，而这正与现代医学中内耳循环障碍的理论有极大的相关性。

突发性聋是耳鼻咽喉科难症之一，其确切发病机制目前尚不清楚。内耳供血障碍学说认为内耳供血供氧及微循环障碍是其发病的最常见原因；此外，选用扩张血管的药物治疗突发性聋，也是基于血管因素是突发性聋的发病原因这一假说。但临床发现，部分突发性聋伴有颈椎疼痛、僵硬不适的患者在单纯使用扩血管、激素等常规治疗后，效果并不佳，且颈椎张口位片发现多数患者存在寰枢关节失稳情况。故基于临床，考虑存在颈源性突发性聋的可能。颈椎是活动量最大的脊柱节段，易发生劳损，并随着年龄增长及损伤的积累而发生颈椎退行性病变，包括向后方突出的椎间盘、钩椎关节或椎体骨刺，以及椎体半脱位或上关节突向方滑脱，都可压迫椎动脉或刺激椎动脉周围的交感神经丛，使椎动脉痉挛、管腔狭窄，造成椎-基底动脉供血不足或迷路动脉管反射性痉挛，导致内耳血液循环的急、慢性障碍，从而引起突发性聋。我们暂将此类定义为颈源性突发性聋。这类患者在耳鼻咽喉科临床上常用扩血管、营养神经、降低血液黏滞度药物，以及能量制剂和类固醇激素等药物治疗，但效果往往不佳，最终导致患者神经性耳聋而致残。

我们根据多年的临床经验，采用推拿正骨手法治疗突发性聋：患者仰卧，术者立床头，双手在其颈后外侧做四指揉法5分钟；术者左手托患者枕部，右手托下颌部，将患者头仰位、向右仰旋重复活动2～3下，嘱患者放松颈肌，当向右转达最大限度时，术者右手加有限度的右转"闪动力"；如法向左方重做一次，复位时，多有"咯噔"响声，但无不适感，约3分钟；提拿患者双肩部斜方肌、冈上肌，约3分钟；按摩额头，开天门，分五条线指揉头部，点穴取风池、风府、肩井、听宫、听会、耳门，约7分钟。以上推拿每日1次，每次18分钟，5次为一个疗程。治疗后，痉挛的肌纤维恢复正常，错位或脱位的椎体恢复至正常的解剖位置，解除了对神经、血管的刺激和压迫，从而使临床症状得到缓解或消失。

二、平衡理筋推拿结合热敷治疗臀上皮神经卡压综合征

臀上皮神经卡压综合征患者多有腰骶部突出性闪挫或扭伤史，或感受风寒起病，临床表现多为患侧臀上部尖刺痛、酸胀痛或撕裂样痛，急性发作时疼痛剧烈难忍，并常伴有大腿后部牵拉样痛，绝大多数患者疼痛至膝即止。该疾病对患者的正常生活影响巨大，常造成患者弯腰活动受限，行走不利，

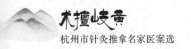
坐卧起身困难，并常伴有疼痛。常常累及患侧下肢，导致活动障碍及感觉异常。此外，臀上皮神经在穿越髂嵴进入臀区时，必须穿过附着髂嵴的坚韧的胸腰筋膜浅层，并形成包绕神经纤维的骨筋膜管道，有数支神经由此通过，下行一段距离后穿出至皮下。由于这种解剖结构十分特殊，因此当发生急性腰臀部损伤或受寒湿侵袭时，原本起保护作用的骨筋膜管道可因炎症发生病理性机化，造成局部管腔缩窄而压迫周围营养血管导致供血不良，或直接压迫神经出现疼痛症状。若诊疗时机不当，则该病常发展为一侧下肢麻木疼痛，行走不利，导致出现"提膝提髋"的病理性步态，造成脊柱力学平衡失稳，进而影响腰段肌肉不适或疼痛。鉴于其临床表现主要为腰痛、患侧下肢酸痛、行走不利，与腰椎间盘突出症相似，该病患者因常兼患有椎间盘疾患，故临床上较易发生误诊。该病患者长期接受腰椎间盘疾患治疗，如牵引、针灸、热敷甚至手术治疗，但症状常无法彻底消除，这对患者的生理、心理均造成了严重损害。

平衡理筋推拿基于常规的推、擦、揉、按等传统手法，侧重点以"肉松""筋软"为主，而非刻意追求中医正骨手法的效果，以改善臀上皮神经卡压综合征造成的疼痛感，最终达到改善脊柱生物力学上的平衡失稳症状的目的。该手法不仅对臀上部压痛点进行手法刺激，而且注重上端腰部及下端下肢的平衡修复，通过掌根揉腰部膀胱经腧穴，轻刺激缓解患侧髂腰部肌群紧张，并辅以肘压承扶，一指禅重按风市、阳陵泉等足少阳经腧穴，以强刺激改善臀上皮神经及臀中皮神经卡压综合征后的感觉异常。除予以推拿手法外，辅以我们温经热敷洗剂外用，改善腰部及臀上部的气血循环，促进局部炎症吸收，减轻疼痛，改善症状。

平衡理筋推拿是从综合考虑臀上皮神经在疾病过程中的病因病理改变出发，针对性地对点和面进行治疗。从"肉松""筋软""骨正"循序渐进，以改善人体运动关节平衡，乃至达到气血阴阳平衡调和的最终目的。该治疗方法能显著提高临床疗效，具有安全性、实效性、客观性强等优点。

临证医案

耳聋（突发性聋）

【案例】

患者资料　张××，女，40岁。2015年9月3日就诊。

主　　诉　左耳突发性聋伴头晕1周。

病　　史　左耳突发性聋伴头晕1周。

检　　查　颈部肌肉僵硬，左侧C_{2-3}处压痛（＋），颈椎活动稍受限，椎间孔挤压试验（＋），椎动脉挤压（＋），霍夫曼征（－）。电测听示：左耳未通过，低频50dB。

西医诊断　突发性聋。

中医诊断　耳聋，气滞血瘀证。

治　　则　舒经活络，理筋整复。

治　　法　运用正骨手法：患者仰卧，术者立床头，双手在其颈后外侧做四指揉法5分钟；术者左手托患者枕部，右手托下颌部，将患者头仰位、向右仰旋重复活动2～3下，嘱患者放松颈肌，当向右转达最大限度时，术者右手加有限度的右转"闪动力"；如法向左方重做一次，复位时，多有"咯噔"响声，但无不适感，约3分钟；提拿患者双肩部斜方肌、冈上肌，约3分钟；按摩额头，开天门，分五条线指揉头部，点穴取风池、风府、肩井、听宫、听会、耳门，约7分钟。以上推拿每日1次，每次18分钟。手法操作结束，患者诉耳闷消失。3天后行电测听：双耳正常。

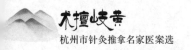
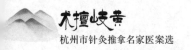

代表作

《"平衡复位正骨推拿法"对兔颈源性突发性聋模型血液流变学指标及血浆ET、CGRP的影响》

《"平衡复位正骨推拿法"对兔颈源性突发性聋模型血流速度及听性脑干反应的影响》

《平衡复位正脊法治疗急性低频感音神经性聋患者临床研究》

《平衡理筋推拿结合热敷治疗臀上皮神经卡压综合征68例》

《正骨手法治疗颈源性突发性聋的随机对照试验》

（撰稿人：周　翔）

赵健乐
医师临证经验总结

　　赵健乐，男，生于1968年，浙江宁波人。副主任医师。1992年毕业于浙江中医学院（现浙江中医药大学）针灸学专业，2011年浙江中医药大学针灸学专业毕业，获硕士学位。现任武警浙江省总队医院康复理疗科主任。兼任浙江省医学会物理医学与康复学分会委员，浙江省康复医学会教育专业委员会委员、脑外科治疗与康复专业委员会委员，杭州市针灸推拿学会理事。浙江中医药大学、杭州医学院兼职副教授。

　　从事针灸临床工作20余年，始终坚持中西合参、西医诊断，了解疾病发展过程及预后；中医辨证，凭证循经取穴，治疗突出中医特色。治疗中风后遗症、植物人促醒、脊髓损伤引起的大小便失禁、慢性结肠炎，以及常见的颈腰腿痛、肩周炎、腱鞘炎等疾病效果显著。

　　发表论文19篇，参与编写《康复医学科管理及诊疗规范》《康复治疗实训教程》，参与翻译《脑外伤医学——原理与实践》。

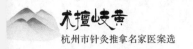
学术思想及经验

一、中西合参，审辨病位

在临床实践中，我们应重视中医与西医的结合，尤其在针灸领域。中医和西医都能治疗疾病，也有各自的优势与劣势。中医更强调整体观，认为人体内部是一个统一的整体，又认为四时气候、地土方宜、周围环境等因素对人体的生理病理均有不同程度的影响。因此，中医看的是人，而不是病。中医强调辨证论治，通过调节机体阴阳平衡来调整机体脏腑功能，从而使机体恢复至正常状态。西医则强调解剖学、细胞学和细菌学的局部病理改变，治疗上针对疾病的直接原因采取对抗性措施，在疾病的诊断、病理过程和预后方面有一定的优势。既然中西医各有自己的优势和特色，针灸学就应大胆吸收现代医学的发展成果，弥补学科自身的不足，特别在临床诊断上，应合理使用各种仪器检查，对疑难疾病作出明确的诊断，这有利于提高诊断水平与治疗效果，也可避免一些医疗纠纷的发生。例如，对后背部疼痛的诊断，除了询问病史、体格检查之外，还应进行颈椎放射学检查。对于治疗效果不佳的患者，还应考虑胸腔疾病，甚至腹腔疾病的可能。临床上我们会发现不少恶性肿瘤患者，应尽量为患者肿瘤早期治疗提供机会，避免发生误诊。又如，对肩关节疼痛的诊断，除了常见的肩周炎之外（占肩痛的比例为20%左右），还要考虑颈椎间盘突出、心脏和肝胆疾病、肩袖损伤、肱二头肌长头腱炎等疾病的可能，此时需要进行必要的仪器检查，有准确的诊断才能有的放矢。随着科技的发展，以后针灸医生会配备便携式超声仪，从而对肌肉骨骼疾病作出准确诊断和精确治疗。

在西医诊断明确后，就可以对该疾病进行中医辨证。在针灸学中主要是经络辨证，根据经脉分布的部位和所联系的脏腑的生理病理特点，详细分析各种临床表现，确定病在何经、何脏、何腑，而后予以循经治疗。如腰痛患者，根据患者的疼痛部位区分太阳经腰痛、少阳经腰痛、阳明经腰痛、太阴经腰痛、少阴经腰痛，或是厥阴经腰痛，然后循经取穴：太阳经腰痛，取腰夹脊穴、委中、合阳、昆仑、承山；少阳经腰痛，取局部阿是穴、悬钟、阳陵泉；阳明经腰痛，取腰夹脊穴、梁丘、足三里、条口；太阴经腰痛，取局部阿是穴、地机、阴陵泉、三阴交；少阴经腰痛，取肾俞、命门、太溪；厥阴经腰痛，取局部阿是穴、太冲、蠡沟。临床证明，通过分经辨证，循经取穴，往往取穴少，治疗效果佳。

二、精于取穴，直达病所

针灸选穴贵在于精，有时一针就能解决临床问题。2011年，美国医学界首次提出了"精准医学"的概念。2015年，美国总统奥巴马在国情咨文演讲中宣布了新的项目计划——"精准医疗计划"，希望以此可以引领一个医学新时代。精准针灸学就是精于取穴，针对疾病的本质进行针灸治疗。传统针灸学一直有精准的观念，如在中风偏瘫治疗中，《百症赋》曰"半身不遂，阳陵远达于曲池"，《玉龙赋》曰"原夫卒暴中风，顶门、百会"，《通玄指要赋》曰"且如步行难移，太冲最奇"。针刀学也体现了精准的观念，"选穴少，疗效好"一直是针刀的优势。在临床上，对于急性腰扭伤，选用百会一穴可以起到立竿见影的效果。对于慢性结肠炎，则选用扶突，通过刺激迷走神经而起到消炎的作用。对于小便失禁，则选用中髎，也能取得特别好的疗效。我们对36例脊髓损伤后引起的神经源性膀胱电针中髎，治疗8周后排尿次数、漏尿次数、排尿量、最大膀胱容量、最大逼尿肌收缩压、平均尿流率、残余尿量较治疗前明显改善。

精于取穴的成功与否，其本质上取决于对所治疗疾病的认识程度，取决于对针灸学取得疗效的内在基础的认识。例如，针灸治疗中风后遗症，需要考虑中枢神经层面、脊髓层面和局部肌肉层面的治疗，中枢神经层面选用头皮电针，脊髓层面选用颈髓膨大和腰髓膨大的夹脊穴，而肌肉层面则选用伸肌穴位，上肢如肩三针、曲池、手三里、外关、合谷，下肢如血海、阳陵

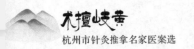
泉、足三里、三阴交。电针效果比单纯留针效果为佳，并且频率在 18～22Hz 时，疗效尤为明显。

三、头针新用，重识原理

头皮针疗法在我国已有 40 多年的发展历史。焦顺发以简单的皮质定位为基础来治疗神经系统疾病，他尝试通过头皮刺激来改变大脑皮质功能，并且取得了良好的疗效。限于当时人们对皮质认识的限制，也缺乏必要的基础研究，故一些重要问题未得到解决。例如，头皮刺激是如何影响大脑的？其确切神经通路是什么？对所需要治疗的疾病哪些是最佳治疗区？需不需要结合电刺激？电刺激的最佳参数是什么？这些问题一直困扰着临床针灸医生。后来，又有人提出了很多治疗方法，也取得了一定的疗效，他们将这些疗效归因于经络理论和全息理论。同时，也有人进行了一些实验研究，且结果显示头皮针能够改善大脑血供，改变神经递质的分布。但是核心问题还是没有得到解决。而针对皮质的刺激技术，从解剖结构学研究、计算机模拟电流分布研究和动物实验，都证实外部电流能够刺激皮质神经组织，从而发挥治疗作用。因此，传统的头皮针疗法可以吸收这些脑刺激的原理，把这些当前研究成果创新性地应用于针灸临床，并保持跟踪最新前沿知识，以使头皮针疗法不断发展。

尽管人们在 1984 年制定了头皮针的国际标准，但由于存在不同的头针学说，因此头皮针的取穴也有不同的方法，总的来说都遵循三种理论：皮质功能分区理论、经络理论和全息理论。随着大脑皮质神经生理学的研究进展和神经影像学技术的进步，人们对大脑皮质的认识越来越清晰，在治疗区选择上也越来越精确。例如，对中风偏瘫的治疗，皮质刺激植入位置通常位于患侧的感觉运动皮质和病灶周围区域（大部分运动前区）。如果是大面积皮质梗死，皮质间神经联络被广泛破坏，那么运动前区或初级运动皮质/初级感觉皮质刺激通常是无效的，那么选择运动前区＋顶叶皮质能够提高运动功能。因此，头皮针在选择治疗区时应参考当前的皮质刺激的经验、神经生理学的研究进展和神经影像学提示的大脑皮质激活区域分布，这样选择治疗部位会更有针对性，从而提高疗效。

传统头皮针对功能区的定位多不够准确。有研究结果显示，焦顺发与国际头针穴名标准方案中有关运动区和感觉区的取穴方法实际上均靠前，应分别后移0.9cm和1cm，且并不完全与大脑皮质功能区中央前回、后回相对应。当前头针疗效特异性不显著，可能与取穴靠前，并未能真正刺激到相应的皮质有关。因此，要取得疗效，我们应借助皮质刺激的定位方法，以解剖标志与CT、MR相结合，准确定位，以提高治疗的精确性。在体表标志定位方面，目前Taylor-Hanghton线方法能精确定位中央沟和外侧裂。Velasco等发现该方法定位准确，中央沟的平均误差为1.6mm，范围在0～7mm。为了加强疗效，可在针灸针上使用电刺激仪，并对不同疾病采取不同的刺激参数。另外，应延长针刺治疗时间，优化治疗方式，从而提高疗效。

临证医案

1. 眩晕（放射性脑损伤）

【案例1】

患者资料 李××，女，42岁。2015年10月8日初诊。

主　　诉 放疗后头晕、耳鸣1年余。

病　　史 患者于2013年3月被诊断为"右上肺腺癌"，表皮生长因子受体突变，口服吉非替尼40天后无好转，于2013年6月在北京大学第一医院住院行"右上肺癌根治术"，术后行AP（阿霉素＋顺铂）方案化疗1次。2014年2月发现脑转移，2月11日行全脑放疗（39Gy/13），5月20日行4次AC（阿霉素＋环磷酰胺）方案联合重组人血管内皮抑制素注射液化疗。2014年6月开始出现头晕、耳鸣，走路不稳，呈醉酒步态，尤以夜间为甚。头颅MR显示：两侧基底节及额叶白质区少量腔隙灶，小脑T_1低信号，T_2高信号，考虑小脑

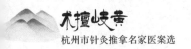
损伤。至浙江省肿瘤医院、浙江大学医学院附属第一医院、浙江大学医学院附属第二医院等医院就诊，诊断为"放射性脑损伤"。2014年10月后到各家医院诊治，期间行中药、针灸、埋线等治疗，一直无明显好转。2015年10月遂来我院治疗。

西医诊断　放射性脑损伤。

中医诊断　眩晕，心脾二虚证。

治　　则　开窍醒神，调和气血。

治　　法　取穴：足运感区、平衡区。以上两组穴位均接电针，采用连续波，频率20Hz，每次1小时，每日1次，每周5次，双休日休息。3个月后，患者步态渐稳，头晕、耳鸣缓解。1年后，能独立上下楼梯，自行开车来院检查治疗，基本治愈。

按　　语　颅脑及颈部肿瘤患者在放射治疗后出现放射性副作用较为常见，一般可分为以下三种：①急性放射反应，放疗后24小时至7天，临床表现为颅内压增高。②早期迟发反应，放疗后几周至6个月内，临床表现为放疗前症状再现。③晚期迟发反应，放疗后6个月至数年，临床主要表现为颅内血管内皮损伤，目前没有特别有效的治疗方法。本例患者采用头皮电针刺激皮质下肢运动区和小脑区，增加神经可塑性，减轻神经损伤，期间配合运动训练，增加有氧运动，增强心肺功能，以促进患者整体恢复。

2. 癃闭（马尾神经损伤）

【案例2】

患者资料　钱××，男，72岁。2016年10月8日初诊。

主　　诉　大小便失禁1天。

病　　史　患者下肢麻木3年，后出现麻木加重，步态不稳。2016年7月27日到某院就诊，7月29日行MRI检查，结果显示：L_{4-5}和L_5—S_1椎间盘突出，椎管狭窄。2016年8月1日行"椎间盘后路减压椎间融合内固定术"，手术过程顺利，术后出现二便失禁，双下肢无力，肌肉萎缩。为进一步行康复治疗，于2016年10月7日转入我院。

检　　查　患者神清，大小便失禁，双下肢肌力4级，轻度萎缩，不能独立步行，轮椅出行，生活无法自理。

西医诊断　马尾神经损伤。

中医诊断　癃闭，肾阳虚衰证。

治　　则　温补脾肾，益气启闭。

治　　法　取穴：足少阴、太阳、阳明、背俞经穴；肾俞、中髎、委中、承山、血海、足三里、阳陵泉、三阴交。肾俞、中髎、三阴交穴位加电针，采用连续波，频率20Hz，每次30分钟；其余穴位平补平泻，留针30分钟，每周5次。10次后，患者能控制大便，在家属搀扶下行走。1个月后，患者能自主控制小便，但在咳嗽和喷嚏时有小便溢出。2个月后，患者能行走自如，上下楼梯，大小便能控制，生活自理，出院。

按　　语　引起腰椎术后发生马尾综合征的因素有很多，如麻醉意外、术中操作不当、引流不畅、血肿压迫等。针灸治疗马尾神经损伤所致的大小便失禁，关键在于穴位的选择。我们主穴选择中髎，这是因为膀胱逼尿肌虽然受S_3支配（100%）、S_4支配（约90%）、S_2支配（约80%），但在支配强度上，S_3最强，S_4略次之，S_2较弱。同时，电针的频率选择对尿失禁的治疗尤为重要。有研究表明，5～20Hz为最佳频率，低于5Hz可能激惹逼尿肌，20～50Hz则适用于治疗压力性尿失禁。另外，针对患者下肢无力，根据扶正与祛邪同治、治痿独取阳明的原则，选择肾俞、委中、承山、血海、足三里、阳陵泉、三阴交等穴，激发经脉阳气，通行经脉气血，标本同治，取得了满意的效果。

代表作

《神经肌肉电刺激治疗脑损伤后吞咽障碍的疗效观察》

（撰稿人：赵健乐）

俞年塘
医师临证经验总结

俞年塘，男，生于1971年，安徽铜陵人。副主任中医师，医学硕士。1995年毕业于安徽中医学院（现安徽中医药大学）中医学专业，毕业后入职安徽省铜陵县人民医院。2009年考入安徽中医学院（现安徽中医药大学），2012年研究生毕业后入职杭州市桐庐县中医院。现任桐庐县中医院推拿科主任。兼任浙江省中医药学会推拿分会青年委员、杭州市针灸推拿学会理事。

擅长运用针刺、艾灸、推拿、整脊、放血、火罐、刮痧、中药等方法治疗常见病，尤擅长隔姜药物铺灸。

主持课题6项，参与科研项目18项，发表论文多篇。

学术思想及经验

俞医师善于运用针刺、艾灸、推拿、整脊、放血、火罐、刮痧、中药等方法治疗颈肩腰腿痛、中风、面瘫、风湿及类风湿性关节炎、强直性脊柱炎、虚寒性胃炎、慢性盆腔炎、过敏性鼻炎、失眠、痛经、慢性支气管炎、支气管哮喘等疾病，擅长针推治疗颈椎病、腰椎间盘突出症；"醒脑开窍"和"通督调神"针刺法治疗中风；三伏贴、三九贴、铺灸进行"冬病夏治""冬病冬治"。经蔡圣朝铺灸疗法启蒙，结合多年实践经验及查阅相关资料，形成了一套独特的俞氏隔姜药物铺灸方法。

铺灸又称长蛇灸、督灸。"针之不为，灸之所宜。"隔姜药物铺灸以姜铺底，配合中药及艾灸，火力温和而深透，具有强壮补虚、祛瘀通脉的作用，临床多用于治疗虚劳顽痹。脊柱是奇经督脉循行之所在。督脉是阳脉之都纲，统摄全身阳气，维系人身元气，具有涵蓄人身精血、调节阴阳真气的作用。铺灸用姜散寒消肿，通过艾灸温和火气的逐步渗透，经脊柱督脉传导，从而外通四肢，内达脏腑，达到内病外治、直达病所之效。

铺灸疗法在古代是一种发泡疗法，古人认为越是发泡出现瘢痕，效果就越好。但是，随着人们生活水平和生活品质的提高，如果在治疗中因为产生水泡继而出现瘢痕，那么大多数患者可能不太接受，甚至部分患者会将此视为医疗事故。为此，俞医师对铺灸疗法进行了改良，大幅降低了患者水泡的发生率，减少了瘢痕的出现。经改良的铺灸疗法是目前灸疗中施灸范围最大、单次灸疗时间最长的灸法。取穴多选大椎至腰俞间督脉及相应双侧膀胱经区域。一般做一次需要用2kg生姜，生姜切成黄豆大小的粒状。铺生姜的目的一是防止患者被烫伤；二是因为生姜性味辛、微温，归肺脾胃经，有发汗解表、温中止呕、温肺止咳的功效。治疗时再利用艾绒的温和火力来深透经络。在高温下，药性便会往人体内渗透，直达病所。铺前撒一些特效药，铺完之后将事先准备的艾炷沿督脉、双侧膀胱经铺在生姜上。所有的药物铺完

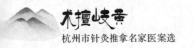

后，患者身上便呈现出三条龙形的艾炷。约半小时，艾炷会慢慢燃烧到底，而整个燃烧及治疗过程会持续2个多小时。

隔姜药物铺灸方法：①将甘遂、延胡索、白芥子、细辛、雷公藤、川芎、丹参、吴茱萸、独活、桂枝等中药粉碎后过80目筛，制成中药粉末备用。②取优质艾绒制成底面直径约4cm的圆锥形艾炷备用。③根据铺灸面积取生姜2kg，用刀先切成片，再切成条，最后切成米粒至黄豆大小的姜粒备用。④在治疗大多数疾病时，患者取俯卧位，暴露脊柱，将脊柱擦拭干净后，把备用的中药粉末摊在治疗区域（以 C_1—S_4 督脉线为中心，向左右两侧延伸至夹脊穴、背俞穴区域）；对于虚寒性胃痛患者，在行俯卧位铺灸后，再行仰卧位（以上脘—中极穴任脉线为中心，向左右两侧延伸）铺灸；对于腰椎间盘突出症患者，在腰部病变处，以 L_1—S_4 督脉线为中心，向左右两侧延伸至夹脊穴、背俞穴区域，即长为 L_1—S_4 距离、宽约为15cm的长方形，厚约3cm；沿长方形向患侧骶髂关节、臀部环跳至委中的坐骨神经疼痛分布区进行铺灸。⑤在治疗区域的中药粉末上先铺姜粒，然后放置备好的圆形艾炷。每个艾炷上用胶头滴管滴95%的酒精一滴，便于同时点燃艾炷，待其充分燃烧后，再换1壮。每次灸3壮后，取下药末及艾灰，擦拭干净。以上铺灸方法7天1次，3次为一个疗程。

这种治疗方法具有调节机体免疫功能的作用，可以强壮补虚，以治虚劳顽痹等症。灸疗时节多为三伏三九天，各做3次，连续3次为一个疗程，平时发作时也可治疗。铺灸所用药物具有舒筋活络、祛风止痛的作用。该灸法具有艾炷大、火气足、温通督脉及膀胱经诸腧穴的特点，能起到强壮真元、祛邪扶正的作用，从而鼓动气血流畅，则痹证自愈。采用鲜生姜粒、艾绒作为铺灸材料，可发挥生姜与艾绒温经散寒、温通经络的作用，同时借助艾绒的火力来提高铺灸药物对机体的渗透性，药力直接作用于病所，扩张其周围血管，改善病变组织的血液循环，增加血流量，清除组织间水肿，加速病变组织周围酸性代谢产物的清除，松解病变组织周围的粘连，使无菌性炎性反应得以清除，从而取得显著疗效。

俞氏隔姜药物铺灸治疗慢性重症患者的生姜粒和艾炷的制作、铺灸方法、高温铺灸时的处理介绍如下。

重点：隔姜药物铺灸方法（姜粒及艾炷的制作、大范围循经取穴施灸）。

难点：①不同疾病选取不同的中药配方；②选取优质艾绒，将自制的圆锥形硬纸板制成底面直径约4cm的圆锥形艾炷备用；③每个艾炷上用胶头滴管滴95%的酒精一滴，便于同时点燃艾炷，待其充分燃烧后，再换1壮。

创新点：①自制的圆锥形硬纸板能快速制成圆锥形艾炷；②每个艾炷上用胶头滴管滴95%的酒精一滴，便于同时点燃艾炷，可以获得良好的临床效果；③以督脉线为中心，向左右两侧延伸至夹脊穴、背俞穴区域并辨证循经取穴施灸。

临证医案

俞氏隔姜药物铺灸主要应用于强直性脊柱炎、风湿及类风湿性关节炎、颈椎病、慢性腰痛、支气管哮喘、虚寒性胃炎、慢性胃肠炎、慢性腹泻、神经衰弱及虚劳诸证。以姜铺底，配合中药及艾绒，火力温和而深透，具有强壮补虚的作用，临床上多用于治疗虚劳顽痹之证，可温通利脉，祛瘀止痛。

1. 腰痛病（腰椎间盘突出症）

【案例1】

患者资料 张××，女，54岁。2013年3月15日初诊。

主　　诉 腰痛伴右下肢疼痛10年，加重3个月。

病　　史 患者10年来自觉腰痛伴右下肢疼痛，每因劳动或遇寒冷则发作。每次发作时自觉腰部重滞下坠，俯仰不利，夜间加重，活动痛甚。近3个月上诉症状加重。

检　　查 右侧L_{4-5}椎间隙右侧0.5cm处压痛（＋），直腿抬高试验及加强试验（＋），弯腰受限，腿不能外旋，臀局部压痛明显，局部呈痉挛性隆起

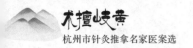
状。CT检查：L₄₋₅椎间盘突出。舌质淡暗，苔薄腻，脉沉涩。

西医诊断　腰椎间盘突出症。

中医诊断　腰痛病，阳虚寒凝，瘀血阻络。

治　　则　温阳逐湿，活血通络。

治　　法　（1）针刺治疗　取患侧肾俞、大肠俞、气海俞、委中、承山、阳陵泉、腰夹脊穴，予平补平泻，留针30分钟，期间行针2次。

（2）俞氏隔姜药物铺灸治疗　①腰痛散（杜仲15g，川芎10g，延胡索15g，细辛6g，桂枝15g，独活15g，丹参10g，牛膝15g，经粉碎后过80目筛，制成中药粉末备用）。②余同经验总结。

针刺每天1次，每6天间隔1次；第6天隔姜药物铺灸1次，休息1天。共治疗3周，患者痊愈。

按　　语　俞氏隔姜药物铺灸治疗腰椎间盘突出症所用药物具有舒筋活络、化瘀止痛的作用，可加快局部血液循环，减轻神经组织压迫感，改善神经根组织痉挛，不仅可以消炎镇痛，而且可以减少各种生化物质刺激神经根以缓解疼痛，促使突出物还纳或改变突出物与神经根的位置。

2. 喘证（支气管哮喘）

【案例2】

患者资料　叶××，女，53岁。2015年10月12日初诊。

主　　诉　喘咳上气，胸胀闷时作10余年，复发1天。

病　　史　患者喘咳上气，胸胀闷时作10余年，近日又作，咳嗽，咳痰色白、量多易咳。纳谷不香，大便溏稀。

检　　查　舌暗红，苔白腻，脉弦滑。

西医诊断　支气管哮喘。

中医诊断　喘证，痰湿壅肺，脾失健运。

治　　则　健脾补肺，止咳化痰平喘。

治　　法　（1）中药治疗　苍术10g，法半夏10g，陈皮10g，茯苓15g，苏子10g，白芥子10g，炒莱菔子20g，生黄芪20g，党参15g，炙紫菀12g，桂枝10g，炒白芍12g，干姜6g，五味子10g，焦山楂15g，炙甘草6g，水煎服，每天一剂，分2次服。

（2）针刺治疗　取天突、膻中、尺泽、列缺、合谷、足三里，予平补平泻，留针30分钟，期间行针2次。

（3）隔姜药物铺灸治疗　①克哮散（麻黄10g，杏仁10g，苏子10g，白芥子12g，延胡索12g，制甘遂6g，炒细辛6g，经粉碎后过80目筛，制成中药粉末备用）；②余同经验总结。

针刺每天1次，每6天间隔1次；第6天隔姜药物铺灸1次，休息1天。共治疗4周，患者痊愈。

按　语　哮喘是一种常见的支气管过敏反应性疾病。内源性、外源性过敏原（如花粉、油漆、皮毛、牛奶）及呼吸道感染、寒冷空气、理化或精神因素可导致支气管发生痉挛、狭窄。哮喘临床表现为反复发作咳嗽、气喘等。本案例乃脾失健运、痰湿壅肺所致咳喘，故俞氏隔姜药物铺灸治以健脾补肺、化痰止咳平喘而奏效。

代表作

《中医治未病理论在针灸预防中风病中的研究进展》
《针灸治疗颈椎病相关性中风研究进展》
《针刺预处理对卒中早期预警研究》
《艾灸配合推拿治疗0级糖尿病足疗效观察》
《印堂穴温针灸配合隔姜灸治疗过敏性鼻炎的疗效观察》

（撰稿人：俞年塘）

郭守云
医师临证经验总结

　　郭守云，女，生于1922年，卒于2013年，浙江杭州人。副主任中医师，杭州市名中医。高中毕业后就读于杭州市卫生局中医理论班，系统学习中医，后跟随杭州市针灸名家楼百层大师学习针灸。1960年调任杭州市红十字会医院针灸科，任科主任。

　　从事针灸临床工作60多年，主要依循针灸理法方穴诊治规律进行辨证施治，常取四肢肘膝以下穴位，按五行生克制化理论选穴。在针灸穴位配伍方面具有独到经验。在临床治疗中取穴少而精，讲究针感及气到病所。一般治疗一种疾病只取2～6穴位，充分发挥穴位配伍的作用，讲究针感的补泻手法，自成一派。擅长治疗心脑血管疾病、气管支气管疾病、胃肠道疾病、运动系统疾病。较早在院内开展针刺麻醉下的各类手术，且效果显著。曾在外宾参观下展示针刺麻醉下的肺部手术，并获得了好评。20世纪80年代初即承担国内较早的留学生针灸带教任务，在国内外享有一定的知名度。

获杭州市科技进步奖三等奖1项，发表论文多篇，参与编写《浙江针灸医案选》。

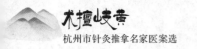
学术思想及经验

郭老在针灸临床上选穴精简，常三五穴即中病起效，依据的是针灸五输穴的五行生克制化理论，她每诊一患者必详细进行望、闻、问、切，明确中医的诊断辨证后再选穴施治，在行针补泻及留针时间方面均依五行理论进行操作。

穴位配伍在针灸临床治疗中具有重要意义，配穴是否恰当直接影响治疗效果。欲要配伍恰当，首先应熟悉腧穴作用，《席弘赋》云"凡欲行针须审穴"，《百症赋》有"百症腧穴，再三用心"，均强调了解腧穴的作用及配伍的重要性。郭老在针灸临床治疗中非常注重穴位的配伍。她对腧穴的属性了解通透，对配伍后所产生的作用有着丰富的临床经验。她选穴少而精，配伍后针对疾病作用强，故广泛为同仁所认可。其穴位配伍（对穴）部分经验总结如下。

（1）醒脑开窍对穴——膻中、内关　膻中为任脉经气所发，居两乳之间，为宗气之海；又善治气病，故称气之会穴。足太阴、少阴，手厥阴、少阳经与任脉在此穴交会，为心包络之募穴。膻中具有调气降逆、清肺化痰、止咳平喘、宽胸利膈之功效，常用于治疗短气、哮喘、咳嗽、心胸疼痛、心中懊侬、噎膈等症。内关为心包之络穴，又为八脉交会穴之一，与阴维脉相通。内关具有清泄包络之邪、疏利三焦、宽胸理气、和胃降逆、镇静止痛、宁心安神之功效，常用于治疗心胸憋闷疼痛、心悸怔忡、恶心呕吐、呃逆、咳嗽气喘、虚烦潮热、虚脱晕厥、妇人脏躁、癫狂等症。二穴配伍，具有开胸散结、降气化痰、通窍醒脑之功效。主治：①气厥之症；②妇人脏躁；③失音。

（2）清热肃肺对穴——鱼际、太溪　鱼际为手太阴经之荥火穴，有宣肺止咳、清热泻火、清利咽喉、消肿止痛之功效，常用于治疗发热、头痛、汗不出、咳嗽、咯血、哮喘、失音不语、消渴、小儿疳积、乳痈、掌中热等症。太溪为足少阴经之输土穴，原穴。足少阴脉气出于涌泉，流经然谷，至此聚而成太溪。太溪具有滋肾阴、退虚热、补命火、强腰膝、补肝肾、理胞宫、培土生金之功效，常用于治疗咽喉肿痛、牙根酸痛、耳鸣耳聋、咳嗽气喘、月经不调、消渴、失眠、遗精阳痿、手足逆冷、小便频数、腰脊疼痛、下肢无力等症。二穴配伍，具有滋阴润燥、清热泻火、止咳止血之功效。主治：①虚劳，症见骨蒸潮热、咳嗽、咯血；②秋燥，症见头痛身热、干咳无痰、咽鼻干燥、胸满胁痛、心烦口渴、舌干无苔。

（3）行气导滞、调和肠胃对穴——下脘、陷谷　下脘为任脉经穴，足太阴脾经与任脉之交会穴。穴在脐上2寸，正当胃之下口处，故名下脘。下脘具有和肠胃、行气滞、消积食之功效，常用于治疗胃痛、消化不良、脘腹胀满、呕吐、肠鸣腹泻、脾胃虚弱等症。陷谷为足阳明经输木穴，输主体重节痛，具有健脾化湿、祛风利水、舒筋活血、宣痹镇痛之功效。其属阳明之腧穴，健脾利水效果更佳，且有清热泻火、调和肠胃之功效。陷谷常用于治疗面目浮肿、肠鸣腹泻、足背肿痛、热病、目赤肿痛等症。二穴配伍，具有清热化湿、消食导滞、调和肠胃、健脾利水之功效。主治：①寒热错杂型胃脘疼痛；②脾胃虚弱、消化不良、腹胀肠鸣等症。

（4）舒筋活络、祛风止痛对穴——后溪、束骨　后溪为手太阳经输木穴，八脉交会穴之一，通于督脉。后溪具有宣通阳气、清热解郁、通络止痛之功效，用于治疗头项强痛、落枕、颈部扭伤、热病、癫狂、目赤咽痛、急性腰扭伤、手臂挛急等症。束骨为足太阳经输木穴，太阳主一身之表，风邪为患首当其冲，表阳被困，阳气不得宣通。束骨为输木穴，对疼痛有特别作用，故具有祛风散寒、发汗解表、宁心通络之功效，常用于治疗头项强痛、落枕、癫狂、目眩、耳聋、腰背痛、坐骨神经痛等症。二穴配伍，具有疏通太阳经气、祛风散寒、通络止痛之功效。主治：①头项强痛；②落枕；③腰腿痛。

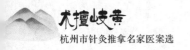

临证医案

　　郭老从事针灸临床工作60余年，至80岁高龄仍勤于出诊，临床上经其诊治的疑难病例不计其数。每有患者前来，必和蔼待人，详细问诊，查体按脉，待病情翔实后乃出针治疗，每每简单数针，即获奇效。现辑选部分病案如下（因郭老已过世，医案记载较早，故部分患者的详细信息已无法查明）。

1. 气厥（休克）

【案例1】

患者资料　患者，女，37岁。

主　　诉　神志不清，抽搐1小时。

病　　史　因神志不清，抽搐1小时前来我院急诊就诊。急诊室请会诊，家属诉患者精神抑郁，最忌惊恐刺激。在1小时前，有一人从背后大吼致患者受惊，以致突然晕倒，不省人事，牙关紧闭，四肢抽搐。

检　　查　患者面色红润，呼吸气粗，四肢僵直不温，脉弦滑。

西医诊断　休克。

中医诊断　气厥，肝气郁滞。

治　　则　开胸散结，降气化痰，通窍醒脑。

治　　法　取穴：膻中、内关。膻中以快速刺入进针，针尖向下，用泻法。行针1分钟后，患者开始清醒，但头晕心烦、四肢抽搐如故，继针内关，留针半小时。期间共行针3次。患者云心胸畅快，诸症俱消。嘱其回家静养，不必多虑。

按　　语　膻中为气之会穴，以治一切气病著称。凡是气病，症属气滞者，针之效如桴鼓，其目的在于散气消瘀。内关为八脉交会穴，通阴维脉。

阴维为病在脏，心腹一切痛苦、喜笑悲哭、胸憋中满皆可治。该患者正因气憋于心胸，不得疏散。此两穴配伍恰到好处，使所憋之气得以疏散，诸症俱除。

2. 咳嗽（支气管炎）

【案例2】

患者资料 患者，女，45岁。

主　　诉 咳嗽数日。

病　　史 感冒数日，身热咽痛，咳嗽不止。正值秋季，久咳不愈，伴有鼻燥咽干，痰少、黏稠难咳，时时痰中带有血丝。服用多种抗生素及镇咳药均无效。

检　　查 舌红苔少，脉细。

西医诊断 支气管炎。

中医诊断 咳嗽，阴虚燥热。

治　　则 滋阴润燥，清热泻火，止咳止血。

治　　法 取穴：鱼际、太溪。鱼际向掌心方向直刺0.5寸，用泻法，留针10分钟后出针，挤压针孔周围，令出血少许为佳。太溪直刺0.5寸，用补法，留针20分钟（亦可加用三阴交、尺泽等穴）。治疗一个疗程（10次）后，症告痊愈。

按　　语 鱼际为荥穴，能泻火，突出一个"清"字。太溪为原穴，主滋阴，突出一个"补"字。二穴配伍，一肺一肾，一泻一补，清上安下，水火交济，子母相生，祛邪扶正，滋阴润燥，清热泻火，止咳止血，功效益彰。该患者燥热伤肺，阴虚火旺，肺络受损。此二穴配伍，水火同治，恰到好处，诸症俱除。

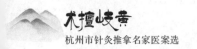
3. 胃脘痛（慢性胃炎）

【案例3】

患者资料 患者，男，50岁。

主　诉 反复脘腹胀满数年。

病　史 平素食少纳呆，因饮食不当导致胃脘胀痛，恶心欲吐，胃部伴有灼热感，大便时干时稀，下行不爽。

检　查 苔厚腻，脉细滑。

西医诊断 慢性胃炎。

中医诊断 胃脘痛，寒热错杂型。（由于脾胃虚弱，消化功能欠佳，因此平素常有脘腹胀满，食少纳呆。因饮食不当、食积化热出现寒热错杂症状。）

治　则 清热化湿，消食导滞，调和肠胃。

治　法 取穴：下脘、陷谷。首取下脘，直刺1寸，用平补平泻法，得气后留针20分钟。陷谷直刺0.5寸，用泻法，或接"6805"针灸治疗仪治疗20分钟。一个疗程（10次）后，症状缓解，胃部灼热感消失，无恶心欲吐；陷谷改用平补平泻法，并加用足三里、上巨虚等穴，加强健脾运化之功能，直至症状全部消失。

按　语 《胜玉歌》云：胃冷下脘却为良。下脘为病所处，促运化，行气滞，消积食。陷谷为循经远道配穴，清热泻火，调和肠胃。《备急千金方》云：治热病，肠鸣而痛，腹大满，善噫。二穴配伍，局部与远道结合，一上一下，上下呼应，共达清热化湿、消食导滞、调和肠胃、健脾利水之功用。对寒热错杂、食停肠胃、脾胃虚弱之证疗效益彰。

4. 落枕

【案例4】

患者资料 患者，男，35岁。

主　诉 颈项强痛1天。

病　史 因夜卧不慎，翌日晨起即出现颈项强痛，头痛不能俯仰，亦不能向左侧回顾，当向左侧扭头时，右侧天柱穴周围明显压痛。

检　查 舌淡，苔薄白，脉弦细。

西医诊断 落枕。

中医诊断 落枕，寒阻筋脉，经气不利。

治　则 疏通太阳经气，祛风散寒，通络止痛。

治　法 取穴：后溪、束骨。先取后溪，向掌心直刺0.8寸，用泻法。边刺边嘱患者活动颈部，待左右回顾疼痛减轻后，再取束骨，向足心直刺0.8寸，用泻法。同样边刺边嘱患者活动颈部，待颈部俯仰疼痛亦缓解后出针，局部拔火罐10分钟。1次针灸后，患者诉痛去2/3。翌日又针1次，痛止，症除，活动自如。

按　语 后溪、束骨同为太阳经之腧穴，五行属木，木能生火，以阳化阴，宣通本经阳气，祛风散寒，通络止痛，后溪偏治项强不能左右者，束骨偏治颈痛不能俯仰者。二穴配伍，一手一足，一上一下，同经相应，同气相求，相互促进，使疏通太阳经气、祛风散寒、通络止痛之功用倍增。该患者夜寐不慎，太阳经脉受寒，经气受阻，不通则痛，选用后溪、束骨二穴治疗，针到病除。

（撰稿人：刘承浩）

傅立红
医师临证经验总结

　　傅立红，女，生于1967年，浙江诸暨人。副主任中医师。1988年毕业于浙江中医学院（现浙江中医药大学）针灸学专业，同年进入杭州市第二人民医院（杭州师范大学附属医院）针灸科工作至今。兼任杭州市针灸推拿学会理事。

　　从事针灸临床工作30多年，能灵活运用各种针法、灸法和穴位配伍方法，在针灸科常见病、多发病及疑难疾病的诊治方面具有丰富的临床经验。擅长针灸治疗颈椎病、腰椎病、颈腰椎间盘突出症、各类骨性关节炎、中风后遗症、脑外伤后遗症以及术后肠粘连、肠胀气、尿潴留、面瘫、肩周炎等。

　　发表论文8篇。

学术思想及经验

1. 背俞穴的定位

背俞穴是十四经穴中特定穴的一种，是脏腑经气输注于背腰部的腧穴。其位于腰背部足太阳膀胱经的第一侧线上，大体依脏腑位置上下排列，分别冠以脏腑之名，共十二穴。背俞穴首见于《灵枢·背俞》篇，记载了五脏背俞穴的名称和位置。其曰：肺俞在三焦之间，心俞在五焦之间……肝俞在九焦之间，脾俞在十一焦之间，肾俞在十四焦之间。皆挟背相去三寸所，则欲得而验之，按其处，应在中而痛解，乃其俞也。但该篇未提及六腑背俞穴所在。《素问·气府论》提出"六府之俞各穴"，但未列出穴名，直到《脉经》才明确了肺俞、肾俞、心俞、脾俞、大肠俞、膀胱俞、胆俞、小肠俞、胃俞等10个背俞穴的名称和位置。此后，《甲乙经》又补充了三焦俞，《千金方》又补充了厥阴俞而至完备。现在针灸所谓的背俞穴，是以脏腑命名的十二个穴位，即肺俞、厥阴俞、心俞、肝俞、胆俞、脾俞、胃俞、三焦俞、肾俞、大肠俞、小肠俞、膀胱俞，已成为针灸临床上重要且常用的特定穴。

2. 背俞穴的诊断应用

背俞穴是脏腑经气输注于背部之处，有其特殊的分布规律，解剖上对应相应脏腑，生理上与脏腑经络之气相通，病理上存在阳性反应。在针灸临床上，除具有经穴的共同主治特点外，背俞穴还有其特殊的性能和治疗作用，对一些脏腑疾病具有很好的诊断作用。《难经·六十七难》曰"阴病行阳，……俞在阳"，故当脏腑器官发生病变时，就会在相应的背俞穴出现一些异常变化。通过细致的观察可以发现，内脏发生病变，相应部位的脊柱两旁会出现变化，如皮肤色泽、瘀点、脱屑、丘疹变化，肌肉形态的紧实、僵硬、凹陷、隆起变化，按之出现结节、条索状及软组织肿胀压痛，肌肉痉挛或萎缩，脊柱畸形或棘突偏斜、压痛等变化，对诊断相应脏腑病症有一定价值。这些异常变化通过参考体表反应的部位，可以推测可能出现病变的内

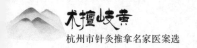
脏，如慢性支气管炎患者在肺俞会出现条索状；胃痛患者在脾俞、胃俞有压痛；胆囊炎患者疼痛除放射到肩臂外，胆俞也有压痛等。

3. 背俞穴的治疗方法和操作方法

背俞穴的治疗方法主要有毫针针刺、拔罐、电针、针刺拔罐合用、各种温灸、梅花针、刺血、拔罐刺血合用、按摩、药物注射以及药物外敷等。一般急性痛症多用毫针配合电针、拔罐，或梅花针和拔罐、刺血合用；慢性病症多用温灸、药物注射和埋线疗法、药物外敷等治疗方法。在针刺操作时应谨慎小心，必须精神集中，全神贯注，做到"治神"和"守神"，正如《灵枢·本神》曰"凡刺之法，先必本于神"，《灵枢·终始》曰"必一其神，令志在针"，以及《标幽赋》指出"凡刺者，使本神朝而后之；既刺也，使本神定而气随；神不朝而勿刺，神已定而可施"。这是因为背俞穴邻近内脏均为重要脏器，同时手法操作也不同于四肢穴位，不宜使用大幅度提插、捻转，以免刺伤内脏，造成不良后果。有关背俞穴的针刺深度，据古代文献记载，针刺背俞穴都较浅，均刺3分深左右。目前，在熟悉解剖学知识的前提下，可根据患者的体格/形适度掌握针刺深度，一般在十二胸椎以上的背俞穴，可斜刺5分～1寸深；在十二胸椎以下的背俞穴，可斜刺1～1.5寸深，针刺方向均是朝脊柱方向斜刺。

4. 背俞穴的治疗原则和主治病症

背俞穴的治疗原则是补虚泻实平调。除按辨证施治外，还可辨穴补泻，如探查该穴空虚松软则用补法，反之紧实僵硬、触之疼痛或有条索状结节则用泻法，肌肤弹性正常者可用平补平泻法。明代张介宾在《类经》中说："十二腧皆通于脏气。"由此可见，背俞穴与脏腑有着直接的联系。《素问·阴阳应象大论》指出"阴病治阳"等，说明背俞穴可治疗相应脏腑疾病。这是因为背俞穴具有特殊的分布规律，解剖学上对应相应脏腑，与其相应的脏腑位置相邻近，且与该脏腑在体表的投影接近，故不仅能主治所在部位局部和邻近组织器官的疾病，而且对脏腑的功能活动有直接影响，所以刺激背俞穴能够调节脏腑功能，主治脏腑相关病证，针刺之能直接影响脏腑功能的盛衰。例如，通过中药外敷、穴位注射背俞穴可治疗慢性支气管炎、哮喘等呼吸系统疾病；配合头皮针可治疗中风后遗症、脑外伤后遗症等；滑伯仁在《难经本义》中说"阴阳经络,气相交贯,脏腑腹背,气相通应",说明脏腑之气与俞募穴是相互贯通的。因此,背俞穴可以与募穴相配合,治疗肝胆、消化、内分泌系统疾病,如脘腹疼痛、胁肋疼痛、消渴、痛经、月经不调等,共同调整脏腑阴阳气血平衡;此外,还可以与下合、五输等相配治疗泌尿、运动、心血管等系统的疾病,如尿潴留、腰肌劳损、腰椎间盘突出症等,以及与五脏相关的五官九窍、皮肉筋骨疾患,故在临床上应用广泛。

5. 背俞穴的作用机制

背俞穴是脏腑经气输注于背腰部的腧穴,均位于足太阳膀胱经上,而膀胱经循行经过人体背腰部,全身经脉之气均可注入膀胱经,能够调整各经经气之虚实。此外,膀胱经背部挟督脉而行,与督脉关系密切。督脉又为阳脉之海,统领一身阳气,可以抵御外邪。通过临床观察发现,刺激膀胱经上的背俞穴不仅可以缓解肌肉痉挛,改善局部组织代谢,消除局部组织水肿,缓解神经血管的受压,而且可以消除或减轻躯体因素对内脏神经的影响,起到疏通经络、舒筋活血的作用,可以调节脏腑气血,改变人体的病理状态,恢复脏腑正常功能,使人体阴阳气血得以平衡。正是基于以上原理,在临床上,无论是背俞穴联合应用,还是分别与其他穴位配合应用,都取得了很好的临床疗效,且应用范围广泛,治疗方法多样。

临证医案

1. 胁痛（胆石症术后）

【案例1】

患者资料 王××,女,75岁。2017年7月25日初诊。

主　　诉 背部胀痛伴灼热发烫20余天。

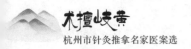

病　　史　1个月前因胆石症而在外院施行腹腔镜手术，术后自觉背部胀痛伴灼热发烫，痛及两胁，灼及胃脘部，午后及夜间尤甚，每每饮冰水以缓之，饮后复灼，寝食难安，伴口苦，纳差。

检　　查　苔薄黄，脉沉弦。

西医诊断　胆石症术后。

中医诊断　胁痛，肝胆郁热型。

治　　则　健脾疏肝理气，清热利胆和胃。

治　　法　取穴：肝俞、胆俞、脾俞、胃俞、太冲、阳陵泉。针刺得气后，电针肝俞、胆俞、脾俞、胃俞（均向脊柱方向斜刺），采用连续波，30分钟后拔罐10分钟；余穴直刺平补平泻，留针30分钟，每天1次。经治疗1次，胃脘部灼热发烫缓解，背部及两胁胀痛减轻；治疗5次，诸症消失；再加针5次以巩固疗效，共10次，病愈。经随访，至今未复发。

按　　语　肝、胆位于胁部，其脉分布两胁。若络脉受阻，则经气运行不畅，发为胁痛，日久则郁而化热，积于中焦。针刺肝俞、胆俞，以疏肝利胆；针刺脾俞、胃俞，以健脾和胃。根据《灵枢·九针十二原》"五脏有疾，当取之十二原"，故配肝之原穴太冲、胆之合穴阳陵泉，以加强疏泄肝胆经气，使郁结之气血通畅，达到健脾疏肝、清热利胆和胃之功。

2. 胃脘痛（胃炎）

【案例2】

患者资料　闫××，女，53岁。2017年5月11日初诊。

主　　诉　胃脘胀痛4天。

病　　史　4天前因琐事与人发生争吵，事后感觉胃脘胀痛，脘痛连胁，嗳气频频，不欲饮食，急躁易怒，伴呕逆吐酸苦水。

检　　查　苔薄黄，脉沉弦。

西医诊断　胃炎。

中医诊断　胃脘痛，肝郁犯胃型。

治　　则　疏肝理气，和胃止痛。

治　　法　取穴：肝俞、胆俞、中脘、下脘、天枢、足三里、太冲。电针肝俞、胆俞（均向脊柱方向斜刺），采用连续波，30分钟后拔罐10分钟；余穴直刺平补平泻，留针20分钟，每天1次。经治疗1次，上述症状缓解；治疗5次后，诸症消失。

按　　语　恼怒气郁伤肝，肝失疏泄条达，横逆犯胃，气机阻塞，胃失和降，从而发生胃脘痛。此病机乃肝木克脾土，故针刺肝俞、胆俞以疏肝理气，腑会中脘。中脘又是胃之募穴，天枢乃大肠之募，故针刺中脘、下脘、天枢健脾和胃，配胃之合穴足三里、肝之原穴太冲，既疏泄过亢的肝胆之气，又培补被抑压之脾胃，使肝气平而胃气降。

3. 癃闭（产后尿潴留）

【案例3】

患者资料　陈××，女，25岁。2017年1月19日初诊。

主　　诉　小便不能自解4天。

病　　史　4天前剖宫产1子，产后小便不能自解，经用药（不详）、按摩、热敷后仍不能解出，遂行导尿术并留置导尿管3天，取导尿管后患者仍无法自解小便，遂请我科会诊。

检　　查　患者腹部膨隆，子宫脐上1横指，面色㿠白，神气怯弱，少气懒言。舌淡红，脉细弱。

西医诊断　产后尿潴留。

中医诊断　癃闭，气虚血亏。

治　　则　补肾调气，疏理三焦，通调水道。

治　　法　取穴：肾俞、膀胱俞、三焦俞、关元、气海、中极、足三里、三阴交。关元、气海、中极均平刺，电针关元、中极、足三里、三阴交，30分钟，特定电磁波治疗仪小腹照射30分钟；肾俞、膀胱俞、三焦俞平补平泻，留针10分钟，针后拔罐10分钟。治疗1次后，患者小便能自行解

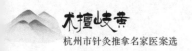
出，自觉腹胀减轻，痊愈出院。

  按 语 产后尿潴留多由产后气亏血虚，气虚无力推动津液运行，气血运化功能失调，而致膀胱气化不利引起。《素问·宣明五气》云："膀胱不利为癃，不约为溺。"肾主水，与膀胱互为表里。妇女以冲任为基础，新产之后，气血亏虚，冲任不固。中极、关元穴临胞宫，均为足三阴与任脉之交会穴，中极又为膀胱募穴，俞募相配，一前一后，一阴一阳，直接调节膀胱经气，加强了调节膀胱功能的作用。关元为足三阴与任脉之会，元阴元阳之交关，为补肾要穴，是男子藏精、女子蓄血之处，是人生之关要。三阴交为足三阴经交会穴，可调理肝、脾、肾以助膀胱气化。足三里为足阳明多气多血之穴。诸穴相配，共奏补肾调气、疏理三焦、通调水道之功。

代表作

《电针后隔姜灸治疗膝关节骨性关节炎50例》

（撰稿人：傅立红）

民间荟萃篇

宋正明
医师临证经验总结

　　宋正明，男，生于1958年，浙江临安人。自幼随祖父上山采药，用草药为当地百姓治病，在当地家喻户晓。1980年，跟随父亲学习针灸及其他临床治疗方法，同时在前进医学业余学校进修系统的中医理论知识，师从潘大江、魏康佰、严定梁、汤金土等名家，并拜浙江医科大学（现浙江大学医学院）药学系方尚土为师，学习中草药知识。1988年，通过杭州市余杭县（现杭州市余杭区）卫生局的医师资格考试，并在杭州市余杭县黄湖镇开设私人诊所，真正走上行医之路。1994年，在舟山军分区卫生中心针灸科工作。1996年至今，在余杭瓶窑开设宋正明中医诊所。兼任杭州市针灸推拿学会民营民间分会副主任委员。

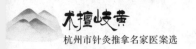

学术思想及经验

浅谈"针与灸"的临床应用心得

宋医师临床应用针灸已有四十余载，且疗效显著，尤其是对痛风及颈腰椎间盘突出的治疗更是深有体会。

其针灸的临床使用可以总结为三个字：点、位、度。

那么，何为"点、位、度"呢？

点，即阿是穴。

位，指除阿是穴外，还需根据临床症状进行分型，根据对应证型找到对应的部位及循行的经络，并进行辨证论治。

度，指在确定点和位后，还应把握施治的度，即我们常说的得红晕则止。

对于中医人来说，针灸是一个基本概念，但是对普通市民来说，针灸其实是两种不同的治疗手段。

针灸是针和灸两者的结合。针即通过针刺得气，舒筋通络，起到镇静止痛的作用；而灸则是通过艾绒烧灼产生温热，刺激经络，温化寒湿，从而温阳通络，增强人体自我修复、自我调节的能力，提高人体免疫力，对抗外邪，病痛自然就消失了。

针之不到，药之不及，必须灸之，这高度总结了灸治百病的理论。

宋医师应用针灸治疗急性期痛风病颇有心得。

痛风，属于中医学"热痹"范畴，表现为局部关节红肿、疼痛，轻者数日即可自愈，无须治疗，而严重者则疼痛难忍，甚至出现发热症状。

在急性发作期，可选阿是穴高处，用1.3cm长的不锈钢钢针直刺病灶，加艾绒温针灸，一般温针一次即可，起针后适当涂抹甲紫溶液。

（撰稿人：宋正明）

宋朝荣
医师临证经验总结

宋朝荣，男，生于1933年，卒于2018年，浙江余杭人。1953年，在杭州市临安县（现杭州市临安区）横畈区中西医联合诊所，负责石门巡回医疗工作。1983年，携子宋正明在杭州市余杭县（现杭州市余杭区）瓶窑镇开设宋氏中医诊所。1986年，于南京金陵骨伤科医院进修，取朱汉章老师"小针刀"之精华再结合艾灸经验，在治疗颈、腰椎间盘突出和骨质增生等疾病方面效果显著。先后受聘于永嘉县中心卫生院、宁波大榭卫生院、萧山市（现杭州市萧山区）衙前卫生院、杭州市拱墅区中医医院等，开设"颈、腰椎病专科门诊"。2008年，在全国名中医临床经验交流大会上，被国家中医药管理局授予"确有专长特技人才"称号。2010年，参加"国医大师程莘农院士针灸高级传承班"学习。2014年，被杭州市民间传统医学专业委员会聘为"一把草药，一根银针"指导老师。

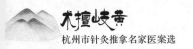

临证医案

1. 颈痛（颈椎间盘突出症）

【案例1】

患者资料 胡××，男。1996年8月17日初诊。

主　诉 颈项及左肩疼痛数月。

病　史 颈项及左肩疼痛数月，睡时左小指和无名指有麻木感，至浙江大学医学院附属邵逸夫医院就诊，颈椎CT提示：C_{5-6}椎间盘向左后突出。经多家医院治疗均无效，后经人介绍，来我所治疗。

检　查 C_{5-6}脊旁、肩外俞、天宗有明显压痛。

西医诊断 颈椎间盘突出症。

中医诊断 颈痛，气滞血瘀。

治　则 活血化瘀，行气止痛。

治　法 采用针刀切割、剥离粘连，火罐吸尽瘀血，加艾灸，外贴祛瘀活血膏，内服中草药9剂，痊愈出院，至今未发。

2. 颈痛（颈椎病）

【案例2】

患者资料 吴××，男。1997年7月17日初诊。

主　诉 颈项疼痛半个月。

病　史 颈项疼痛半个月。经杭州市中医院和浙江大学医学院附属第二医院会诊治疗，疼痛日增，无法入睡。经人介绍，来我所治疗。

检　　查　C_{3-7}旁有明显压痛点。左右手心浮肿并有紫色红瘀点，按之色退。左手腕和无名指及小指筋络抽动。

西医诊断　颈椎病。

中医诊断　颈痛，寒凝血瘀型。

治　　则　温经散寒，通络止痛。

治　　法　采用针刀在颈椎脊旁作切割、剥离，用火罐吸尽瘀血，然后在双手凡有红肿及十宣、四缝穴位上用三菱针放血，从上午9：00开始直到10：30结束治疗。内服中药：水牛角20g，生大黄12g，全蝎3只，蜈蚣3条，钩藤10g，牡丹皮10g，炮甲片6g。当夜疼痛大减入睡。第二天红肿色退。1周后回家调理，至今未发。

（撰稿人：宋朝荣）

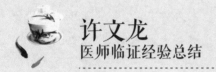

许文龙
医师临证经验总结

　　许文龙，男，生于1958年，浙江萧山人。执业中医师。1979年入职岱山县人民医院，1982年调入杭州市第二人民医院，1986年至今任许文龙中医诊所所长。兼任浙江省针灸学会委员、杭州市针灸推拿学会理事。

临证医案

口僻（面神经麻痹）

【案例】

患者资料 张××，男，47岁。2014年5月12日初诊。

主　　诉 口角歪斜1天。

病　　史 早上起床洗脸，发现左侧面部有歪斜，饮水有外流，鼻唇沟
歪，口眼歪斜，面侧表情动作消失，流泪，面肌痉挛。

检　　查 苔薄白，脉弦。

西医诊断 面神经麻痹。

中医诊断 口僻，脉络空虚，风邪入中。

治　　则 疏风散寒，活血通络。

治　　法 （1）方剂　牵正散加味：白附子12g，僵蚕15g，三七6g，全
蝎2只，蜈蚣3条，防风20g，地龙15g，地鳖虫15g，川芎12g，天麻12g。3
剂为一个疗程。

（2）针灸　翳风、阳白、四白、地仓透颊车、合谷、迎香、攒竹、内外
关、百会，留针20分钟，每天一次。外加膏药敷于病侧，每天一帖。一个疗
程后稍好转，继方，3个疗程痊愈。

按　　语 患者在治疗期间应保持心情愉悦，适当活动，按时睡觉及休
息，防止夜间受风寒之邪侵袭，忌食辛辣、生冷、油腻、海鲜，禁止饮酒。

（撰稿人：许文龙）

青年才俊篇

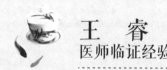

王 睿
医师临证经验总结

王睿，男，生于1987年，浙江杭州人。主治中医师，医学博士。毕业于成都中医药大学针灸推拿学专业，毕业后在杭州市中医院推拿科工作。师从浙江省名中医詹强教授，主攻应用平秘脏腑推拿治疗功能性内科疾病的临床及科研工作。兼任中国民族医药学会疼痛分会理事、浙江省针灸学会针刀专业委员会青年委员。

擅长在"平秘论"的指导下，运用中医推拿辨证施治法治疗失眠、功能性便秘、慢性疲劳综合征等功能性内科疾病。在采用整脊、推拿手法联合针刀治疗各型颈椎病、腰椎间盘突出症、肩部疾病、膝关节炎等疼痛性疾病方面积累了一定的临床经验。继承和学习詹强教授运用"夹胫推肘牵膝法"治疗膝关节骨性关节炎，"振筋通肩法"治疗中重度粘连冻结肩，以及"探穴针"对筋痹点的特殊松解方法等多种特色中医适宜技术。

主持科研项目3项，参与省部级、厅局级课题10余项，所参与项目多次获浙江省中医药科技创新奖和杭州市科技进步奖等。

临证医案

1. 不寐（睡眠障碍）

【案例1】

患者资料　齐××，女，25岁。2017年4月21日初诊。

主　　诉　睡眠质量下降伴日间乏力4个多月。

病　　史　患者于4个多月前转入重症监护室开始夜间值班后出现睡眠质量下降，以夜间难以入睡为主。日间心悸不适，神疲乏力。长期服用酒石酸唑吡坦片对症治疗，睡眠质量有所改善，但日间乏力情况未见明显好转。病情反复发作，周身酸胀疼痛不适，以脊柱颈胸段僵硬收紧感为主。以"睡眠障碍"诊治。

检　　查　体温36.7℃，心率87次/分，呼吸19次/分，血压105/63mmHg，疼痛VAS评分4分。颈椎双侧椎旁软组织广泛压痛，双侧$C_{3\sim6}$横突旁及棘旁压痛，双侧胸锁乳突肌、肩胛提肌和斜方肌僵硬。胸椎轻度右侧偏歪，$T_{3\sim6}$双侧棘旁压痛，以右侧为重。双侧膀胱经第一侧线可触及多处经痹点存在。舌质淡红，舌尖有红点，苔少，脉细数。

西医诊断　睡眠障碍。

中医诊断　不寐，心肾不交。

治　　则　平秘阴阳，交通心肾。

治　　法　在进行睡眠健康教育的基础上，以平秘脏腑推拿基本手法为主要治疗手段，根据中医证型选穴及手法补泻。

（1）头穴推拿　患者取仰卧位，术者使用一指禅推法从印堂向上推至神庭；沿印堂向两侧眉弓推至太阳；拇指按揉攒竹、鱼腰、睛明、百会、神

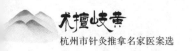
庭、太阳、角孙、四神聪及安眠等穴。最后用扫散法治疗头部胆经和督脉循行部位。

（2）脊柱推拿　患者取俯卧位，在脊柱两侧棘突旁和膀胱经第一侧线寻找经痹点，分别进行按法和拨法松解，最后以督脉及两侧膀胱经往返推法结束。配以横擦命门，以患者感透热为度。辅以双上肢牵拉抖法，以松解患者颈背部的紧张点。

（3）背俞穴和远端腧穴辨证施术　患者取俯卧位，辨证施术，配合以背俞穴为主的中医辨证取穴和手法。选择心俞、涌泉行一指禅补法、逆经推法。

按　　语　部分人群因个体工作时间与社会常规时间不一致，扰乱了人体正常的睡眠-觉醒周期，致使他们的生物钟与环境时间信息失去同步，引发人体节律系统紊乱，导致睡眠障碍。临床护士作为需从事夜班工作的特殊职业群体，频繁的昼夜轮班严重扰乱了人体正常的生物钟，所造成的职业伤害日趋严重。

药物治疗具有见效快、效果明显等优势，其不足之处是长期服用易产生认知功能损害、药物残留效应及潜在成瘾性等不良反应，特别是对需要长期维持轮班状态的护士，单疗程治疗虽然有效，但仍然暴露在节律紊乱的工作环境下，故如何提高其轮班适应能力亦是治疗的关键点，这是单独使用镇静催眠类等药物的不足之处。

睡眠障碍可以归属中医学"不寐""艰寐"等范畴。昼夜轮班所致不寐的主要病机是阴阳不交、阴阳失衡。日分十二时辰，气血依次循行于十二经脉，周流不息，畅达全身，濡养脏腑；当日夜颠倒的轮班工作扰乱了人体正常的生物节律，就会出现经脉循行的阴阳失调，引发脏腑疾患。故"天人合一，阴阳平调"是祖国医学的精髓，其从理论上阐述了自然界与人体睡眠节律之间的协调性。正常的睡眠需要人体阴阳气血的协调、脏腑功能的正常运转，故失眠虽有"肝郁化火""心肾不交""痰火内扰"等不同证型，但其本质离不开"阴阳失衡，阳不入阴"。

脏腑推拿是根据经络系统和脏腑部位，通过点穴手法，着重调整脏腑气机、恢复脏腑功能的推拿手段之一。脏腑推拿广泛适用于多种内科疾患，其中更以津沽脏腑推拿和振腹疗法等为主要代表。而平秘脏腑推拿是以《内经》"阴平阳秘，精神乃治"为纲领，在吸收诸多脏腑推拿大家学术思想的基础上，由浙江省名中医詹强教授结合自己多年临床经验所提出的集"理论、诊断、治则、手法"于一体的脏腑推拿诊治方案。

平秘脏腑推拿认为疾病的治疗不是一味地消除疾病，而是通过特定的药物或手法来协调脏腑功能，从而达到平衡即平秘之状态。推拿是基于中医基础理论指导下运用的一种治疗手段，临床治疗不应只选择局部的痛点和穴位，也不仅仅是针对局部的解剖位置异常，还应从整体出发，望闻问切，并结合现代医学相关理论，全面了解病情；再根据证型和经络循行交错的关系，配合经穴使用，辅以相应手法补泻操作，控制手法作用力的大小、方向、着力范围、频率和作用时间，并遵循阴阳八纲辨证施治的基本原则。这亦是传统脏腑推拿区别于西式整脊、康复疗法等的关键。

平秘脏腑推拿相较于针灸等其他中医外治法的优势，一因其属于天然疗法，安全、无毒副作用，在治疗过程中给人以舒适感，可以保证患者长期治疗的依从性；二因其操作简便、安全，适宜于基层单位推广使用。存在睡眠障碍的护理人员在接受治疗后，仍需要奋战在临床第一线，故重置患者的睡眠-觉醒节律，提高其对轮班工作的适应能力才是治疗的关键。平秘脏腑推拿的目的就是使患者重新归于"阴平阳秘"状态，维持患者的身心健康。

平秘脏腑推拿治疗通过手法施术，以疏通全身经脉气血，调整脏腑气机。具体操作以头穴作为主要施术部位，是因头部乃诸阳之会、百脉之宗，不仅六阳经和督脉直接上行，手少阴与手足厥阴经亦联络头面，其余阴经则通过经别合入相表里的阳经布散经气于头部。针对不寐病症，头穴推拿可通过经络穴位的作用内调五脏六腑，亦可清心解郁、安神定志。

配以脊柱推拿，是因中医认为，督脉及双侧膀胱经乃人体阳气化生之源，虽不寐乃阴阳不调所致，但"阳气者，若天与日，失其所则折寿而不彰"，病久亦先伤阳。而手法治疗应重振阳气温煦、推动的功能，才能更好地提高阴精的布散、滋养等功能。临床发现，睡眠障碍患者在夜间睡眠质量下降的同时，随之而来的即是感日间躯体过度疲劳和困倦，伴有全身无力的主观感受，会引起全身肌肉酸胀不适，尤以颈背部和腰部疼痛为主，最终进入"失眠—疲劳—疼痛"的恶性循环。通过手法对脊柱两侧应力点进行松解，可

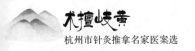

以缓解肌肉源性疼痛，这不单着眼于失眠本身，而是通过综合的康复治疗来提高患者整体的生活质量，亦是"平秘"二字的最佳体现。

膀胱经"从巅入络脑，还出别下项"，五脏背俞穴是各脏腑精气输注于背腰部的俞穴，内应于脏腑，外注于背部，故选择不同背俞穴辨证施法，能调和神志，补益心肾，滋养肝脾，使心肾交通，阴阳合和；最终可通过调理多个脏腑功能而调养元神，濡养髓海，促进阴阳平衡。背俞穴是最直接联络五脏的穴位，而人体生理功能是由五脏统领的，五脏调和则五志各守其所，五神亦能各安其居，宁神安眠。辨证论治是中医的基本指导原则，经络腧穴相互间配伍使用和手法操作频率、力度及方向的补泻差异是推拿发挥辨证分型思想的重要手段。上述诸法同用，旨在改变轮班工作睡眠障碍患者夜间阳不入阴、日间阴不入阳的紊乱情况。

2. 眩晕（颈源性眩晕）

【案例2】

患者资料 张××，女，42岁。2017年11月2日初诊。

主　诉 颈部疼痛伴眩晕1周，加重3天。

病　史 患者1周前因长时间加班，出现颈部广泛性酸胀疼痛，伴有明显眩晕感，头昏头重，视物模糊。眩晕，未有视物天旋地转感，无耳鸣耳聋，睁闭眼症状无明显差异，发作前无感冒等前驱症状。颈椎活动轻度受限，后仰可诱发颈部疼痛，尤以上颈段疼痛为主；左右旋转可加重眩晕不适。伴恶心，呕吐胃内容物数次，无恶寒发热、心慌胸闷等症状。休息后症状稍有缓解，3天前受凉后上述症状再次加重。既往否认有高血压、耳石症及梅尼埃病等疾病。以"颈源性眩晕"诊治。

检　查 体温37.2℃，心率78次/分，呼吸18次/分，血压121/72mmHg，疼痛VAS评分6分。颈部软组织僵硬、痉挛，压痛明显，以上颈段枕后三角区域为甚。双侧颈椎棘突旁、枕下肌群可触及多处经痹点存在。颈椎活动度轻度受限，左右旋转时可诱发眩晕不适。叩顶试验（一），双侧颈椎椎间孔挤压试验（一），双侧臂丛神经牵拉试验（一），左右旋颈试验（±）。双上肢肌力、肌张力正常，双上肢感觉对称，双上肢腱反射对称存在，病理征未引出。

西医诊断　颈源性眩晕。

中医诊断　眩晕，气滞血瘀。

治　　则　探穴松解，舒筋通络，提升清阳。

治　　法　探穴针操作如下：①患者呈俯卧低头位，尽量暴露颈枕部区域。②定点前术者需先对患者颈枕部、颈椎两侧和颈肩部的肌群进行查体，寻找关键的经痹点。③使用超微针刀（亦可选择5ml注射器针头代替，以"探穴"为核心，不拘泥于操作器械的形式），对经痹点一一进行松解，尤其对枕后肌群进行专门的"探穴"操作，刀口线可与人体纵轴一致，针刀沿皮肤45°斜向上方刺入，到达枕骨骨面后进行剥离松解。

整脊手法操作如下：针对枕后肌群痉挛疼痛者，使用适合中上段颈椎左右旋转式错位的仰头摇正法。当选用复位角度时，先将患者颈椎向前倾至某一特定角度，患者颈椎旋转时力点正好落于需要调整的错位椎体。嘱患者双手垂直放于身体两侧，以保持颈椎前屈角度，术者一手轻拿后颈，拇指按于错位横突隆起处下方作为"定点"，另一手托其面颊将头轻轻摇动，当摇至最大角度时，托面颊之手用有限度的"闪动力"和"定点"的拇指同时加力按压，使关节在活动中因定点的压力而复位。

治疗每隔4天操作1次，共计3次。15天为一个疗程，共治疗一个疗程。

按　　语　颈源性眩晕是中老年人的常见病之一，其发生的最直接原因是椎-基底动脉血供不足，病理机制包括椎-基底动脉自身迂曲硬化、颈椎失稳及颈背部软组织病变等，但部分病理机制尚不完全清楚。颈部肌肉痉挛，软组织损伤所形成的炎症、水肿或创伤性结缔组织、瘢痕均可直接压迫椎动脉或刺激交感神经丛而引起椎动脉痉挛，特别是枕后三角区域的软组织疼痛痉挛，易压迫椎动脉。这是因为枕后三角区域的肌肉包括头后大、小直肌和头上、下斜肌，如果肌肉发生痉挛，就会导致枕后三角区域变小，直接压迫椎动脉，或头半棘肌、斜方肌等枕后肌群痉挛，寰椎与枕骨间隙变小，间接刺激或压迫椎动脉。

枕后三角区域影响着颈椎各方向的活动，而软组织的粘连通常发生在人

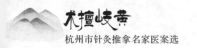
体功能活动较强、肌肉运动幅度较大的部位。在外界致病因素的长期影响下，颈部肌肉、肌腱、韧带等发生劳损，继而出现疼痛、挛缩及无菌性炎症，造成颈椎动态和静态的力学平衡失调。在力的持续作用下，肌肉等软组织内压力增高，使组织血流不畅而导致局部营养供应障碍，而长时间缺血可造成组织营养不良性损伤，部分软组织发生局部损伤后，由于周围的力平衡失调，因此附近软组织必然承受更多的额外的力才能维持平衡，最终造成整个颈段脊柱处于失稳状态，导致软组织损伤、小关节紊乱，并造成椎动脉血管扭曲、痉挛，以及正常的血液循环受阻，从而出现头晕、恶心、颈项部疼痛、视物模糊等临床症状。

詹强教授认为，中医的脊柱可分为天、人、地三部。脊柱的相关性疾病症状不一，有局部疼痛、麻木，也会出现内科相关性症状（如咳嗽、胸闷、心悸、胃痛等）。临床上可以运用中药、针灸、推拿、微针刀、浮针、探穴针等方法进行治疗，具体选择得当与否则十分关键。在本病案中，枕后肌群僵硬疼痛属于"筋伤"疾病，宜选用微针刀、浮针、探穴针松解筋膜；对于颈椎小关节错缝，则应选用整脊手法。本病案体现了应用詹强教授"三部三层"理论治疗脊柱相关疾病的宝贵经验，先通过四诊明确损伤部位深浅，而后逐部分层治疗。根据病情变化及病变部位，采取由外向内、由表向里，按照"天-人-地""三部三层"理论逐层治疗，也可视病情采用二部或三部同时治疗。本病案中是针对人部筋层和骨层同时进行治疗的。

（撰稿人：王　睿）

牛森林
医师临证经验总结

牛森林，男，生于1982年，河南项城人。主治中医师，针灸学硕士。2009年毕业于浙江中医药大学。师从浙江针灸名家陈华德教授，并受赵健乐主任的指导和影响。现任武警浙江省总队医院康复理疗科副主任。兼任浙江省针灸学会疼痛专业委员会委员、浙江省针灸学会康复专业委员会委员、杭州市针灸推拿学会理事。

学术上博采众长，继承传统又融汇新知。临床上应用针灸、针刀、推拿正骨、穴位注射等并融合康复技术，辨因辨证治疗各种疾病，如眩晕、头痛、耳鸣、失眠、尿失禁、月经不调、胃病、近视、复视、干眼症、中风后遗症、小儿抽动症，以及颈肩腰腿痛等病症，取得了显著效果。

发表论文10余篇，参与翻译出版《脑外伤医学——原理与实践》。

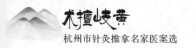

学术思想及经验

以"整体观"和"调衡论"治疗肌骨病症

"整体观"是中医学的精髓,其认为人体的脊柱四肢、筋膜软组织、内脏等都处于一个平衡的整体中,一旦失衡,人体就会出现病症。牛医师在诊治疾病时,倡导从"整体观"和"调衡论"入手。例如,在治疗心悸、胃病时,除考虑心、胃本身的问题外,还要考虑颈椎和胸椎小关节紊乱也会引发相关的病症。又如,针灸治疗膝关节疼痛,局部取穴往往能很快取效,但易复发。复发的原因一是处理的部位虽为最原始的病因部位,但处理不够彻底;原因二是仅仅处理了症状部位的病因,但没找到根本原因。这就需要我们从"整体观"考虑,除了考虑膝关节本身的问题外,还要找到引起膝关节疼痛的根本原因,如有些是腰源性膝关节痛。膝关节周围的韧带软组织主要由腰骶部的神经节段支配,皮肤感觉神经节段位于 L_3—S_2。当腰方肌、腰大肌、臀中肌等肌肉发生损伤时,相关肌肉会收缩刺激邻近的神经,腰、骶丛神经受到刺激后,会引起膝关节周围肌群紧张痉挛,局部血供减少,出现微循环代谢障碍,以致膝关节反复疼痛。针对此类情况,我们在治疗膝关节的同时需对腰臀部进行治疗,这样才能使疗效持久、巩固。此外,也有由踝关节问题造成膝关节疼痛,我们需要调整踝关节的组织结构、整体力学力线,重构平衡,才能解决膝关节疼痛。

部分患者头晕头疼症状的病因是颈源性的。颈椎生理曲度改变、寰枢关节齿状突和侧块不对称都可能引起枕后肌群及筋膜紧张、痉挛,激惹椎动脉和颈丛神经,从而引起头晕头疼。对颈椎进行针灸推拿等治疗后,虽然症状可得到缓解,但很快又会复发。这就需要我们从"整体观"考虑,除检查颈椎外,还要考虑胸椎、腰椎,甚至踝关节等的问题,也可能是多年前踝关节扭伤，长期的反复发作的陈旧性疼痛而引起步态改变，导致骨盆倾斜，影响脊柱的中轴稳定，从而造成脊柱生理曲度改变。在找到根本病因后，再对症对因治疗，重构平衡，则疗效往往持久。

"调衡论"并非使肌肉、关节、脊柱达到绝对解剖学意义上的稳定、平衡，而是一种相对的平衡和稳定。有些人在适应一些习惯性的机体失衡状态后，肌肉软组织、关节等通过代偿，就会出现一种失衡状态下的"平衡"，可能不出现临床症状，也就无须调整至解剖学意义上的"平衡"状态。

"三辨""三分"治疗肌骨病症

"三辨"，即诊断过程中的辨病、辨证、辨因。在整体辨病的基础上，根据疾病的特点，结合患者的体质等辨证施针、辨证施术、辨证施药，并制定针对性的治疗方案。其中尤为重要的是辨因，除明确病变的部位外，还要透过症状看本质，找到疾病的直接原因和间接原因，去除病因，方可取得理想的近期疗效和远期疗效。

"三分"，即治疗过程中的分期、分层、分量。例如，对于急性期颈腰痛，急则治其标，用针刺远端取穴，郄穴或经验效穴，或刺络拔罐，或局部封闭，都能即刻见效，但外周软组织不整体松解，中轴核心不稳定，则疗效多不持久。急性期慎行推拿、牵引等治疗，而需待慢性期再行牵引、手法正骨等整体调衡，疗效方能长久。肌肉软组织损伤有浅、中、深层次之别，又分紧张、痉挛和挛缩等不同的病理阶段。我们需要根据患者的不同情况来决定刺激量的大小，分别选用不同的治法和针具，轻症轻治（如用微针、毫针等进行治疗），重病重治（如用针刀和火针、穴位注射等进行治疗），方能取得可靠、稳定的远期疗效。

通督调任论治内科病症

在治疗失眠、胃脘病、月经病等疾病时，除常规取穴外，还常选用任脉的神阙。神阙又名命蒂，位于脐中部，为胎儿从母体获取营养的通道。脐为

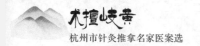
先天之本源，又为后天之根，故神阙为经络之总枢、经气之海，外统全身经络，内连五脏六腑、脑及胞宫。艾灸或针刺神阙，能激发本源之经气，提高疗效。在治疗眩晕、头痛、耳鸣、近视、复视、干眼症等疾病时，除常规取穴外，还常取督脉的百会。百会别名"三阳五会"，为百脉之宗，人体的十二经脉都聚会在此，对调节人体的阴阳平衡起着十分重要的作用。百会留针2小时甚至24小时，长留针法能够持久地激发人体的经气，维持有效的刺激量，从而提高疗效。在治疗内科疾病或是疑难病症时，在常规治疗选穴的基础上，配合通督调任法选穴，往往能巩固和提高疗效。

中西融汇、多法合参诊治疑难病症

中西融合，中医基础理论需要结合现代医学的新学说，方能相辅相成，相互为用，拓宽诊疗思路，提升临床疗效。例如，中医"筋柔骨正"治疗"筋出槽，骨错缝"的理论融合了现代医学的软组织学说；中医的"经络理论""筋结理论""络病理论"融合了现代医学的解剖、肌筋膜激痛点学说；中医的"夹脊穴"融合了现代医学的脊柱病因治疗学说等。同理，传统中医针灸推拿学也需要融合现代医学的解剖学、神经显微外科学、电生理学、影像学等学科的发展成果，形成多元化的治疗手段，做到精确诊断、精准治疗。我们在《电针中髎穴治疗脊髓损伤后逼尿肌无力型神经源性膀胱36例》一文中对诸如穴位选取、电针的刺激参数设置等都进行了论述，后期通过肌骨超声定位中髎，使之更精准。此外，骶神经电刺激法还可以治疗妇科、男科病症。

重视寒因致病，倡导物理因子辅助治疗

寒冷是一个重要的致病因素，可导致不通则痛，不荣则痛，不松则痛，不稳则痛。中医认为六邪——寒、暑、风、火、湿、燥均能致病。在肌骨病症的诸多病因中，我们应重视"寒"因致病。《黄帝内经》中有关"寒"的内容较多，如"寒气客于脉外则脉寒，脉寒则缩蜷，缩蜷则脉绌急，绌急则外

引小络，故猝然而痛，得炅则痛立止"等。临床上，此类病症我们常用热疗，如采用超短波、微波、湿热敷、艾灸，结合针刺、关节松动等疗法治疗颈腰痛、关节积液疼痛，尤其是采用现代医学的声、光、电、磁、热等物理因子治疗方法治疗肌骨疾病效果显著。超短波、微波的热可以透过肌肉深达关节腔，能有效治疗关节积液，缓解症状。此外，治疗后常嘱患者保暖患处，以减少复发。

临证医案

1. 颈痹（混合型颈椎病）

【案例1】

患者资料 张××，女，53岁。2017年3月16日初诊。

主　　诉 左上肢困重、麻木半年，头昏头晕2个月。

病　　史 因"左上肢困重、麻木半年，头昏头晕2个月"来院就诊。经多家医院检查，排除中枢、周围神经系统病变。患者含胸驼背头前引，呈上交叉综合征体态。头颅MRI检查正常；颈椎MRI提示：$C_{5/6/7}$椎间盘突出。

西医诊断 混合型颈椎病。

中医诊断 颈痹，气血亏虚型。

治　　则 松解粘连。

治　　法 予颈椎牵引、微波治疗、针刺（百会、风池、天柱、颈夹脊等），治疗后症状缓解，但几小时后症状又重复出现。治疗5天后，情况和第一次治疗后相仿。后调整方案，在传统治疗的基础上，用肌肉深层振动治疗仪对颈胸背、腰臀腿、足底筋膜进行松解，并对枕下肌群、寰枕筋膜进行推拿松解。然后结合运动康复对脊柱的稳定性和核心肌群的耐力性进行训练。

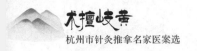
同时建议患者改变不良生活习惯，指导患者正确的坐姿、站姿、步态。治疗 1 周后，患者症状减轻，很少复发。此外，指导患者做脊柱保健拉伸动作，经常训练，预防复发。偶有发作，自行调理后症状缓解。

按　　语　传统针灸整合现代康复技术，两者优势互补，可以提高近期疗效，并能维持较好的远期疗效。

2. 视物模糊（动眼神经损伤）

【案例2】

患者资料　陶××，男，33 岁。2017 年 6 月 9 日初诊。

主　　诉　突发视物重影 8 天，右半身麻木 7 天。

病　　史　8 天前患者无明显诱因出现视物重影，头痛头晕，无恶心呕吐，无发热，无肢体麻木，休息后未缓解。第二天出现右半身麻木，且视物重影逐渐加重，当天至浙江大学医学院附属第二医院就诊，头颅 CT 示：脑干出血。头颅 MRI 示：脑干背侧亚急性出血，考虑海绵状血管瘤（或静脉畸形）出血的可能，血肿周边静脉畸形。予常规用药、高压氧等综合治疗后，患者症状改善，仅留视物重影症，左侧眼球外展不能。

西医诊断　动眼神经损伤。

中医诊断　视物模糊，血瘀型。

治　　则　活血化瘀。

治　　法　（1）针刺取穴　常用穴：头皮针的双侧视区。配穴：①风池、瞳子髎、攒竹、三阴交；②太阳、足光明、承泣、鱼腰、肝俞、肾俞。每次取常用穴，配穴选 1 组。两组配穴交替使用，每天 1 次，留针 20 分钟。

（2）穴位注射　选太阳和风池，注射鼠神经生长因子 30μg 和甲钴胺注射液 500μg。交替选穴，交替用药，每天 1 次。一周治疗 5 次。治疗 3 周后，视物重影好转，左侧眼球稍能外展。治疗 4 周后，患者左侧眼球外展基本正常，仍遗留视物重影。出院时，该患者视物重影虽未完全恢复，但视力有很大改善。

按　语　治疗以选取头穴视区和眼周腧穴及肝肾经腧穴为主，起到通经络、益肝肾、明目的作用。穴位注射神经营养药物，可起到濡养目系作用。同时，针刺能改善眼外直肌麻痹，故合用能提高疗效。

（撰稿人：牛森林）

司贵年
医师临证经验总结

司贵年，男，生于1982年，安徽宿州人。主治中医师。毕业于浙江中医药大学，毕业后在浙江省中医院跟随中医和针灸推拿专家学习2年。现工作于杭州市江干区丁兰街道社区卫生服务中心针灸推拿科。兼任杭州市针灸推拿学会理事。

从事临床工作10余年，擅长运用中医、针灸、针刀、推拿及正骨疗法治疗痛症及内科疾病，如颈肩腰腿痛、眩晕、面瘫、失眠、内分泌失调、肥胖、痤疮、月经不调等疾病。在继承传统针灸、参悟九针疗法的基础上，研创"司氏新型针刺疗法"，以其疗效好、见效快、疗程短、安全无副作用、治疗范围广等优点得到了患者的赞誉及同行的好评。其针灸临床特点是注重补泻，用穴精简；擅于长短针配合，重视头针，辅以针刀、推拿、正骨疗法。

学术思想及经验

一、补泻得宜，用穴精简

针刺补泻为历代医家所重视。《千金方》指出："凡用针之法，以补泻为先。"司贵年医师认为疾病诊治需要对患者的脉象、形神、症状、体征等进行准确的辨证分析，并采取相对应的补泻原则。例如，治疗中风后遗症，辨证后可采取补患侧、泻健侧的手法；对于肢体偏枯、弛缓不用者，治以振阳平衡，以阳经腧穴为主，泻健侧、补患侧，调和气血，振奋阳气；对于偏头痛、齿痛、脸颊肿痛等头面疾患者，辨证后运用泻患侧翳风、健侧合谷，从而达到针去痛缓的效果。《灵枢·九针十二原》曰："刺之要，气至而有效。"司贵年医师运用杨甲三教授的补泻方法，"搓紧固定加震动，推内搓左随补功；动退搓右迎提泻，刺激妙在强弱中"，其特点是将捻转搓紧与震动固定相结合，目的是慎守经气，使气至病所。针刺得气是补泻手法的前提，司贵年医师重视针下得气之感，"邪气之来紧而急，谷气之来徐而缓"，行手法后，针下若有太急太快的针感，则是邪气的标志，可适量行泻法；若有柔和的针感，则才是正气的标志，可适量行补法速去针。临床上，我们需时刻关注患者的状态，询问患者是否有酸、麻、重、胀的感觉。例如，在针刺风池治疗头痛时，捻转针体使针感上传至头；在针刺大椎治疗颈椎病时，捻转针体使针感下传至肩或指尖。

司贵年医师一直秉持"选穴精简"的原则，其中最重视穴位特异性的治疗作用，力求以"专病、专经、专穴"的诊治方法直达病所，是其取穴少而精的原因之一。《针灸大成·头不多灸策》曰："故不得其要，虽取穴之多，亦无以济人；苟得其要，则虽会通之简，亦足以成功。"针刺涉及临床各科，如内科：重视针翳风治面瘫，顽固性呃逆针攒竹；外科：痤疮针丰隆、足三

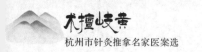
里，痔疮肛痛针束骨、委中；妇科：产后尿潴留针关元、足三里、三阴交、复溜；五官科：失音针金津、玉液、通里，牙痛颊肿针翳风、合谷。对于慢性、顽固性疾病，则加用头针巩固疗效。如常法不效，则加用灸法、针刀、推拿、正骨等法，总有奇效。

司贵年医师善用夹脊穴和背俞穴。华佗夹脊穴系经外奇穴，最早出自《素问·刺疟》"十二疟者……又刺项下夹脊者必已"。背俞穴，内应脏腑，是脏腑之气汇聚所在之处，在临床上与夹脊穴相互配合。按照辨证施治的原则，确定临床诊断、治则和治法，在病位近部选取对所治的病症有相应主治作用的夹脊穴和背俞穴，以组成配穴处方，并确定治疗时是用针还是用灸，是用补法还是用泻法，共同组成刺灸夹脊、背俞穴为主的治疗处方。此法疗效卓著，尤其是针对痛症、痼疾，"治病必求本，得其本穴会归之处，痛可立而止"。

二、勤于临证，治法多样

《灵枢·九针十二原》曰："长针者，取法于綦针，长七寸，其针身薄而锋其末，令可以取深邪远痹"。长短针配合是司贵年医师临床针刺的特点之一。长针疗法由于针长可以深刺，因此可起一针透两穴、一针贯两经之功，作用范围大、针感较强、得气迅速，能够更好地通经导气，促使气至病所。例如，针刺治疗膝骨关节炎：自犊鼻进针向内膝眼方向透刺，由阳陵泉直刺进针，向阴陵泉方向透刺，配合灸法，疗效显著。此外，长针疗法在治疗"深邪远痹"时还具有开壅通塞、宣通气血、解痉止痛的功效。例如，长针取阿是穴、秩边、大肠俞等治疗腰椎间盘突出症，针刺使神经周围的血管扩张、局部血液循环加速，改善炎症、渗出及水肿，解除椎间盘水肿，从而缓解神经根的压迫症状；以长针由肩前透刺肩贞，针至病所，可直接松解肩关节粘连，破结散瘀，促进无菌性炎症的吸收及组织的修复。

《灵枢·邪气藏府病形》曰："十二经脉，三百六十五络，其血气皆上于面而走空窍。"头为诸阳之会，脑主神明，即脑髓与人的精神思维意志活动有关，是调节全身气血的重要部位。故头针可以有效治疗全身疾病，尤其对脑源性疾病、神经精神疾病有特殊的效果。司贵年医师擅用头针治疗各种顽疾和疑难杂病，他根据头部归经和主治特点及大脑皮质下的功能定位，通过针刺直接刺激额、顶区、枕区、颞区的神经，经过神经调节，可改善头部各区的血液循环，增强神经元热量代谢，以激活各区神经的功能。例如，头针针刺百会、四神聪，左右头临泣透左右神聪，在临床上可解除患者的精神紧张及恐惧心理，对治疗失眠症有良好的效果；头针配合梅花针治疗小脑萎缩，取运动区、平衡区、百会、哑门等穴，可达到化瘀开窍、舒经通络的效果。

三、善于传承，敢于创新

司贵年医师首创的"司氏新型针刺疗法"具有通经活络、舒缓粘连、减少内压的疗效。其治疗范围有：各种慢性软组织损伤引起的顽固性疼痛；部分骨刺或骨质增生；滑囊炎、腱鞘炎、筋膜炎；肌肉和韧带积累性损伤、外伤性肌紧张和肌痉挛、损伤后遗症等。这些病症是由于肢体受力点长期劳损，反复修复而形成粘连、瘢痕，即"横络"，并作为机械因素卡压而使气血运行受阻，致痛物质析出，浸润关节局部。针具可选用常见的一次性1ml针头，经严格消毒后，针刺入病灶点的筋膜层，进针时可感到柔韧感，询问患者是否疼痛，若回答无痛感，则即可进行点刺挑拨、扇形分离、定向松解等治疗，以解除经筋粘连而形成的横络，疏通强加于经脉上的结络、条索压迫，从而达到舒筋通脉的作用。若是针对病变软组织进行松解、剥离和减压，则可阻断骨关节炎的发生，使关节的内外应力平衡得到恢复。此法针具简单价廉、操作安全、时短效佳，患者接受度高，故临床使用广泛。

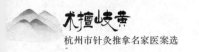
临证医案

1. 产后身痛

【案例1】

患者资料　许××，女，28岁。2016年11月3日初诊。

主　　诉　双臂酸痛、麻木半个多月。

病　　史　2016年7月30日足月顺产一男婴，产后恶露一月余净，母乳喂养至今。半个月前因受凉后自觉双肩臂酸痛、麻木，四肢关节常有寒意，昼轻夜重，得温则缓，按揉则舒，时有动则气急、自汗、乳汁自溢，夜寐欠安，二便调。舌淡苔薄，边有齿痕，脉细弱。曾在某医院服用中药14剂，未见明显好转，遂来我院进行针灸治疗。

西医诊断　产后身痛。

中医诊断　产后身痛，气血虚弱，风寒外袭证。

治　　则　益气养血，祛风散寒，活血止痛。

治　　法　（1）采取补法针刺中脘，灸盒适温灸之，每次共灸9壮。

（2）患者首日针刺取坐位，隔天针刺取俯卧位，交替行之。手法为平补平泻，留针30分钟，辅以特定电磁波治疗仪照射。取穴如下：俯卧位——脾俞、胃俞、膈俞、肾俞、三阴交、足三里；坐位——手三里、曲池、肩三针、肩井、大杼、风池、大椎、合谷、太冲。

（3）大椎、膈俞拔罐疗法，每2天一次。此法最后进行，提振诸阳，化瘀行气活血，气行则血行，血行则风自灭。7天为一个疗程，休息1天，继续下一个疗程。该患者治疗5天后寒意明显好转，肩臂酸痛消失，余症皆缓，2个疗程后诸症消失。

按　　语　《傅青主女科》云："产后百节开张，血脉流散，气弱则经络间血多阻滞，累日不散，则筋牵脉引，骨节不利，故腰背不能转侧，手足不能动履，或身热头痛。"产后气血皆亏，四肢百骸空虚，宛若门洞大开，风、寒、湿等邪气易乘虚而入，留滞于经络、关节，使经脉气血运行不畅，瘀阻筋骨关节，不通而痛；或使气血不达，筋脉失养，不荣而痛。结合产后"多虚多瘀"的生理特点，产后身痛应以益气养血为主，气足则经脉得通，邪气得散；血旺则筋骨得养，荣而不痛。补法针刺中脘并辅以温灸，此法可贯穿治疗全程，对产后他病也有异曲同工之妙。患者脾土虚弱，气血生化不足，灸中脘以"中焦灌溉四旁"，使气血犹如汩汩流出的温水流注全身，寒意自去。

2. 漏肩风（肩周炎）

【案例2】

患者资料　杨××，女，51岁。2016年11月10日初诊。

主　　诉　右肩疼痛伴活动受限半年余。

病　　史　患者半年前无明显诱因出现右侧肩部疼痛伴活动受限，持续性隐痛、胀痛，抬举、外展、背伸均受限，受寒后加重，喜热敷。2个月前采用针灸疗法治疗1个月，病情稍好转，1周前病情加重。病来神志清，精神可，胃纳可，夜寐欠安，二便调，无明显体重变化。舌淡苔薄，边有齿痕，脉细弱。

西医诊断　肩周炎。

中医诊断　漏肩风，风寒湿痹证。

治　　则　活血通络，温经散寒。

治　　法　运用司氏新型针刺疗法。患者取坐位，记号笔定位肩髃、肩髎、阿是穴，即喙突点、结节间沟、大圆肌起点、冈上窝最外缘及活动疼痛明显处。严格消毒，无菌条件下进行定点刺入，于不同穴位的"点、扇、面"处进行深浅部位的点刺挑拨、扇形分离、定向松解，结束后用消毒纱布

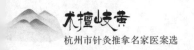

压迫片刻。后配合一指禅等手法推拿，剥离大小圆肌肉、冈下肌等。嘱患者加强功能锻炼。2天后复诊，患者诉活动受限明显改善，仍有局部酸痛；予以推拿治疗，揉按肩中俞（大椎旁开2寸）、肩外俞（T$_1$棘突下旁开3寸）、臑俞（腋后皱襞直上，肩胛冈下缘凹陷中）、肩髃、肩贞、天宗各1分钟，以有酸胀感为度。后以肩关节为轴做环状旋转运动，顺时针、逆时针各20次，幅度逐渐加大至正常范围。患者后未再就诊，电话随访，患者诉病情已愈。

按　语　该病内因是中老年正气不足、气血亏虚、筋失濡养、筋脉拘挛而痛。外因是风寒湿邪客于血脉筋肉，筋脉失养，脉络拘急而痛，或劳伤筋节，气血瘀滞，脉络不通，不通则痛。"司氏新型针刺疗法"能松解组织粘连，松解受压的神经血管，改善局部血液循环，促进炎性物质和水肿吸收，从而恢复关节功能。辅以扳、摇、抖等推拿手法，松解软组织粘连，解除痉挛，改善局部血液循环，以加快组织新陈代谢和肩关节运动障碍的恢复。再通过松解粘连及部分肌肉、韧带的高应力点，阻断疼痛和肌紧张之间的恶性循环，从而起到良好的镇痛效果。对于肩周炎病程较长的患者，宜综合针刀、推拿、针灸和功能锻炼等方法进行治疗。

（撰稿人：司贵年）

孙 超
医师临证经验总结

　　孙超，男，生于 1982 年，浙江杭州人。主治中医师。2005 年毕业于浙江中医学院（现浙江中医药大学）针灸推拿学专业。现任杭州市滨江区浦沿街道社区卫生服务中心针灸推拿科主任。兼任中国针灸学会会员、浙江省中医药学会针刀分会委员、杭州市针灸推拿学会理事兼常务委员。

　　潜心经方十数载，精研各家之说，深谙经方之妙，对各类内伤杂病的论治见解独到，尤其注重舌脉辨证。又因其辨证准确、用药轻灵、疗效肯定、德艺双馨而备受患者推崇。充分发挥中医药简便验廉的优势，将针药结合的治疗理念广泛运用于临床，在治疗肥胖、浅表性胃炎、习惯性便秘等常见内科慢性疾病方面效果肯定。善于运用针灸、推拿、整骨、理疗、中药贴敷、穴位注射、穴位埋线及中药熏蒸、艾灸、刮痧、拔罐、小针刀、理疗等综合方法治疗内科偏瘫、中风后遗症、面神经麻痹、面肌痉挛、偏头痛、三叉神经痛、胃痛、呃逆、便秘、泄泻、失眠、前列腺炎、妇科痛经、盆腔炎、月经不调、更年期综合征、尿道感染，以及伤科颈肩腰腿痛、风湿寒性关节痛、坐骨神经痛等疾病。大力推广农村适宜技术，尤其对慢性脾胃病、外感病、颈椎病、腰椎间盘突出症、颈腰椎小关节紊乱综合征、梨状肌损伤综合征、急性腰扭伤、慢性腰肌劳损、坐骨神经痛，以及风湿、类风湿疾病等有其独特的疗效。另有祖传方药治疗妇科诸病（月经不调、盆腔炎、痛经、子宫内膜异位症等）及各类跌打损伤、颈肩腰腿痛。

获杭州市优秀青年岗位能手、杭州市"百佳千优"健康卫士等称号。获杭州市中医药适宜技术大比武三等奖1项。

学术思想及经验

孙超医师自2005年参加工作以来，一直秉持"深入基层、服务为民"的思想，临床十余载，摸索出了一套较为系统的针药结合理论体系，并在临证中获得了肯定的疗效。其学术思想可以简单归纳为"用穴精简，温补缓泻；针药结合，药食并重"等。

一、用穴精简

孙超医师在临床针灸取穴上一贯秉持"简便验廉"的特点，其辨证准确、取穴精准的优点为其精简用穴奠定了良好的基础。他在临证过程中能充分汲取百家之长，如《伤寒论》载"太阳病，头痛至七日以上自愈者，以行其经尽故也。若欲作再经者，针足阳明，使经不传则愈"，因而常利用六经辨证——井荥输经合之"截断法"治疗各种急慢性病证，并能根据临床经验配套组穴以应对各种相应疾病，如胃肠腑热无论如何细分亚型，必选曲池、足三里。此外，孙超医师善于中西医汇通，利用人体解剖学知识以明确血管、神经、肌肉、内脏器官、骨骼走向，从而使针刺创伤更小、愈合更快、疗效更高。

二、温补缓泻

江南一带多热多湿，且现代人生活节奏较快，致使气耗津伤、脾胃失调，从而出现一系列本虚标实的病证。孙超医师受"温补派"及"滋阴派"学术思想启蒙，故其多仿薛已法脾肾双补兼温命门之火，常效丹溪法清养肺胃之阴兼以滋水涵木，临床亦每每获效。以"烧山火"针刺华佗夹脊穴及背部督脉，又尤以风府、至阳与阳关穴为重。此三穴位于督脉，督脉者人体阳

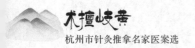
气之会，而此三穴又起到"藏风纳气"的作用，为人体阳气所蓄藏之处，却也由此引邪入侵而致病。如风池、风府受寒则病伤寒，故常得熏灸可延年轻身不老，功同《神农本草经》之上品；如病外感者，实者刺泄风府，虚者补其膻中，确可获麻、桂之效；如背寒者，灸其至阳，可收人参之功；如肢寒厥逆、腰膝酸软、小便不利者，补其阳关，是以功同地、附；如溺赤者，以"透天凉"针引地户以缓泄下焦湿热。《黄帝内经》曰："故善用针者，从阴引阳，从阳引阴，以右治左，以左治右，以我知彼，以表知里，以观过与不及之理，见微得过，用之不殆。"孙超医师巧妙地将不同的经络穴位与汤液本草相对应，通过中西医汇通的方式，以达到内病外治、上病下治、下病上治、阴病治阳、阳病治阴的目的。

三、针药结合

孙超医师认为，"中医本是全科，针灸与中药是中医治疗沉疴痼疾的两大撒手锏，故而本不应孤立，相反地，中医药各界人士均应意识到针药结合的重要性及必要性，从而进一步为充分发扬中医的优势——针药结合服务于民以攫取良效奠定基础"。《伤寒论》曰："太阳病，初服桂枝汤，反烦，不解者，先刺风池、风府，却与桂枝汤则愈。"由此可见，针灸与中药之间是互补的关系，每每临床上病重药轻时，辄可考虑针药结合的办法以求速效，缩减病程，减轻患者的痛苦。而平时在临床门诊过程中，针药结合治疗肥胖效果肯定。在临床上，孙超医师多采用近部取穴、远部取穴、循经取穴和经验取穴相统一的方法。近部取穴常选择皮下脂肪层较厚、较松软的腹部、面部等常见穴位。远部取穴多选择四肢部穴位，以下合、背俞穴为主。循经取穴优选胃经（循本经）足三里、内庭，大肠经（循同名经）曲池。局部取穴，如腹部取中脘，上臂取手三里，大腿取伏兔等；远部取穴可取支沟、上巨虚。经验取穴必取足太阴经之太白、三阴交、阴陵泉，足阳明经之合谷、偏历、任脉之气海、关元、水分、下脘，带脉之维道；在腹部艾灸气海、关元、神阙，背部熏蒸至阳、阳关、肾俞等常见穴位固本培元的同时，辅以拔罐祛湿，并常配以验方加减（茶剂）：生黄芪30g，桂枝12g，生白术15g，生姜

15g，大枣30g（切），茯苓24g，苍术10g，炙甘草10g，肉桂3g，吴茱萸1g，姜半夏6g，陈皮5g，乌梅3g。其中，血脂高者，加味生山楂10g、焦六曲12g；脾虚甚者，黄芪酌情加量，更加党参30g、炒白术15g；泛清水者，加姜半夏9g、乌药5g、益智仁10g；泛酸者，加煅牡蛎15g、吴茱萸3g；纳差者，加炒谷芽30g、炒鸡内金10g；便难者，加生白术30g；眩晕者，胸闷加柴胡3g、升麻3g；腹胀者，加广木香6g、陈皮5g；湿滞者，加苍术10g；易汗出者，加桂枝12g；心悸、腰酸者，加肉桂3g、炒黄连1g；腹痛者，加炒白芍15g；结石者，加味生鸡内金10g；高血压者，加生龙骨30g、生牡蛎30g、川牛膝9g。并嘱患者煎水代茶饮，夜间忌食夜宵，且忌食生冷。经统计，疗效最为突出的患者1个月瘦身12kg。此举简便验廉而痛苦小。

四、药食并重

我国自古便有"药食同源"的论述。《黄帝内经》载"大毒治病，十去其六；常毒治病，十去其七；小毒治病，十去其八；无毒治病，十去其九；谷肉果菜，食养尽之，无使过之，伤其正也"，这可称为最早的食疗原则。《太素》亦载之曰"空腹食之为食物，患者食之为药物"，也反映了"药食同源"的思想。《金匮要略》亦言："师曰：五藏病各有所得者愈，五藏病各有所恶，各随其所不喜者为病。"故而当患者有倾向性地经常选择相应的、合适的食物服食，则常有利于疾病的治疗及机体的康复，而偏嗜与病情病证不相合的食物，则不利于疾病的转复。如肩周炎、风湿性关节炎及腰椎间盘突出患者多表现为局部冷痛、关节屈伸不利等症状，在进行针刺、艾灸、小针刀、正骨复位等治疗的同时，嘱患者适当食用韭菜、薤白等温阳散寒、温通经脉类食物，禁食海鲜、菌菇等生冷发物，有助于病症的缓解。

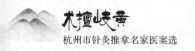
临证医案

1. 腰痛病（腰椎间盘突出症）

【案例1】

患者资料 李××，男，62岁。2015年11月26日初诊。

主　　诉 左侧腰腿部疼痛伴活动受限1个多月。

病　　史 因1个月前突发腰部牵引性刺痛，疼痛剧烈难忍，彻夜辗转不得眠，经当地社区卫生服务中心诊疗，予地西泮、布洛芬等药物治疗，久不见效且加重2周，故转至浙江大学医学院附属邵逸夫医院就诊。腰椎MRI检查示：L_5—S_1椎间盘向左后方突出，脊神经根受压明显。医院要求其手术治疗，为寻求保守治疗，经介绍来我处求治。其人胃纳尚可，二便尚调，唯夜寐不安、腰痛腿麻。余诊得其人舌质黯淡，苔薄黄，两寸沉，左关沉弦，右关虚大，两尺脉弦涩而长。

检　　查 就诊时患者腰背部酸痛，活动受限，并伴双下肢放射性疼痛及麻木，患者左侧直腿抬高试验50°，跟臀试验（＋），病理征（－），腰背部棘突及椎旁肌肉压痛（＋），以L_5—S_1尤为明显。

西医诊断 腰椎间盘突出症。

中医诊断 腰痛病，气滞血瘀型。

治　　则 当以养心安神、活血化瘀止痛、补肾壮骨强腰为大法图治。

治　　法 悬拟活血壮骨方加减。中药处方：川牛膝15g，三七粉10g（冲），炒木瓜15g，吴茱萸3g，丹参20g，延胡索15g，炒川楝子10g，川芎10g，炒白术15g，炒白芍20g，桂枝18g，炒杜仲30g，川断15g，骨碎补20g，石菖蒲6g，鸡血藤20g，甘草6g。水煎服，每日1剂，分3次温服。7剂后复诊，自诉双下肢疼痛及麻木症状明显好转。前方去金铃子散，加乳香6g、没药6g。继服14剂后，麻木症状完全消失，疼痛较前明显好转。嘱其更服前方，并予针刺至阳、阳关、殷门、承山、腰部诸夹脊穴、环跳、委中、后溪、足三里、昆仑，其中腰部诸夹脊穴及环跳予以低频电针刺激治疗，以陈艾艾绒熏灸华佗夹脊穴，化脓灸足三里理疗。对于腰部顽固性疼痛点，予以一指禅弹拨放松肌肉，后在阿是穴处行小针刀治疗，以切断其粘连、瘢痕，促其速愈。随访3个月，症状已消失，未见复诊。

按　　语　腰椎间盘突出症各亚型纷繁复杂，然利用"抓独法"可见患者为脊神经根压迫而致下肢麻木。体格检查阳性，其脉弦涩。两寸沉为心气不足，予以桂枝甘草汤法，考虑夜寐不安，两尺浮弦长者肾气不固，湿热下注与炒杜仲、川断、骨碎补等强腰壮骨之品及牛膝、菖蒲等利水之物，弦则为痛为寒，涩则为血行不畅，是血液高凝的表现，即内有瘀滞，是谓不通则痛，急则治标，缓则治本，法当活血止痛，因而在常见的活血药丹参、鸡血藤、三七等基础上加入金铃子散以求行气止痛。由是观之，在针灸的基础上辅以汤剂，往往可获良效。

2. 风湿痹病（强直性脊柱炎）

【案例2】

患者资料　陈××，男，32岁。2014年6月4日初诊。

主　　诉　骶髂关节疼痛10余年，加重伴颈腰部疼痛2天。

病　　史　患者于2006年无明显诱因出现腰部疼痛不适，骶髂关节处尤为明显。后病情逐渐加重，因肢体活动受限，行动不便，难以工作，遂至上海某骨科医院就诊并住院治疗。经检查，HLA-B27（＋），红细胞沉降率20mm/h，C反应蛋白58mg/dl，确诊为强直性脊柱炎。给予硫氮磺吡啶肠溶片、吲哚美辛肠溶片，以及其他疗法治疗（具体不详），2个月后出院。自此患者先后到多家医院就诊，并且服用西药治疗（具体用药不详）。近日（2天前）患者颈腰部疼痛难忍，并出现膝关节肿痛，双下肢活动不利，自诉服西

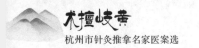
药后胃脘腹部疼痛不适，遂来我处就诊。刻下症见：患者神清，精神可，骶髂关节疼痛，颈腰部酸痛明显，坐位疼痛加重，双膝关节肿痛，行走困难，劳作不能，每服西药后胃脘不适，夜寐欠安，纳呆。舌质紫暗，苔白厚腻，脉濡涩。

检　　查　脊柱侧弯，颈椎、腰椎旁有压痛，骶髂关节处酸痛，双膝关节红肿灼痛。四肢肌张力正常，腰背部肌肉板状僵硬，直腿抬高试验（－），"4"字试验（＋），颈部活动度偏小，脊柱活动度受限，生理反射存在，病理反射未引出。辅助检查：脊柱正侧位X线片示生理曲度轻中度改变，腰椎正侧位X线片示L_{4-5}椎体轻度骨质增生，骨盆正侧位X线片示骶髂关节边缘密度略高，抗"O"（－），红细胞沉降率24mm/h，类风湿因子试验（±），C反应蛋白60mg/dL；丙氨酸氨基转移酶（－），谷草转氨酶（－）；肌酐（－），尿素氮（－），尿酸（－）。

西医诊断　强直性脊柱炎。

中医诊断　风湿痹病，痰瘀闭阻证。

治　　则　温肾通督，补益肝脾。

治　　法　针灸主穴：华佗夹脊穴、肝俞、脾俞、肾俞。配穴：印堂、百会、足三里、阳陵泉、三阴交、曲池、合谷、太溪、昆仑、太冲。其中肝俞、脾俞、肾俞、夹脊穴、足三里、阳陵泉、太冲给予温针灸，共2壮，余穴留针30分钟。每日1次，隔日治疗1次，10次为一个疗程。此外每年三伏、冬至期间督灸（即在患者督脉上从大椎处至中髎处予以火龙灸，并施灸3大壮，均于三伏、冬至期间每日午时至子时点燃熏艾）1次。在针灸治疗期间，配合服用中药汤剂验方：独活15g，桑寄生20g，炒杜仲30g，怀牛膝10g，秦艽10g，茯苓12g，桂枝8g，防风10g，当归16g，炒白芍15g，鸡血藤30g，生黄芪30g，蕲蛇5g，炒川楝子10g，延胡索15g。水煎服，每日1剂，早、晚饭后分服。治疗期间嘱患者停服西药。治疗5个月后，患者不适症状明显减轻，病情稳定，活动尚可。治疗6个月后查体，患者颈腰疼痛症状消失，骶髂关节疼痛较前明显缓解，颈腰部活动度均为正常值，日常生活可独立进行，工作可胜任。复查脊柱和骶髂关节X线片，示无发展，红细胞沉降率正常。

　　按　　语　无论是腰椎间盘突出症，还是强直性脊柱炎，从中医角度观察，两者病位均在骨（脊椎），故而治疗方法也大同小异，即"异病同治"。强直性脊柱炎多为本虚标实，故采用针药结合的方法，针灸肝俞、脾俞、肾俞、印堂、百会、足三里、阳陵泉、三阴交、曲池、合谷、太溪、昆仑、太冲，方以独活寄生汤合金铃子散加减化裁而成，共奏祛风除湿、行气止痛、补益肝肾之功。

（撰稿人：孙　　超）

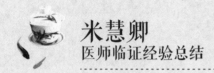

米慧卿
医师临证经验总结

      米慧卿，女，生于1976年，山西晋中人。主治中医师。2009年毕业于浙江中医药大学针灸推拿学专业，师从杭州市名中医金亚蓓教授及名中医王健老师。2013年跟师浙江省针刀界元老杨米雄、姚新苗、万全庆等名家，学习小针刀治疗各种疼痛性疾病和软组织损伤疾病。

      从事中医针灸临床、科研工作近10年。擅长运用针灸疗法治疗围绝经期综合征、失眠、老年性尿频、中风后遗症、面神经麻痹、类风湿性关节炎，以及运用针灸疗法、小针刀治疗颈椎病、腰椎间盘突出症、肩周炎、膝关节炎等疼痛性、劳损性疾病。

      发表论文多篇，参与市级课程1项，获浙江省中医药科学技术奖二等奖1项。

临证医案

1. 月经病（围绝经期综合征）

【案例1】

患者资料 杨××，女，48岁。2016年7月13日初诊。

主 诉 经期紊乱伴心悸、失眠半年余。

病 史 患者于半年前月经先后不定期，经量少，伴阵发性烘热汗出，心悸失眠，神疲乏力。舌质红，苔少，脉细数。当地医院予以中药等治疗，但疗效欠佳。近2个月来病情加重，月经稀少，心烦，夜不能寐。门诊拟"围绝经期综合征"诊治。

检 查 体温36.4℃，心率84次/分，呼吸17次/分，血压115/78mmHg。形体适中，精神倦怠，心肺功能无异常，腹部无异常，脊柱正中无畸形，双肾无叩击痛。舌质红，苔少，脉细数。

西医诊断 围绝经期综合征。

中医诊断 月经病，肝肾阴虚，冲任失养。

治 则 滋肾平肝，通调冲任。

治 法 取穴：电针取穴足三里、三阴交（均取双侧），针刺取穴气海、关元、中极、大赫、神门、太冲。患者取仰卧位选取穴位，用75%酒精棉球常规消毒皮肤后，用0.25mm×40mm毫针快速直刺入皮肤，进针得气后以局部感觉酸胀麻或向远道放射感为佳；足三里、三阴交以捻转补法，太冲以泻法，其他穴位平补平泻手法，留针期间采用电针仪给予足三里、三阴交（均取双侧）电刺激，连续波，频率1Hz，强度以患者能耐受为度，留针30分钟，隔日1次，10次为一个疗程。复诊时患者诉烘热汗出、心悸失眠症状减

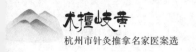
轻。取穴同前，予以电针治疗10次，月经量增加，潮热汗出，睡眠明显好转。治疗3个疗程后月经正常，诸症消失，临床治愈。随访半年未见复发。

按　语　围绝经期综合征是指妇女在40岁左右开始至停经后1年时间内，因卵巢功能衰退出现的以自主神经系统功能紊乱为主的症候群，主要表现为月经紊乱、烘热汗出、烦躁易怒、心悸失眠、疲倦乏力等，中医学称之为"绝经前后诸症"。《内经》提到"七七任脉虚，太冲脉衰少，天癸竭，地道不通，故形坏而无子也"的理论，指出本病的发生与冲任脉虚、天癸竭、肾气衰有关。该病案病因主要在心，病本在肾，与肝脾相关。电针取足阳明胃经之土穴足三里与脾经三阴交相配，以补益脾胃后天之本，调和气血。《玉龙赋》曰："心悸虚烦刺三里。"足三里为强壮保健之要穴。针刺关元、大赫补益肾精以养血；夜不能寐，取心经原穴神门宁心安神；太冲为肝经原穴，可调补肝阴，抑制肝阳。全方配伍，可起到益肾调肝、补脾安神、调理冲任的功效。

现代研究认为，针灸作为一种自然疗法，通过合理的针灸及配穴治疗，可对机体的神经、内分泌、免疫等功能起调节作用，且无毒副作用，操作简便，疗效可靠。采用针灸疗法，主要取其能良性调节下丘脑-垂体-卵巢轴功能的特点，使血清雌二醇水平上升，促卵泡激素、黄体生成素水平下降。

2. 尿频（夜尿频多）

【案例2】

患者资料　吴××，男，81岁。2014年8月20日初诊。

主　诉　夜间尿多6年，加重半年。

病　史　患者于6年前夜尿增多，每夜小便3次左右，当地医院予以药物治疗，但疗效欠佳。既往有"前列腺增生"病史。近半年夜间小便增多，每夜4～6次，尿量多，伴神疲乏力，腰膝酸冷疼痛，畏冷肢凉，下肢尤甚。舌淡，苔白厚，脉沉细无力。门诊拟"夜尿频多"治疗。

检　查　体温36.3℃，心率78次/分，呼吸21次/分，血压108/76mmHg。

神志清，面色白，精神欠佳。舌淡，苔白厚，脉沉细无力。腹部压痛（一），尿常规正常。

西医诊断 夜尿频多。

中医诊断 尿频，肾阳虚。

治　则 温肾助阳。

治　法 取穴：针刺取穴中极、气海、关元、肾俞、足三里、三阴交（取双侧），电针取穴横骨、水道（均取双侧）。嘱患者术前排尿，以免刺伤膀胱。针刺前对腹部仔细触压，检查确定无包块、触痛等阳性体征后，仰卧位选取穴位，用75%酒精棉球常规消毒皮肤后，用0.25mm×40mm毫针快速直刺入皮肤，进针得气后予以轻捻转、慢提插手法；肾俞补法点刺不留针。留针期间采用电针仪给予横骨、水道（均取双侧）电刺激，连续波，频率1Hz，强度以患者能耐受为度，留针30分钟，隔日1次，10次为一个疗程。第1个疗程之后休息1周。复诊时患者诉每夜小便2～3次。后取穴同前，予以电针治疗10次。连续治疗2个疗程，患者自诉夜间小便1次，偶有2次。一年后随访，患者夜间小便1～2次。

按　语 夜尿频多指夜间排尿在3次以上，大于4次者称为重度夜尿增多，是老年人常见病症。夜尿频多的患者因夜间频繁起床排尿，故会对其睡眠和精神状况产生一定影响，还会增加老年患者心脑血管疾病和跌倒发生的概率。目前，西医药物治疗夜尿频多疗效欠佳，而采用电针治疗老年性夜尿频多安全，无明显副作用，且患者易于接受，疗效满意。老年性夜尿频多证属肾阳不足，开合失司。《针灸大成》曰："虚劳羸瘦，耳聋肾虚，水脏久冷，小便淋。"《胜玉歌》："肾败腰疼小便频。"横骨为冲脉与足少阴肾经会穴，具有补肾益气的作用。水道具有健脾化湿功能，现代多用于治疗膀胱失司。肾俞为肾脏之气输注之所，可益肾填精，强壮元阳，适用于治疗肾气亏虚、肾阳不足之证。中极为膀胱募穴，关元为任脉经穴，具有鼓舞肾气、充盛气血的功效；三阴交可调和气血，运化水湿。

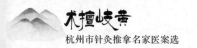
代表作

《电针干预围绝经期综合征大鼠的时机探讨》

（撰稿人：米慧卿）

徐 纬
医师临证经验总结

徐纬，男，生于1982年，江苏扬州人。主治中医师。2006年本科毕业于天津中医药大学针灸推拿学专业，2016年中医针灸学硕士研究生毕业。先后工作于江苏省丹阳市人民医院、杭州市江干区中医医院和杭州市第三人民医院。师承浙江中医药大学陈华德教授。兼任浙江省针灸学会医学美容专业委员会委员、杭州市针灸推拿学会理事。

从事中医临床工作10余年，精通中医理论并将其应用于临床，认真钻研历代中医名家的经典著作。擅长运用火针、皮内针治疗临床常见皮肤病及骨关节疾病。

主持并参与省、市级课题2项，发表论文数篇。2012年获杭州市中医适宜技术大比武团体二等奖和个人二等奖，2013年获杭州卫生系统"优秀青年岗位能手"称号。

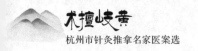

临证医案

1. 千日疮（甲周疣）

【案例1】

患者资料　凌××，女，12岁。2016年5月29日初诊。

病　　史　患甲周疣2年余，皮损发于十指指背末节近甲缘，尤以右手拇指及左手无名指为甚。予中药腐蚀、液氮冷冻和激光治疗，治疗后或病情加重，或得缓解而后又复发。患者平素易感冒，体弱。

检　　查　患者皮肤黝黑，形体消瘦。两手除左手小指无明显皮损外，其余手指甲缘或大或小赘有疣状物，左手5枚，右手7枚，共12枚。苔薄黄，脉濡数。证属体虚热毒外侵而成瘀。

西医诊断　寻常疣（甲周疣）。

中医诊断　千日疮，热结血瘀型。

治　　则　祛瘀宛陈，益气固表。

治　　法　（1）火针　余将火针改良操作，且采用按面积分批次治疗。此患者先治疗右侧手指疣体，隔周治疗左侧。针具选择：选用单头美容火针中的尖头、平头以及铲状头各一。患者体位：患者以卧位为主，舒适放松，以利于医者操作。

（2）基本操作　①消毒及麻醉。医者戴无菌手套，疣体予局部常规消毒，然后用5ml注射器抽取2%利多卡因注射液2ml，在疣体边缘斜刺进针，注射入疣体的基底部，药液用量以疣体发白为度。聚合型甲周疣行多点注射，但总量以不超过5ml为宜。疣体较小或患者疼痛耐受性较强者无须麻醉。②尖头火针速刺点刺。酒精灯稍靠近施术部位，右手以持笔式持针，将针身前1/3伸入酒精灯外焰处加热，待针烧至通红白亮时垂直速刺入疣体中心直至基底处。对于基盘较大、较深的疣体，采用同样的方法烧针后，根据疣体大小，密集地向基底部速刺点刺多针，点刺时深度适宜，切勿伤及甲根。③平头火针点灼烙灼。将平头火针放置在酒精灯外焰加热至通红，然后对上述针眼点灼，并对余下的疣体进行烙灼，至形成黑色焦痂效果最佳。④铲状头火针灼割。对于疣体较大者，需使用铲状头火针进行灼割，医者一手用无菌镊夹持残存疣体，一手使用加热后的铲头火针对其进行灼割，焦灼出血点，并修整周围皮肤，清理干净后消毒并贴上创可贴。

中药处方：生黄芪30g，党参10g，白术12g，防风12g，马齿苋15g，大青叶15g，莪术10g，白花蛇舌草15g，板蓝根15g，生甘草6g。7剂，两煎分服，第三煎浸洗患处。

患者复诊诉右侧手指火针部位已开始结痂，余再按上法治疗左侧手指，并嘱中药继用1周。

患者三诊时，右手火针治疗部位痂皮欲脱落，且无复发和新发迹象，左手疣体施术部位结痂。遂嘱其再据上方服14剂。2周后右手火针施术部位痂皮脱落，皮肤已基本与周围皮肤持平，左侧手指施术部位痂皮将脱落，无复发新发。3周后复查时，双手手指甲周部疣状物全部消失，且感冒减少。嘱其坚持内服外用中药1个月，未见复发。

按　语　甲周疣是寻常疣的一种。寻常疣中医称为"千日疮"，是由人类乳头状瘤病毒引起的一种皮肤病。该病例疣体主要集中在甲缘或甲下，可致指甲甲床破坏或者指甲变形，增大的疣体又会压迫血管或神经，患者即会表现出跳痛或压迫痛。因此，该病不仅影响双手美观，而且会影响患者的日常活动。

火针疗法古称"烧针""燔针"，其兼有针和灸的双重治疗作用，既有针的刺激又有灸的温热刺激。《针灸大成》曰"灯上烧令通红，用方有功，若不红，不能去病反损于人"，因此烧针是使用火针疗法的关键步骤。在治疗本病时，平头火针以刺为主，故一般将其烧至通红白亮；平头火针以烙为主，一般将其烧得通红；铲头火针以需要切割的面积大小进行烧针，在对疣体边缘皮肤进行修整时，一般将其烧至微红即可。除了烧针外，针刺手法在治疗本

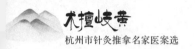

病时也是一个重要环节，此时操作就需要"快""准""狠"，治疗恰到好处，又不能伤及正常肌肤，"唯消息取中耳"即为最佳。我们选用的火针是由耐高温的钨钢制成的，待热时间长，能较好地进行刺、灼、割。此操作灵活运用火针疗法，可以温经通络，调和气血，软坚散结，从而起到祛除火毒、增强机体正气的作用。

除火针治疗外，余再配合使用中药内服外用。寻常疣患者的病程和康复与机体的免疫存在重要关系，该患者长期不愈，病程长久，自身形体消瘦，脸色黄灰，再纵观患者舌苔薄黄，脉象濡数，诊断为体虚热毒外侵而成疣，故拟用益气固表、清热解毒等中药扶正祛邪。综合上述方法，治疗效果满意，且随访半年未见复发，充分证明了改良火针和中药内服外浸方法良好的实用性。

2. 蛇串疮（带状疱疹后遗神经痛）

【案例2】

患者资料　华××，女，66岁。2017年8月16日初诊。

病　　史　患者于1年前右胁肋患带状疱疹，右侧肩胛下侧及右胸均出现疱疹，经中西医治疗后皮损消失，但疼痛不止，以刺痒痛为主，日轻夜重，遇阴天尤甚。患者纳食尚可，夜寐欠安，大便欠畅。

检　　查　患者精神欠振，右胁肋连及右前胸部有大片带状瘢痕及色素沉着，前后均未超过正中线，触痛明显，重压则缓解。舌质暗红，苔白腻，脉弦。

西医诊断　带状疱疹后遗神经痛。

中医诊断　蛇串疮，气虚血瘀型。

治　　则　益气活血，通络止痛。

治　　法　（1）着肤灸　患者取合适体位。取穴：阿是穴（选取患者局部最痛点）、足三里（双侧）。

（2）操作　将艾绒搓捏成绿豆大小并置于患者局部最痛点（阿是穴），再用线香点燃，微微吹气助燃，待患者有灼热感时，立即用手将未燃尽艾炷压灭，再施以第2壮，共计5壮，以灸处皮肤红晕、不起泡为度。此阿是穴灸完再寻找下一个疼痛阳性反应点，一般取2~3个阿是穴。足三里操作同上。隔日1次。

（3）揿针久留针　着肤灸结束后，患者平躺休息5分钟，再在疼痛剧烈处（即阿是穴）行常规消毒，将图钉式揿针埋于患处，并用胶布固定。继日下午自行去除揿针，第三天行着肤灸后再寻找新的剧痛点，重新埋针。嘱患者在留针时，可每隔3~4小时按压埋针部位1~2分钟，以加强刺激，增强疗效。

患者经3次治疗后诉刺痒痛较前减轻，余再按上法继续治疗1周。再经1周治疗，患者疼痛缓解大半，且局部皮损逐渐减淡。遂继续使用上法治疗2周，患者疼痛消失。

按　语　带状疱疹是临床常见病之一，其后遗神经痛的发生机制目前尚不清楚，可能与病毒感染急性发作后所遗留的神经组织的炎性水肿和出血及瘢痕有关。目前西医治疗带状疱疹后遗神经痛多使用麻醉性镇痛药、皮质类固醇等，但疗效不明显且副作用较大。在中医理论中，其多为热毒郁火未净、气血亏虚造成的局部气血凝滞、痹阻经络而引发的"不通则痛"和局部肌肤失养所致的"不荣则痛"。

着肤灸，又称直接灸，是将艾炷直接放在穴区皮表上施灸的一种方法。着肤灸在临床应用中可以治疗多种痛症，也经常运用于带状疱疹及其后遗症的治疗中。但在临床运用着肤灸时，患者有灼热感或者灼痛感时立即用手将未燃尽艾炷压灭，以增加患者对着肤灸的依从性。用灸法治疗本病乃取"火郁发之"之意，以火攻火，以热引热，使郁滞于皮肤的火热邪毒迅速透达体表，泄而散之，经络疏通，达邪外出，以控制病情发展，缩短病程。现代医学研究发现，艾灸不仅能增加淋巴细胞亚群，提高机体细胞免疫功能，从而提高机体抗病毒能力；而且可以降低神经兴奋性，提高患者痛阈，具有较长的镇痛后效应。

揿针久留针治疗，即运用揿针较长时间埋针施治，不但能持续发挥针刺效果，而且能安全、有效地配合运动进行长久治疗，增加患者治疗的依从

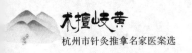
性。在治疗中，撤针久留针还有调节局部气血、疏通经络、促进代谢的作用，且其作用于络脉和皮部。皮部是十二经脉之气散布的部位，有保护机体、抵御外邪侵袭的作用。

本病案患者疱疹虽愈，但长久疼痛煎熬，久病伤气，气虚不能推动血液运行，则病变局部瘀血凝滞，经络阻塞，不通则痛，故治拟益气活血，通络止痛。着肤灸局部，温通经脉，灸足三里有益气固表的作用；使用撤针久留针可以持续治疗，疏通经络。两种治疗方法结合，可以起到益气活血化瘀、通络祛邪止痛的作用，从而达到通而不痛、荣而不痛的目的。

代表作

《撤针互动式埋针配合康复指导治疗膝骨关节炎疗效观察》
《改良火针刺法治疗跖疣35例》

（撰稿人：徐　纬）

黄作辉
医师临证经验总结

黄作辉，男，生于1984年，江西大余人。主治中医师。2007年毕业于浙江中医药大学，师从王健副主任中医师。兼任杭州市针灸推拿学会治未病分会常务委员、社区分会委员。

从医10余年，积累了一定的临床经验。擅长运用针灸及中药外治疗法治疗骨关节疾病、软组织损伤。

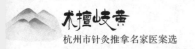
学术思想及经验

一、传承铺灸疗法，注重辨证论治

督脉为"阳脉之海"，六阳经皆与督脉交会于大椎，具有调节阳经气血的作用。而阳气为人之根本，是人体抗御病邪的主要物质。《庄子·养生》曰"缘督以为经，可以保身，可以全生，可以养亲，可以尽年"，正是对督脉重要性的概括。通过艾灸督脉可振奋机体的阳气，扶正祛邪。铺灸具有灸穴面大、火力壮、温通力强的特点。

《素问·痹论》云："风、寒、湿三气杂至，合而为痹。"患者感受寒湿之邪，卫阳奋起抗邪，但疾病日久，卫阳无力驱邪于外，寒湿入里，郁而化热，热阻气血而见关节红肿、灼痛。治法理当清热通络，祛风除湿。采用铺灸疗法治疗，源于《素问·六元正纪大论》中"火郁发之"一说，法在因势利导、驱邪外出。此外，《理瀹骈文》也提到："若夫热症可以用热者，一则得热则行也，一则以热能引热，使热外出也，即从治之法也。"选用铺灸疗法正可起到生阳扶正、以热引热之功。整体观念和辨证论治是中医的特色和优势。每位患者、每种疾病及疾病的不同阶段，其证型都是不一样的。在铺灸治疗的过程中，可以对具体的患者辨证施治，开出具体处方。具体的操作方法是在督脉大椎至长强到膀胱经第二侧线上涂上生姜汁，铺上自制铺灸粉，铺灸粉呈片状，再在督脉至膀胱经上铺上 2.5cm 厚的拌有药粉（根据患者病情，四诊合参，辨证施治，不同患者采用不同方）的姜泥，然后在姜泥上铺上高 2.5cm 的锥形艾炷，灸 3 壮。灸毕移去姜泥，用湿热纱布轻轻揩干。每 10 天一次，3 次为一个疗程。

二、多针针刺配合点按推拿肌肉起止点，舒筋活络

在人体骨骼各个特定的软组织损害性病变部位均存在有规律的压痛点，滑动按压这些压痛点，可以产生与主诉相符的局限痛。压痛点具有以下三个特点：①解剖特点——规律性地分布于软组织的骨骼附着处；②病理特点——局部存在无菌性炎症；③形成特点——从椎管外软组织松解术中发掘出来。

软组织的骨骼附着处是很多肌肉的起止点，通过肌肉起止点排刺法和推拿点按肌肉起止点疗法可以达到松解肌肉、消除局部炎症、止痛的目的。

人体大部分穴位位于骨边、筋边、络边，这些穴位往往是在肌肉起止点处。研究发现，超过70%的肌肉起始点和肌痛点与经络穴位呈现解剖和临床的相关性。

临床上用多针针刺肌肉起止点来治疗肌肉关节疼痛，疾病急性期用浅刺法，针刺行泻法；慢性期用深刺法，直达骨膜，给予强刺激，行补法。针后火罐拔出瘀血，最后用推拿弹拨法、点按法松解肌肉起止点及阿是穴，疗效显著。

三、密集型针刺治疗软组织损害

该治疗方法以宣蛰人软组织外科学为基础，认为人体骨骼肌、筋膜、韧带、骨膜、脂肪结缔组织和脊柱椎管外软组织的损害性病变是引起临床各种痛症的主要因素，提出人体椎管内外软组织无菌性炎症致痛学说，揭示了人体疑难痛症的发病机制及人体软组织压痛点的分布规律，明确了人体各疼痛部位的解剖学、生理学、力学联系及临床诊断分型，确立了"祛痛致松，以松治痛"的治疗原则，由此创立了具有中国特色的压痛点推拿、银质针疗法、软组织松解术三位一体的诊治技术。对椎管外软组织无菌性炎症所致腰臀腿痛，包括腰臀部、肌筋膜炎、第三腰椎横突综合征、腰臀部肌肉劳损等疾病，因无菌性炎症反应的化学性刺激引起疼痛，并继发反射性肌痉挛，进一步刺激神经末梢，还使肌肉本身的血供不足，导致新陈代谢障碍和营养障碍，从而出现因痛致痉、因痉增痛。

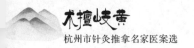
对于椎管外腰臀部软组织损害患者，通过在病变部位行密集型普通针灸针刺治疗，可放松缩短、痉挛的浅部和深部肌肉等软组织。同时，刺破筋膜减压，改善局部血液循环，消除无菌性炎症，促进损伤组织修复，从而缓解疼痛，尤其是对病程短、病情较轻者，此时病变部位软组织尚处于痉挛状态，完全可以通过针刺放松来缓解疼痛。

以腰臀部软组织损害为例：患者取俯卧位，腹下垫薄枕，根据压痛点和压痛区，腰骶臀部消毒后，用0.4mm×75mm针灸在腰骶臀棘突旁约1cm、2cm处交错直向成行布针，深及椎板和小关节突，如横突处有疼痛和压痛，则可在相应横突尖和上下横突间入针；臀部交错横向成行布针。行内针间距约2cm，大多可深及骨面。刺入毫针后行提插捻转，以酸胀为度。每个针刺部位行温针灸。留针约30分钟，出针后拔火罐10分钟。每周3次，一般5次为一个疗程。

临证医案

1. 痹证（腰背肌筋膜炎）

【案例1】

患者资料　潘××，男，68岁。2016年6月30日初诊。

主　诉　腰背部疼痛10余年，再发1个月。

病　史　10余年前，患者因睡地铺受凉，站起过猛，致下腰部突发剧疼，此后开始持续不适，劳累加重，休息后缓解不佳。曾在某骨科医院住院，行按摩、理疗、药物等保守治疗3个多月，按摩时舒适，过后疼痛如前，总体效果不佳。此后长期慢性腰背痛，以弯腰活动时明显，得温痛减，影响生活。1个月前劳累受凉，腰背部疼痛加剧，严重影响日常生活。经人介绍来我处诊治。自发病以来，不伴腹部及下肢不适，饮食、二便可。

检　查　一般情况可，腰背部皮肤无明显红肿，皮温正常。两侧竖脊肌、L₃横突、骶髂关节部位肌肉质硬，可触及明显硬结及压痛，以左侧为重。双侧髋部外上方质硬，压之酸沉、疼痛但不伴双下肢放射痛。双下肢感觉、运动、肌力皆正常。腰部前屈15°、后伸10°、左侧屈20°、右侧屈15°，活动明显受限。直腿抬高试验及加强试验皆（－），"4"字试验及反"4"字试验皆（－），病理征未引出。余未见明显异常。舌淡苔白，脉弦细。辅助检查：患者5个月前曾住院行X线、CT检查，自诉"问题不大"，未带来，拒绝新的检查。

西医诊断　腰背肌筋膜炎。

中医诊断　痹症，痛痹。

治　则　温肾壮督，祛寒强筋。

治　法　予铺灸疗法。督脉大椎至长强到膀胱经第二侧线上涂生姜汁，铺上自制铺灸粉，铺灸粉呈片状，再在督脉至膀胱经上铺上2.5cm厚的拌有药粉（肾着汤合右归丸加减）的姜泥，然后在姜泥上铺上高2.5cm的锥形艾炷，灸3壮。灸毕移去姜泥，用湿热纱布轻轻揩干。每10天一次，3次为一个疗程。铺灸后患者感觉疼痛已无，劳累后略感腰酸，嘱其休息，继续予以针灸推拿治疗，1个月后痊愈。

按　语　腰背肌筋膜炎是由外伤、劳损或感受风寒等所导致，损伤性炎症反应是其病理基础，最终导致局部软组织发生粘连及无菌性炎症。炎症产生的化学物质刺激病变部位，引起局部小血管痉挛、筋膜组织缺氧、纤维组织增生、肌筋挛缩，对穿过该组织的毛细血管及神经束产生卡压，形成以腰背部钝痛、酸痛或胀痛为特征的一种病证。其疼痛程度轻重不等，少数疼痛严重者难以忍受，其疼痛往往昼轻夜重，会影响睡眠，甚至影响其他脏腑的生理功能。此病属中医学"痹证""筋痹"范畴，发病原因多为卫气不固，腠理空疏，又因劳累、外伤或感受风寒之邪，使气血闭阻，瘀滞不畅，筋脉失养，以致"不通则痛""不荣则痛"，日久则筋聚挛缩，僵硬成结，缠绵不愈。故素体虚弱、正气不足、气血不畅、阴阳失调是本病的主要内因。铺灸疗法温通力强、力大效宏，对此病症效果很好。

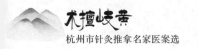

2. 腰痛病（腰3横突综合征）

【案例2】

患者资料 王××，女，46岁。2011年6月初诊。

主　诉 腰部酸痛3个多月。

病　史 患者工作长久站立，3个月前下班后感觉腰部酸痛，痛有定处，日轻夜重。有紧缩感，弯腰时尤甚。腰部活动受限。自行予膏药贴敷治疗，但效果欠佳。后在某诊所推拿治疗10余次，推后缓解，但是1～2小时后如常，仍感到酸痛，不能俯仰及侧屈。影响日常工作生活，遂来我处治疗。

检　查 骶骨背面、腰椎棘突、L_{3-5}横突处压痛，肌肉紧张，有条索状触及。无下肢放射痛。直腿抬高试验（－），屈颈试验（－）。舌红苔白，脉沉弦。辅助检查：腰椎X线片示生理曲度变直，腰椎MRI示椎间盘无殊，HLA-B27（－），红细胞沉降率5mm/h。大小便常规正常。

西医诊断 腰3横突综合征。

中医诊断 腰痛病，气滞血瘀。

治　则 活血化瘀，舒筋止痛。

治　法 予针灸推拿疗法。用0.35mm×75mm针灸针多针针刺竖脊肌及腰方肌起止点，深刺直达骨膜，以酸胀为度，温针灸治疗。针后拔罐，起罐后点按弹拨肌肉起止点及阿是穴。每周3次。3周后患者痊愈。

按　语 竖脊肌起于骶骨背面、骶结节韧带、腰椎棘突、髂嵴后部和腰背筋膜，止于肋骨、胸椎棘突以及颞骨乳突等，功能是竖直躯干，使脊柱后伸。腰方肌起于髂嵴，止于第12肋骨和上位4个腰椎横突，功能为下降肋骨，使脊柱侧屈。针灸、推拿肌肉起止点及阿是穴可以疏经通络，行气化瘀，使肌肉和筋膜完全放松；同时，人体也会作出自我调节，以解决"筋出槽、骨错缝"的问题，从而达到缓解肌肉痉挛及止痛的效果。

（撰稿人：黄作辉）

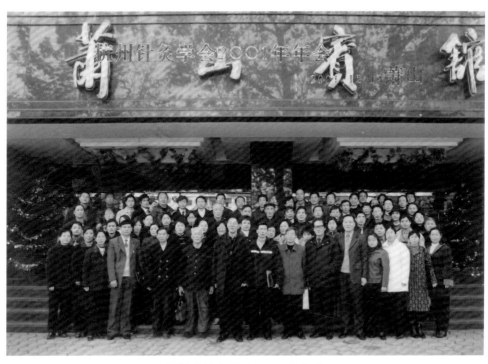

杭州市针灸学会 2001 年年会

杭州市针灸推拿学会2002年年会暨学术交流会 桐庐2002.12.6

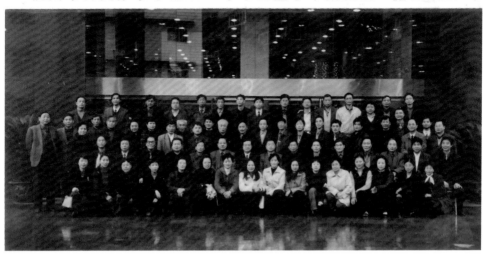

杭州市针灸推拿学会 2002 年年会暨学术交流会

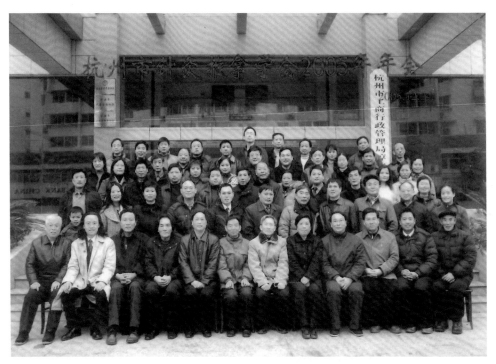

杭州市针灸推拿学会 2005 年年会

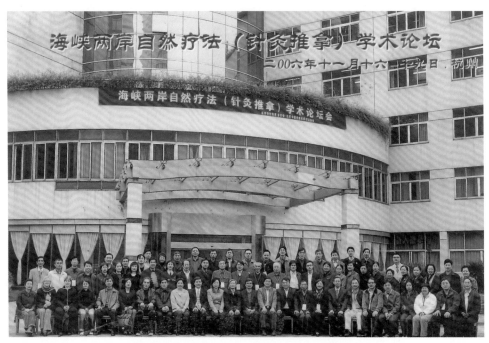

海峡两岸自然疗法（针灸推拿）学术论坛

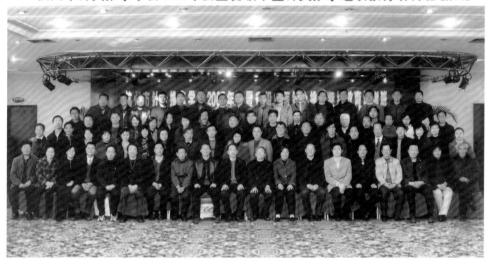

杭州市针灸推拿学会 2007 年年会暨省级中医针灸推拿继续教育培训班

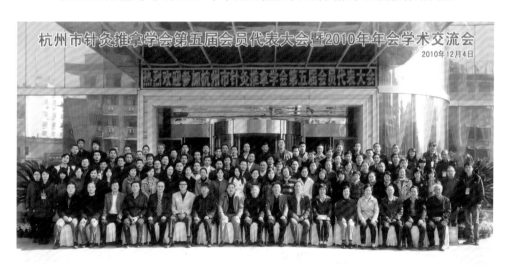

杭州市针灸推拿学会第五届会员代表大会暨 2010 年年会学术交流会